Spiritualität in der modernen Medizin

Komplementäre Medizin im interdisziplinären Diskurs

herausgegeben von

Dr. med. Brigitte Ausfeld-Hafter
Dr. med. Lorenz Fischer
Dr. med. Peter Heusser
Dr. med. André Thurneysen

(Kollegiale Instanz für Komplementärmedizin
der Universität Bern, KIKOM)

Band 10

Peter Lang
Bern · Berlin · Bruxelles · Frankfurt am Main · New York · Oxford · Wien

Peter Heusser (Hrsg.)

Spiritualität in der modernen Medizin

Peter Lang
Bern · Berlin · Bruxelles · Frankfurt am Main · New York · Oxford · Wien

Bibliografische Information Der Deutschen Bibliothek
Die Deutsche Bibliothek verzeichnet diese Publikation in der Deutschen Nationalbibliografie; detaillierte bibliografische Daten sind im Internet über ‹http://dnb.ddb.de› abrufbar.

ISSN 1422-4743
ISBN 3-03910-656-2

Hochfeldstrasse 32, Postfach 746, CH-3000 Bern 9
info@peterlang.com, www.peterlang.com, www.peterlang.net

Printed in Germany

Inhaltsverzeichnis

Vorwort

Spiritualität war im 20. Jahrhundert kein Thema der Universitätswissenschaft und der modernen Medizin, sondern blieb weitgehend ein Element von Subkulturen. Jetzt hingegen, am Anfang zum 21. Jahrhundert, beginnt sie relativ plötzlich auch im akademischen Zusammenhang salonfähig zu werden. Dazu drängt nicht nur die zunehmend ins Bewusstsein rückende spirituelle Not schwerkranker Patienten, so etwa in der Palliativmedizin, sondern, noch viel allgemeiner und umfassender, ein enormer spiritueller Hunger, der sich in grossen Teilen der Bevölkerung nach 200 bis 300 Jahren «Nahrungsentzug» aus der stark gewordenen, aber einseitigen materiellen Kultur wieder erhebt. Das Entscheidende dieses neuen Hungers nach Spiritualität ist, dass er nicht mehr durch theoretische, philosophische, theologische oder andere *Lehren* abgespiesen werden kann, sondern dass zunehmend spirituelles *Erleben und Erfahren* gefragt ist. Und damit eröffnet sich auch eine neue, spannende Phase in der gegenwärtigen Entwicklung der Menschheit, die in ihrer Bedeutung noch kaum genügend gewürdigt worden ist. Es handelt sich um die Anwendung des in der Naturwissenschaft entwickelten *Wissenschaftsprinzips* auf die *spirituelle Erfahrung*. Damit bahnt sich die allmähliche Ergänzung der modernen Naturwissenschaft durch eine ihr analoge *spirituelle Geisteswissenschaft* an.

Die Menschheit hat in der abendländischen Geistesentwicklung seit Aristoteles allmählich gelernt, selbständig zu *denken* und das Denken auf die materielle Erfahrungswelt anzuwenden, und so hat sich die Naturwissenschaft entwickelt. Ähnliches kann heute in Bezug auf die spirituellen Erfahrungen geschehen. Solche werden in der Gegenwart zunehmend gesucht und auch gefunden. Diese Entwicklung ist in mehrfacher Hinsicht bedeutend. Zum einen wird so – und das ist neu – im Bereich der spirituellen Erfahrung das *Freiheitsprinzip* geltend gemacht, das von der Menschheit der letzten Jahrhunderte im Bereich der materiellen Sinneserfahrung denkend erobert wurde. Zum anderen eröffnet sich so der Weg in eine höhere, spirituelle *Erkenntnis*, die sich der naturwissenschaftlichen Erkenntnis an die Seite gesellt und diese um eine höhere Dimension ergänzt. Damit ist auf die eigentlichen neuen Fronten verwiesen, an denen in Zukunft die neuen Entdeckungen und wissenschaftlichen Eroberungen gemacht werden können, nachdem die materiellen Fronten durch jahrhundertelangen Fleiss mehrheitlich erobert worden sind und fast nur noch in quantitativer Hinsicht und in den Details, jedoch nicht mehr im Grundsätzlichen neues bieten können.

Im Weiteren ist damit auch der innerlich notwendige und historisch bereits aufweisbare Gang des Abendlandes charakterisiert, das sich seinen wissenschaftlichen Erkenntnisweg über die äussere Naturerkenntnis hinaus auch in das Geistige bahnt. Das Abendland kann sich mit einer *wissenschaftlich* eroberten Spiritualität in ganz neuer Weise mit der vorwissenschaftlichen Spiritualität des Orients treffen, und so Ost und West zu einem neuen, gegenseitigen *Verständnis* verhelfen.

Diese Entwicklung wird noch wenig verstanden oder gewollt. Zwar werden neuerdings an Universitäten Symposien zum Thema Spiritualität und Wissenschaft veranstaltet, so z.B. auch hier an der Universität Bern (vgl. z.B. S. Leutwyler, M. Nägeli: Spiritualität und Wissenschaft, VDF Hochschulverlag, Zürich 2005). Aber für den spirituell interessierten Naturwissenschaftler gelten Spiritualität und Wissenschaft noch explizit als «zwei Wege der Weltwahrnehmung», und nur zaghaft verweist er auf die «spirituelle Mündigkeit» die durch die freie Benutzung des eigenen Verstandes möglich wird. Dass *das wirklich Neue heute in der Entwicklung einer wissenschaftlichen Spiritualität als solcher bestehen könnte*, wird trotz Vorhandensein einer solchen Spiritualität noch nicht in Erwägung gezogen, und so bleibt es vorerst bei der mittelalterlichen Trennung von Wissenschaft und Spiritualität. Es ist deswegen nicht überraschend, wenn unter spirituellen Methoden dann meist die vor- und ausserwissenschaftlichen oder rein religiösen Formen von Spiritualität genannt werden. Und es ist symptomatisch, wenn ein jesuitischer Kirchenvertreter an jenem Symposium zwar zugesteht, dass Erkennen und Verstehen zur Spiritualität dazugehöre, aber gleichzeitig fordert, dass Spiritualität in Zukunft «an Religion oder zumindest an die metaphysischen Traditionen *zurückgebunden* bleiben müsse». Was wäre aus der Naturwissenschaft geworden, wenn sie seit Galileo Galilei an die Religion oder die metaphysischen Traditionen «zurückgebunden» geblieben wäre, anstatt sich zu einer freien, geistigen Leistung des Menschen zu erheben?

Die gleiche Frage stellt sich heute auch mit Bezug auf die bei Denkern wie J.G. Fichte, Schelling, Hegel, Novalis, Goethe, I.P.V. Troxler, I.H. Fichte und anderen sich bereits abzeichnende, von Steiner dann ausgearbeitete moderne Geisteswissenschaft. Die Geistes*wissenschaft* ist das eigentlich Neue und Zukunftsträchtige, um das es in der spirituellen Entwicklung des 21. Jahrhunderts gehen wird.

Aber in der Medizin spielt die Spiritualität keine bloss wissenschaftliche oder theoretische, sondern eine eminent praktische Rolle, bis in konkrete therapeutische Handlungen hinein. Und sie ist dort auch kein schöngeistiges oder bloss erbauliches Beiwerk, sondern, wenn die Medizin sich wirklich als *Human*-Medizin versteht, ein notwendiger integraler Bestandteil der medizinischen Gesinnung. Es ist deswegen heute eine Forderung der Zeit, das Thema Spiritualität in der modernen Medizin explizit zu thematisieren. Die in diesem Band *Spiritualität in der modernen Medizin* vereinigten Beiträge sind der Inhalt der öffentlichen Ringvorlesung, die die Kollegiale Instanz für Komplementärmedizin KIKOM im Wintersemester 2004/05 im Hauptgebäude der Universität Bern aus den vorgenannten Gründen veranstaltet hat. Gemäss den Gepflogenheiten dieses Instituts wurde auch diese Vorlesungsreihe interdisziplinär gestaltet, und namhafte Vertreter verschiedener Richtungen, die in ihrem Fachbereich praktisch oder theoretisch mit spirituellen Fragen in der Medizin zu tun haben, konnten gewonnen werden. Dabei ging es neben einer grundlegenden wissenschaftsgeschichtlichen Darstellung des Themas (Peter Heusser) um konkrete spirituelle Erfahrungen von Patienten (Monika Renz) oder einer Heilerin (Kaspar Rhyner) sowie um geistiges Heilen (Jakob Bösch), andererseits um medizinisch relevante spirituelle Konzepte und Praktiken aus verschiedenen Kulturen (Harald Walach: buddhistische Achtsamkeitsmeditation; Klaus Dieter Platsch: Chinesische Medizin; André Thurneysen: Homöopathie). Ferner wurde die Beziehung zwischen Christentum und Medizin ausgeleuchtet (Joachim Müller: Konfessionelle Tradition; Peter Selg: Geistesgeschichtliche und anthroposophisch-geisteswissenschaftliche Gesichtspunkte). Weiter wurden konkrete medizinisch-spirituelle Fragen auf dem Hintergrund der von Steiner inaugurierten Geisteswissenschaft behandelt (Ursa Neuhaus: Pflege; Claudia Stockmann: Pastoralmedizin; Wolfgang Rissmann: Spiritueller Schulungsweg des Arztes; Björn Riggenbach: Über das Leben nach dem Tod; Michaela Glöckler: Schicksals- und Karmafragen). So wurde versucht, eine für die aktuelle Situation relevante Auswahl von medizinisch-spirituellen Fragen auf einem wissenschaftlichen Hintergrund vor einem interessierten Publikum zu beleuchten. Diese Beiträge sollen hiermit auch in einer schriftlichen Form einer weiteren Öffentlichkeit zur Verfügung gestellt werden.

Bern, im März 2006

Dr. med. et MME Peter Heusser
Dozent für Anthroposophische Medizin
KIKOM, Universität Bern

Peter Heusser

Steht der wissenschaftlichen Medizin eine neue spirituelle Epoche bevor?

Die Medizin war nie ohne Spiritualität. Eine Ausnahme davon bildet bloss die moderne Medizin, wie sie sich seit ca. 200 Jahren entwickelt hat. Diese beruht auf der Voraussetzung, dass der Mensch und die Natur letztlich vollständig aus physikalisch-chemischen Gesetzen und Kräften zu erklären sei:

> Brücke und ich wir haben uns verschworen, die Wahrheit geltend zu machen, dass im Organismus keine anderen Kräfte wirksam sind, als die gemeinen physikalisch-chemischen [1].

In der hier und in der Folge vertretenen materialistischen Weltansicht wird das Wirken realer, spiritueller Entitäten verneint. Die auf solchen Prämissen basierende moderne Medizin ist jedoch eine Anomalie in der Menschheitsgeschichte. Seit Jahrtausenden und in allen Menschheitskulturen aller Erdteile ist das Medizinische stets mit dem Spirituellen verbunden gewesen. Unter Spiritualität verstehe ich eine Lebenshaltung, die auf irgend eine Weise mit dem Geistig-Göttlichen als einer Realität rechnet und diese Realität in das praktische Leben mit einbezieht. Diese Definition schliesst einerseits alles Religiöse mit ein, welches auf dem Glauben an ein Jenseits beruht, das dem Menschen zunächst nicht zugänglich sei, doch als eine im Irdischen wirkende Realität anerkannt wird. Sie schliesst aber auch alle Formen von Spiritualität mit ein, welche aufgrund von Erfahrung zum Erlebnis und zur Erkenntnis von Realgeistigem kommen möchte. In diesem umfassenden Sinn hat es mit Ausnahme der materialistischen Medizin des 19. und 20. Jahrhunderts in der Tat keine menschliche Epoche gegeben, in der die Medizin nicht eng mit Spiritualität verknüpft gewesen wäre.

Zwar wird meistens in der Medizingeschichte darauf hingewiesen, dass die neuere naturwissenschaftlich orientierte Medizin in ihren Anfängen bereits auf die Ärzteschulen des antiken Griechenlands zurückgehe, insbesondere auf Hippokrates (460–377 v. Chr.), in dem er damals begonnen hat, den Einfluss der sinnlich erfahrbaren Umwelt auf den Menschen sorgfältig zu studieren. Welche Rolle spielen der Boden, das Wasser, die Luft, die Diät, das Klima und anderes beim Auftreten von Krankheiten? Man begann damals mit der genauen Registrierung von klimatischen Verhältnissen, bei denen Epidemien auftraten, oder man beobachtete sorgfältig den Verlauf von verschiedenartigen Fieberzuständen [2, S. 124]. Und man begann damit, die sinnlich beobachteten Phänomene miteinander gedanklich in Beziehung zu setzen. So wurde allmählich durch Sinnesbeobachtung und Denken der Beginn einer rationalen Wissenschaft gemacht. Dies war ganz im Einklang mit Aristoteles' Auffassung einer induktiven Wissenschaft, die bei der sinnlichen Beobachtung anhebt und mit dem Denken das Gesetzmässige eruiert, das den sinnlichen Vorgängen zu Grunde liegt.

Alexander der Grosse hat das griechische Denken in den gesamten vorderen Orient gebracht und dadurch den Hellenismus begründet, der wissenschaftlich gesehen vor allem in Alexandrien im 3. und 2. vorchristlichen Jahrhundert seinen Schwerpunkt hatte. Dort wurde die auf Sinnesbeobachtung und Denken beruhende Forschungsmethode weiter ausgeübt. So begann man in Alexandrien mit der Sektion von Leichen und kam für die damalige Zeit zu recht erstaunlichen Erkenntnissen, so etwa über den inneren Aufbau des Auges, über die Unterscheidung von Arterien und Venen, von sensorischen und motorischen Nerven und über die Entstehung von Aszites bei Lebererkrankungen [2, S. 180].

Im 2. Jahrhundert n. Chr. wurde dann in Rom die hellenistische Medizin durch den berühmten Arzt Galen (um 130–200) mit eigenen Tierexperimenten weitergeführt und ausgebaut, sowie durch einen expliziten Rückgriff auf Hippokrates' Lehren in ein grosses System verarbeitet, welches dann durch Jahrhunderte die Grundlage der Medizin wurde.

Die hippokratisch-galenische Tradition wurde dann von der arabischen Medizin zwischen dem 7. und 13. Jahrhundert auf das Genaueste rezipiert und wiederum weitergeführt. So erfolgte z. B. schon gegen das Jahr 1000 n. Chr. die Entdeckung der Lichtreaktion der Pupille, der Lichtbrechungsverhältnisse und damit die Begründung der physiologischen Optik, es wurde die erste Staroperation mit Schnitt in die Hornhaut und Heraussaugen der Linse durchgeführt, es wurden neue chemische Verfahren zur Herstellung von Drogen entwickelt und so wurde etwa in Bagdad oder in der berühmten Akademie von Gondijapur bereits ein wissenschaftlich klinischer Unterricht erteilt, als in Europa führende Menschen wie Karl der Grosse noch Analphabeten waren [2, S. 255–256].

Und es ist dann diesem arabisch-wissenschaftlichen Einfluss zu verdanken, der über Sizilien und Spanien und später durch die Kreuzzüge in die noch ganz gemüthafte christliche Kultur Europas hereinbrach, dass sich in Europa zwischen dem 12. und 14. Jahrhundert die Anfänge einer wissenschaftlichen Medizin entwickelten. Einerseits war nach der Übersetzung von Schriften des Aristoteles bei den europäischen Klerikern eine heftige intellektuelle Kontroverse zwischen einer christlichen und arabistischen Verwendung des aristotelischen Denkens ausgebrochen; und das führte an den damals erstmals entstehenden Universitäten Westeuropas zu einer hohen Ausbildung des scharfen, logischen intellektuellen Denkens, insbesondere unter der Führung der Dominikaner Albertus Magnus (1193–1280) und Thomas von Aquin (1225–1274) [2, S. 318]. Und andererseits wurden jetzt durch die griechisch-römischen Übersetzungen arabischer Autoren auch die galenisch-hippokratischen Traditionen den scholastisch ausgebildeten Studierenden zugänglich gemacht. Aber die scholastische Medizin blieb zunächst mehr in der theoretischen, logischen Exegese dieser gewaltigen Tradition hängen, und die damals von dem englischen Franziskaner Roger Bacon (1214–1294) geforderte Erfahrungswissenschaft («Scientia experimentalis») und das von der «Ratio» begleitete «Experiment» des Albertus Magnus kamen erst später in der Renaissance wirklich in Gang [2, S. 334]. In der Renaissance haben dann Leonardo da Vinci (1452–1519) und später Andreas Vesalius (1514–1564) und William Harvey (1578–1657) in gewisser Weise auf den methodischen Erfahrungsschatz des Hellinismus zurückgegriffen und unabhängig von aller tradierten Theorie beim neu aufgegriffenen Sezieren des menschlichen Körpers nur gelten lassen, was auch wirklich der sinnlichen Beobachtung erfahrbar ist. Damit wurden sie in methodischer Hinsicht die eigentlichen Begründer der neueren Medizin [2, S. 409].

Dennoch waren auch diese Ärzte und Wissenschaftler noch nicht ohne Spiritualität oder Religiosität. Keiner von ihnen hätte den Menschen ganz aus Physik und Chemie erklären und behandeln wollen, wie es dann die Medizin des 19. Jahrhunderts seit Du Bois-Reymond und anderen versucht hat. Denn die sich entwikkelnde Fähigkeit, durch sinnliche Beobachtung und Denken in die innere physische Konstitution des Menschen einzudringen, führe weltanschaulich noch nicht gleich zur Zerstörung der alten, spirituell-religiösen Welt- und Menschenbilder. Im Gegenteil, bei den meisten Medizinern wurden die neuen Erkenntnisse in vererbte Traditionen bzw. spirituelle Weltbilder aus der Antike amalgamiert, so etwa in Europa von Inhalten des geistlichen Glaubens oder in Arabien vom Islam durchsetzt.

Insbesondere muss man betonen, dass Hippokrates und Galen nicht bloss die Inauguratoren der späteren abendländischen wissenschaftlichen Medizin geworden sind, indem sie sich auf Sinnesbeobachtung und Denken zu stützen begannen, sondern dass ihr Welt- und Menschenbild weitgehend noch von der spirituellen Kultur der Antike stammte. Beide werden deswegen von Lichtentähler als eine Art «Januskopf» dargestellt, gleichermassen zurückschauend in eine spirituelle Medizin der Vorzeit und in eine naturwissenschaftlich begründete

Medizin der Zukunft [2, S. 123 und 196]. Und so ist es geblieben, wenn auch bestimmt die alte Tradition immer mehr abdämmerte und man sich mit Recht fragen muss, ob sie später noch wirklich so verstanden worden ist, wie sie ursprünglich gemeint war.

Die Vier-Säfte-Lehre zum Beispiel, die mit den vier Elementen zusammenhängt und der Entstehung der vier menschlichen Temperamente zu Grunde gelegt wurde, wird meist Hippokrates zugeschrieben (*Tab. 1*).

Tabelle 1

4 Elemente	*4 Säfte*	*4 Temperamente*
Feuer	«gelbe Galle»	Choleriker
Luft	«Blut»	Sanguiniker
Wasser	«Phlegma, Schleim»	Phlegmatiker
Erde	«schwarze Galle»	Melancholiker

Aber die vier Elemente finden sich auch bei Plato (427–347 v. Chr.) und Aristoteles (384–324 v. Chr.), und schon früher bei Empedokles (492–432 v. Chr.) [3, S. 161], und sie sind nachweislich ein Element der vorderasiatischen Mysterienkulturen, so in den Mithras-Mysterien [4] oder in Ägypten [5, S. 46]. Dort wurden diese Elemente bestimmt nicht materialistisch aufgefasst, sondern als Träger von spirituellen, immateriellen Energien, deren harmonisches oder unharmonisches Zusammenwirken eben für das Entstehen von Gesundheit und Krankheit verantwortlich gemacht wurde. Diese Vier-Säfte-Lehre oder Humoralpathologie blieb dann im Hellenismus, im Arabismus und im christlichen Mittelalter weiterhin die Basis der Medizin, so etwa bei Hildegard von Bingen (1098–1179) [2, S. 113], und sie dauerte eigentlich noch bis in die pathologischen Auffassungen Rokitanskys vom 19. Jahrhundert [6]. Auch war das Menschenbild noch bis zur Renaissance von religiösen, kosmologischen Inhalten geprägt, so etwa in der grossartigen Sicht von Hildegard von Bingen [7]. Da war der Mensch noch ganz auf das Göttliche ausgerichtet, und die menschliche Seele wurde noch nicht, wie später im 19. und 20. Jahrhundert, als blosses Produkt des menschlichen Gehirns aufgefasst, sondern als etwas Eigenständiges, das letztlich aus der göttlich-geistigen Welt stammt und nach dem Tod wieder in dieselbe zurückkehrt. Damit war auch die ganze Frage von Erkranken und Genesen, von Leben und Sterben und damit die Medizin überhaupt auf das Engste mit der Religion und mit den Fragen der moralischen Entwicklung des Menschen und seiner höheren Bestimmung verbunden.

Aber mit alldem hat dann die Medizin des 19. und 20. Jahrhunderts in einem gewissen Sinne aufgeräumt, je mehr sie in die Lage kam, durch physikalische, chemische und mechanisch-technische Methoden in das Innere des physischen Körpers einzudringen.

Sie ist dabei im Wesentlichen so vorgegangen, wie das Francis Bacon (1561–1626) als ein Hauptinaugurator der modernen Form wissenschaftlichen Denkens empfohlen hat, was sich etwa wie folgt zusammenfassen lässt: 1. Ausmisten aller «Idole» d.h. aller bloss tradierten, persönlich-inneren oder auf sonstige Weise «unsicheren» Vorstellungen, die nicht auf wissenschaftliche Weise induktiv anhand der Sinnesbeobachtung gewonnen worden sind. Damit eben auch Ausmisten von allem, was explizit auf die noch von Aristoteles vertretene spirituelle Sicht der Antike zurückgeht oder durch das Christentum in die wissenschaftlichen Vorstellungen geraten ist. 2. Eindringen in die Natur durch das wissenschaftliche Experiment, um sie so gewissermassen zu «zwingen», ihre Geheimnisse preis zu geben, und 3. Entwicklung einer wissenschaftlichen Theorie ausschliesslich anhand der Sinnesbeobachtung am Experiment, ein Verfahren das Bacon Induktion nennt und das – in seinem Sinn verstanden – wesentlich auf physikalisch-mechanische Erklärungen hinausläuft [8, S. 94].

In diese Landschaft fällt dann auch das berühmte Werk von Morgagni *De sedibus causae morborum* [9], in dem nun erstmals die Krankheiten explizit auf materiell-organische Ursachen zurückgeführt werden, auf solche also, die man dann z.B. im pathalogisch-anatomischen Substrat an der Leiche finden kann.

Auf diese Weise wurde dann auch am Anfang des 19. Jahrhunderts das Konzept einer «Lebenskraft» eliminiert, durch die die Menschheit sich unter verschiedenen Namen in allen alten Kulturen das Wachstum oder die Selbstheilungskraft des menschlichen Organismus erklärt hat, so in Indien z.B. als «Prana», in China als «Qi», bei Hippokrates (latinisiert) als «vis medicatrix naturae», bei Aristoteles und Thomas von Aquin als «anima vegetabilis» bei Paracelsus als «Archäus» und bei van Helmont als «Ätherleib». Friedrich Wöhler hatte nämlich 1826 im Reagenzglas zum ersten Mal Harnstoff herstellen können, eine Substanz, die sonst nur im lebendigen Organismus synthetisiert wird. Damit glaubte man sich berechtigt, die Existenz einer Lebenskraft endgültig ablehnen zu können. So ist es weitergegangen, und die Hauptbegründer der heutigen Medizin wie Du Bois-Reymond und andere haben, wie bereits zitiert, die Vorgänge im Organismus ausschliesslich auf «die gemeinen physikalisch-chemischen Kräfte» zurückführen wollen. Solche Vorstellungen verknüpften sich mit den materialistischen Tendenzen in den übrigen Wissenschaften. So glaubte etwa Ludwig Feuerbach (1804–1872) als Philosoph, die Idee Gottes als Konstrukt des Menschen darlegen zu müssen. Auf solche Weise wurde der atheistisch-materialistische Monismus des 19. Jahrhunderts zum Grundnerv der medizinisch-wissenschaftlichen Hauptstimmung, in der sich die Medizin heute immer noch befindet. Das bedeutete jedoch den Tod aller Spiritualität in der Medizin und dann auch allmählich in der Volksbildung, denn die entsprechende Weltsicht wurde aus den Hochschulen in die Grundschulen und die populären Darstellungen für die Volksbildung übergeführt. Im 20. Jahrhundert konzentrierte sich diese Sichtweise dann auf die Erforschung der materiellen Grundlagen des Lebens und des Bewusstseins. Seit Mitte des 20. Jahrhunderts führt man das Leben auf die Gene zurück, und seit der enormen Entwicklung der Neurowissenschaften am Ende des 20. Jahrhunderts glaubt man sich berechtigt, das Seelisch-Geistige des Menschen aus den Funktionen des Gehirns erklären, die Freiheit und die Unkörperlichkeit des menschlichen Geistes auf naturwissenschaftlichem Weg disqualifizieren und damit auch den letzten Rest einer praktischen Spiritualität eliminieren zu können.

Symptomatisch für diese Entwicklung ist die Lebensintention von dem am 28.07.2004 verstorbenen Francis Crick, der zusammen mit James Watson 1953 die Doppelhelixstruktur der Erbsubstanz DNA entdeckt und der sich später der Erforschung des Verhältnisses von Bewusstsein und Gehirn zugewandt hat. In einem Nachruf meint sein engster Mitarbeiter aus seiner letzten Zeit:

> Die Mehrzahl der Menschen auf diesem Planeten glaubt, dass Bewusstsein nur innerhalb eines religiösen Rahmens erklärt werden kann. Dies bringt meist die Idee einer transzendentalen und unsterblichen Seele mit sich, die danach strebt, am Ende der Zeit mit Gott vereint zu werden. Für Crick war dies eine völlig überholte Weltanschauung, verankert in Traditionen und unangemessen für rational denkende Menschen. Ein Motiv – möglicherweise sogar *die* treibende Kraft – für seine lebenslange erstaunliche Kreativität war sein Wunsch, Gott aus dem Universum zu vertreiben, ihn dauerhaft aus den Gedanken und Taten gebildeter Menschen zu verbannen. Der beste Weg, dies zu erreichen, war seiner Ansicht nach, eine Alternative zu religiösen Erklärungen anzubieten; Theorien, die die Zeit überdauern würden und empirisch überprüfbar werden könnten. Während der vergangenen 20 Jahre versuchte er deshalb, das Phänomen «Bewusstsein» mit wissenschaftlichen Methoden zu ergründen. [10]

Und Gerhard Roth sagt über die menschliche Freiheit:

> Die Entthronung des Menschen als freies, denkendes Wesen – das ist der Endpunkt, den wir erreichen. Nach Kopernikus, Darwin und Freud erleben wir hier den letzten grossen Angriff auf unser traditionelles Bild des Menschen.. [11]

Weiter schreibt der bekannte Neurophilosoph Thomas Metzinger:

> Steht das platonisch-christliche Menschenbild heute am Endpunkt seiner Entwicklung? Zuerst haben Molekulargenetik und Evolutionstheorie den Körper des Menschen naturalisiert: Er ist nicht mehr Geschenk und Gefäss, nicht mehr die stoffliche Hülle und das Vehikel des Geistes, sondern im wesentlichen ein intelligent gewordener Roboter des Gen-Pools, eine Art selbstorganisierender Kopiermechanismus mit einer langen biologischen Geschichte. Jetzt schickt sich die moderne Hirnforschung an, nach dem Leib auch den Geist des Menschen zu naturalisieren [...]. Schon Kant hatte gesagt, dass das Ich keine Substanz ist. Doch erst in der Gegenwart wird einer immer grösseren Anzahl von Menschen klar, was eine solche Aussage bedeutet: Es gibt keinen nicht-physischen Träger unserer psychologischen Eigenschaften, kein unabhängiges Seelen-Ding dass auch noch nach dem körperlichen Tod als Träger von bewussten Erlebnissen, von Gedanken, Gefühlen und Erinnerungen funktionieren könnte. Die neurowissenschaftliche Forschung dringt heute schrittweise immer tiefer in das vor, was wir früher unseren «Innenraum», die «Seele» oder das «Subjekt» genannt haben. [12]

Interessant ist auch zu sehen, wie im Verlauf des 19. Jahrhunderts der Glaube führender Wissenschaftler an einen persönlichen Gott oder an die Sterblichkeit des Menschen immer mehr geschwunden ist (*Tab. 2*).

Tabelle 2: Religiöse und nicht religiöse Überzeugungen bedeutender US-amerikanischer Wissenschaftler (alle Angaben in Prozent. Nach [13])

Einstellung bedeutender Wissenschaftler	1914	1933	1998
Glaube an einen persönlichen Gott			
1. Persönlicher Glaube	27,7	15	7,0
2. Persönlicher Unglaube	52,7	68	72,2
3. Zweifel oder Agnostizismus	20,9	17	20,8
Glaube an eine Unsterblichkeit des Menschen			
1. Persönlicher Glaube	35,2	18	7,9
2. Persönlicher Unglaube	25,4	53	76,7
3. Zweifel oder Agnostizismus	43,7	29	23,3

Dem steht aber eine ganz andere Strömung gegenüber, zunächst scheinbar nicht in der Wissenschaft, sondern in der breiten Bevölkerung. Man braucht sich nur im Buchladen umzusehen, um zu bemerken was gemeint ist: Eine riesige Literatur über Esoterik und Spiritualität aus allen Kulturkreisen und Zeitaltern ist zunehmend verfügbar. Seit Jahren kann man eine zunehmende, breite Bewegung mit Interesse für spirituelle Themen bemerken, die z.T. auch ganz unabhängig von der religiösen Tradition ist. So gehört z.B. das Thema Reinkarnation nicht zur traditionellen Lehre der christlichen Konfessionen, und doch gaben 1993 in einer vom NZZ Buchverlag herausgegebenen repräsentative Befragung über Religion in der Schweiz ein Drittel der 1315 befragten Personen an, an Reinkarnation zu glauben. Die meisten davon waren Protestanten oder Katholiken [14]. Und in der ökumenischen Basler Kirchenstudie von 1999 gab fast die Hälfte der befragten Personen aus der Bevölkerung und dem Mitarbeiterkreis der reformierten und katholischen Kirche an, an Reinkarnation zu glauben. Das galt auch für Personen, die sich explizit als Christen deklarierten, und zwar unabhängig davon, dass sie auch an die Auferstehung glaubten. Mehr Menschen glauben an Reinkarnation, als daran, dass nach dem Tod alles fertig sei [15].

Trotz des materialistischen Weltbildes, welches heute in der Schule vermittelt wird, haben demnach viele Menschen ein Bedürfnis nach Spiritualität, nach einem höheren Sinn im Leben und suchen nach einer Entwicklungsperspektive, die über das Leben zwischen Geburt und Tod hinausgeht.

In der neuen Suche nach Spiritualität ist ein interessantes, für unser Thema sehr wichtiges Phänomen zu beobachten. Viele Menschen begnügen sich heute nicht mehr mit überlieferten oder auch neu angenommenen Traditionen oder theoretischem Wissen, an das man glauben soll, sondern man möchte das Spirituelle durch eigene *Erfahrung* kennen lernen. So beschreibt Prof. Halbfas in einem Festvortrag für die Theologische Fakultät der Universität Luzern eine neue «Ausrichtung, welche die christliche Religiosität nicht in der Bereitschaft aufgehen sieht, zu glauben, was die Kirche zu glauben vorschreibt, sondern zu einer personalen Reife zu kommen, welche die traditionelle Religiosität auf die eigenen Erfahrungen bezieht.» Diese «Erkenntnis Gottes auf dem Weg eigener Erfahrung» (cognitio Dei experimentalis im Sinne von Thomas von Aquin) werde allmählich zum «entscheidenden Kriterium». Die Zeitgenossen wollen «wissen» und in «Eigenverantwortlichkeit leben». Der Vortrag trägt den kennzeichnenden Titel «Traditionsabbruch. Zum Paradigmenwechsel im Christentum» [16]. Wenn man dies berücksichtigt, versteht man, warum diejenigen spirituellen oder religiösen Gemeinschaften, die ausschliesslich den *Glauben* an eine überlieferte Tradition akzeptieren, und die dem menschlich Erfahren und Erkennen einen neuen, eigenständigen Einblick in spirituelle/religiöse Tatsachen absprechen, einen zunehmenden Verlust ihrer Mitglieder zu verzeichnen haben. Das ist ein Trend, der sich nicht aufhalten lassen wird. Im Zusammenhang damit ist das Bedürfnis nach Meditation gewachsen, nach einer Vertiefung und Erweiterung des alltäglichen Bewusstseins bis in Erlebnisschichten des Spirituellen hinein, die dem alltäglichen Bewusstsein zunächst verborgen sind. Und ebenso ist es verständlich, dass man im Suchen nach spiritueller Vertiefung auch alles das durchforstet, was aus den älteren und auch aussereuropäischen spirituellen Weltkulturen an Wissensinhalten und Meditationstechniken noch auffindbar ist, die sich auf eine Erfahrung jenseits der Sinnesbeobachtung beziehen, so z.B. auch auf die Existenz des Menschen über die irdische Zeitspanne zwischen Konzeption oder Geburt und Tod hinaus, auf die Fragen nach dem, was eigentlich heilt, was der Sinn der Krankheiten, das Schicksal oder die höhere Bestimmung des Menschen eigentlich sind.

Dieser Trend in der allgemeinen Kultur zum Spirituellen hin ist auch in der Medizin deutlich bemerkbar. Was sind z.B. die Gründe, warum in vielen Ländern in der Bevölkerung das Bedürfnis nach Komplementärmedizin zunehmend gewachsen ist? Darauf gibt die folgende Meldung über den soeben vorgestellten Expertenbericht der Schweizerischen Akademie der Medizinischen Wissenschaften SAMW über die Zukunft der Medizin in der Schweiz wie folgt Antwort:

> An Fachtagungen, aber auch mittels Bevölkerungsbefragungen war in den letzten Jahren deutlich geworden, dass viele Menschen die moderne Medizin als einseitig technisch, zuwenig menschlich, und zuwenig ganzheitlich empfinden und sich in grosser Zahl esoterischen Alternativen zuwenden [17].

Man möchte keine Medizin mehr, in der der Mensch bloss als physikalisch-chemischer Apparat aufgefasst und auch so behandelt wird. Man möchte ein engagierteres Arzt-Patienten-Verhältnis, eine ganzheitlichere Betreuung, man möchte die Selbstheilungskräfte durch sanfte Medikamente stimulieren und man möchte letztlich auch den Einbezug des Spirituellen.

Aus solchen Gründen wächst dann auch die Beanspruchung älterer und neuerer, europäischer oder aussereuropäischer Heilsysteme, in denen man eine solche medizinische Kultur sieht oder vermutet. Oder man sucht Persönlichkeiten, die über höhere Befähigungen verfügen, und die auf eine geistige Weise zu diagnostizieren oder zu heilen vermögen, so wie das auch in dieser Vorlesungsreihe zum Ausdruck kommt.

Diese Entwicklung hat inzwischen ein Ausmass angenommen, das von der Universitätswissenschaft und der naturwissenschaftlichen Medizin nicht mehr ignoriert werden kann. Bereits mehren sich die Zeichen, dass sich allmählich ein Umschwung in der Haltung der Wissenschaft gegenüber Spiritualität und Religiosität anbahnen könnte. Ein erster Schritt hat vor kurzem damit begonnen, dass man das Phänomen Spiritualität überhaupt bewusst wahrnimmt und sich in Tagungen oder Schriften damit befasst. So hat das Forum für Universität und Gesellschaft der Universität Bern im Juni 2004 ein Symposium zum Thema «Spiritualität und Wissenschaft» veranstaltet. Unabhängig davon wurde wenige Tage vor Halten dieser Vorlesung am 1.11.2004 im Wissenschafts-Café der Universität Bern das Thema «Spirituelle Lehrer – Begleiter, Führer, Verführer?» behandelt.

Und in der Medizin wacht man angesichts der spirituellen Not Schwerstkranker und sterbender Patienten zunehmend zu einer Anerkennung der existenziellen Bedeutung der Spiritualität für den Menschen auf. Das kommt etwa in der Vorlesung von Monika Renz in dieser Reihe zum Ausdruck[1], oder in der Tatsache, dass neuerdings in Büchern über Palliativmedizin der Spiritualität ganze Kapitel gewidmet sind [18].

Das ist aber erst der Beginn einer Auseinandersetzung der Wissenschaft mit Spiritualität. Er hat bereits zur Kenntnisnahme und zu einer gewissen Toleranz und Anerkennung spiritueller Fragestellungen geführt. Dabei werden vorerst aber Wissenschaft und Spiritualität noch zu sehr als separate Entitäten gesehen. Der wissenschaftliche Arzt beschäftigt sich mit dem Physischen des Menschen, das Spirituelle lässt er manchmal gelten, aber er versetzt es letztlich doch noch in der Bereich des Glaubens oder der Spekulation, oder zu mindesten in ein Erlebnisgebiet, zu dem die wissenschaftliche Forschung letztlich kein Zutritt hat. Er überlässt dann dieses Feld dem Pastor oder dem Psychoonkologen. Und so kommt man über die mitterlalterliche Trennung zwischen Wissen und Glauben noch nicht hinaus.

Besonders fällt damit die Haltung ins Gewicht, die man dem Bewusstsein gegenüber hat. Man setzt voraus, das Bewusstsein sei immer so gewesen wie es heute sei, eingeklemmt zwischen Sinneserfahrung und Denken, nur seien die Menschen früher noch etwas dümmer gewesen als heute. Sie hätten sich deshalb früher in Spekulationen und Phantasien ergangen über eine geistige Welt oder ein Geistig-Göttliches, das hinter der sinnlich-materiellen Welt sei oder diesem als schaffende Kraft zugrunde liege. Aber eine solche Welt gebe es nicht oder sie sei wenigstens dem wissenschaftlichen Erkennen nicht zugänglich. Und so könne man nicht wissen, ob es eine Lebenskraft als solche gäbe, was mit der Seele geschehe wenn sie beim Tod den physischen Körper verlasse und dergleichen mehr.

Aber man begeht dabei eine gewisse Inkonsequenz, die der sonstigen neueren Wissenschaft völlig widerspricht. Man setzt zwar voraus, dass sich die Organismen entwickeln, ja dass sich die Welt überhaupt entwickelt habe und sich weiter entwickeln werde. Aber dass sich auch das Bewusstsein *entwickeln* könne, daran denkt man nicht, obwohl man z.B. im individuellen Gang des Menschen vom Säugling zum Erwachsenen durchaus eine Entwicklung des Bewusstseins bemerken kann. Warum sollte denn nicht auch eine höhere Entwicklung des Bewusstseins, über den gewöhnlichen Horizont der sinnlichen Anschauung hinaus,

1 Vgl. Beitrag von Monika Renz S. 35–48.

möglich sein? So dass nicht nur ein *Glaube* an eine mögliche Lebenskraft oder ein mögliches Weiterleben der Seele nach dem Tod, sondern ein auf *Erfahrung* beruhendes *Wissen* über solche Dinge möglich sein könnte? Freilich wird der heutige Naturwissenschaftler und vielleicht auch Theologe einen solchen Gedanken noch für absurd halten oder vielleicht auch vehement ablehnen. Aber die Zeit drängt nach anderem hin.

Ab und zu trifft man hellsichtige Menschen, die konkrete spirituelle Erlebnisse haben. Menschen z.B. die darüber berichten, wie sie seelisch Wesenhaftes in der Aura von anderen Menschen sehen, andere Menschen, die elementarische Wesen in der Natur, in Bäumen oder Steinen und anderem wahrnehmen. Kinder, die über vorgeburtliche Erlebnisse berichten, über Engelwesen, mit denen sie im Zusammenhang standen, oder zum Teil noch stehen. Erlebnisse, die sich mit dem Aufwachsen und mit der Ausbildung des auf Sinneserfahrung und Denken gestützten Bewusstseins dann oft verlieren. Und sehr viele Menschen haben das Bedürfnis, sich durch eine bewusste Schulung ihres Bewusstseins die Fähigkeit einer übersinnlichen Anschauung zu erwerben. Sie greifen dabei oft auf Meditationstechniken aus alten, spirituellen Kulturen zurück, Kulturen, in denen von Schülern unter der Anleitung von geistigen Lehrern in einer strengen, zumeist abgeschlossenen Schulung der Eintritt der menschlichen Seele in eine geistige Wahrnehmungswelt gesucht wurde, ein Prozess, der als «Einweihung» bezeichnet worden ist. Man vergleiche dazu z.B. das Buch von Eduard Schuré über die grossen Eingeweihten [19].

Man interpretiert heute von theologischer wie akademischer Seite aus die geistige Kultur der alten Völker so, als hätten diese sich durch Phantasie und Spekulationen Legenden über die geistige Welt und ihre Beziehung zum Menschen erfunden und in ihren Tempeln allerlei Hokuspokus betrieben. Aber die Mysterienschulen des alten Griechenlands, Ägyptens, Persiens und Indiens waren Einweihungsstätten [20, 21], und Darstellungen über das Leben nach dem Tod, wie z.B. im tibetanischen oder ägyptischen Totenbuch, in den Mithras-Mysterien, im norwegischen Lied von Olaf Åsteson, ja noch in der mittelalterlich-christlichen Darstellung im *Tesoretto* von Brunetto Latini oder in der *Divina Comedia* seines Schülers Dante, sind keine Erfindungen, sondern Darstellungen von realen Erlebnissen der Seele nach dem Tode, ausgedrückt in Bildern und Symbolen. Auch die europäische Kirchengeschichte zeigt, dass es immer wieder Menschen gab, die über gewisse Einblicke in die geistige Welt verfügten. Es ist deshalb nicht erstaunlich, dass die esoterische Literatur und entsprechende Meditationsmethoden aus allen möglichen Ländern und alten Kulturen in der Bevölkerung immer mehr Verbreitung finden, auch wenn sich die Universitätswissenschaft gewissermassen dazu entschlossen hat, das Geistige des Menschen und das Göttliche endgültig abzuschaffen oder zumindest für unerfahrbar zu erklären. Dass man bei dieser Suche nach dem greift, was sich aus den verschiedensten Traditionen eben noch anbietet, ist nur zu verständlich. Und dass dabei auch viel problematisches und chaotisches, ja bedenkliches auftritt, ist ebenso verständlich.

Es ist deswegen wirklich an der Zeit, dass auch die Universitätswissenschaft sich des Themas Spiritualität annimmt. Dabei wird es in Zukunft nicht genügen, dass man beim Registrieren, Besprechen und Tolerieren von spirituellen Strömungen stehen bleibt. In der Zukunft wird es darauf ankommen, *dass die Gewinnung spiritueller Erfahrungen und Erkenntnisse selbst zum Gegenstand der Wissenschaft wird.* Dass also *eine empirische Wissenschaft des Realgeistigen* sich entwickle.

Und hier kommt etwas in Betracht, was für die zukünftige Entwicklung dieses Themas von der allergrössten Bedeutung sein wird. Mit Anheben der abendländischen Kulturentwicklung seit der griechisch-römischen Kulturepoche ist dem menschlichen Bewusstsein immer mehr die Möglichkeit verloren gegangen, sich zur Wahrnehmung der geistigen Wirklichkeit zu erheben. Dafür hat sich das auf Sinnesbeobachten und Denken gestützte Erkennen immer deutlicher entwickelt und dadurch die Entwicklung der modernen Naturwissenschaft möglich gemacht.

Wenn jetzt das Zeitalter eines neues Suchens nach Erfahrung des Geistigen wieder angebrochen ist, so erscheint es vielen Menschen so, als müsse dabei zu den Lehrinhalten und Meditationsmethoden der vorwissenschaftlichen oder vorchristlichen Zeiten *zurückgekehrt* werden. Darin liegt eine grosse Problematik des heutigen Suchens. Denn ist es wirklich sinnvoll, ja möglich, zu Schulungsmethoden Zuflucht zu nehmen, die einer Bewusstseinsverfassung entsprechen, die vor Jahrhunderten oder Jahrtausenden gültig waren und die in ihrer Methode des Übens vom klaren, *denkenden* Bewusstsein Abstand nehmen, welches sich seit damals in der Menschheit erst entwickelt hat? Man kann manchen Wissenschaftler verstehen, wenn er bei diesem Gedanken Gänsehaut bekommt und solche Unterfangen und damit auch eine wissenschaftliche Beschäftigung mit Spiritualität schlicht ablehnt.

Aber bei dieser Ablehnung wird vergessen, dass es in der europäischen Wissenschaftsentwicklung selbst eine Strömung gibt, die darauf ausgeht, die moderne denkerische Bewusstseinsverfassung in eine geistige Erfahrungswelt heraufzuheben, eine Strömung, die sogar von den Universitäten ausging. In der «cognitio Dei experimentalis» eines Thomas von Aquin oder in der «visio beneficata» eines Albertus Magnus finden wir Andeutungen in diese Richtung. Diese Dominikaner waren die grössten Denker der damals neu gegründeten europäischen

Universitäten und gleichzeitig auch der katholischen Kirche. Albertus Magnus etwa spricht von einer höheren Anschauung des Göttlichen (visio beatificata), die durch eine *Stärkung des Intellekts* anzustreben sei: «Confortare intellectum ut divinam ipsam essentiam vedere possit» [22] und auch die Mystik von Meister Eckhart, der ebenfalls Dominikaner und akademischer Hochschullehrer war, stützt sich auf das denkerische Element [23].

Ist aber das Universitätsleben des 13. und 14. Jahrhunderts noch ganz dem religiösen Gebiet hingegeben, so finden wir bereits in der Renaissance neben der oben beschriebenen Hinwendung zur äusseren Naturwissenschaft auch eine Strömung, die auf die Erfahrung des Geistigen *in der Natur* abzielt. Das bekannteste Beispiel dafür ist Paracelsus (1493–1541). Paracelsus hat bekanntlich die blosse Tradierung der antiken Medizintradition und ihrer Autoritäten stark bekämpft, was natürlich auch eine Bekämpfung der bloss dogmatisch und autoritativ vermittelten Übernahme von spirituellen Medizintraditionen umfasst, wie sie in der damaligen «Schulmedizin» üblich war. Paracelsus wollte sich in Diagnose und Therapie auf «Erfahrenheit» stützen, auf das «Licht der Natur». Aber damit war ein inneres, geistiges Licht gemeint, eine geistige Erfahrung der Natur. Paracelsus macht ganz klar geistige Wirkprinzipien im Menschen geltend, so etwa den «Archeus», womit er eine den physischen Körper durchdringende geistige Kräfteorganisation meint, die diesem sein Leben und seine Gesundheit vermittelt. Es ist dies der «inwendige Arzt» im Menschen, auf den Heilung schlussendlich zurückzuführen ist [24].

Eine besonders interessante Form nimmt nun dieses Streben in der Neuzeit in Mitteleuropa an, vor allem in der deutschen Kultur des ausgehenden 18. und 19. Jahrhunderts. Das sehen wir bereits im grössten Werk Goethes, seinem *Faust*. Gleich zu Beginn des Dramas lässt Goethe Faust die folgenden Verse sagen:

> Habe nun, ach! Philosophie,
> Juristerei und Medizin
> und leider auch Theologie
> durchaus studiert, mit heissem Bemühen.
> Da steh ich nun, ich armer Tor, und bin so klug als wie zuvor! (354–359)
>
> Und sehe, dass wir nichts wissen können! (364)

Man muss sich bewusst machen, was damit gesagt ist: Philosophie, Jurisprudenz, Medizin und Theologie entsprechen den vier klassischen Fakultäten der früheren Universität. Mit anderen Worten: Faust ist ein führender Universitätswissenschaftler seiner Zeit, er hat das gesamte Universitätswissen absolviert und sieht, dass ihm dieses Wissen nicht genügt. Denn es handelt sich nur um das Wissen des Gewordenen, des zu Ende Gekommenen, letztlich Toten, nicht jedoch um das Wissen des Lebendigen als solchen:

> Statt der lebendigen Natur,
> da Gott die Menschen schuf hinein,
> umgibt in Rauch und Moder nur,
> dich Tiergeripp und Totenbein. (414–417)

Das was Faust eigentlich *anschauen* und erkennen lernen will, das ist die lebendige innere Kraft, die den äusseren Erscheinungen zu Grunde liegt:

> Dass ich erkenne, was die Welt
> im Innersten zusammenhält,
> schau alle Wirkenskraft und Samen
> und tu nicht mehr in Worten kramen. (382–385)

Wir wissen, dass Faust zunächst Schiffbruch erleidet. Aber es ist aufschlussreich zu sehen, wie er sich zunächst auf die alten, aus der Tradition überkommenen okkulten Zeichen des Nostradamus meditativ konzentriert. Dadurch kommt es sogar zu einer geistigen Erfahrung (des Erdgeistes), er ist dieser jedoch nicht gewachsen. Schlussendlich greift er in seiner Verzweiflung sogar zur Droge, zum Gift, um sich dadurch an das jenseitige Ufer zu bringen. Er wird nur durch die Osterglocken gerettet, die die Auferstehung Christi verkünden.

Goethe war zwar nicht Universitätsgelehrter. Er hat jedoch an der Universität neben den juristischen auch medizinische Fächer belegt, er hat Vorlesungen in Anatomie genommen, er hat in Jena anatomisch mit dem dortigen Leiter der Anatomie, Prof. Loder, zusammengearbeitet, und er hat durch seine Entdekkung des Zwischenkieferknochens wie auch durch seine Farbenlehre eine Leistung vollbracht, die jeden Universitätsprofessor zu einem berühmten Mann gemacht hätte. Auch war er mit den führenden Fachleuten seiner Zeit in ständiger Korrespondenz, und er war schlussendlich als Minister zuständig für Berufungen an der Universität Jena. Goethe war also durchaus in Bezug auf die Universitätswissenschaft auf der Höhe der Zeit, und deswegen haben auch seine in poetischer Form dargelegten Gedanken über die Erweiterung des wissenschaftlichen Erkennens eine andere Bedeutung als diejenige von akademisch ungebildeten Dichtern.

Johann Gottlieb Fichte (1762–1814) war einer der von Goethe mit berufenen Professoren, der auch mitverantwortlich dafür war, dass die Universität Jena eine der berühmtesten in Deutschland wurde. Der Schwerpunkt seiner gesamten Philosophie ist, dass er auf eine «lebendige, geistige Erfahrung» aufmerksam macht, die jeder denkende Mensch und vor allem jeder Wissenschaftler haben kann, nämlich die eigene *Denkkraft* im Vollzug des Denkens. Fichte bezeichnet diese Erfahrung in seiner *Wissenschaftslehre* von 1797 als «intellektuelle Anschauung»:

> Dieses dem Philosophen angemuthete Anschauen seiner selbst im Vollziehen des Actes, wodurch ihm das Ich entsteht, nenne ich intellectuelle Anschauung. Sie ist das unmitelbare Bewußtseyn, daß ich handle, und was ich handle; sie ist das, wodurch ich etwas weiß, weil ich es thue. Daß es ein solches Vermögen der intellectuellen Anschauung gebe, läßt sich nicht durch Begriffe demonstrieren, noch, was es sey, aus Begriffen entwickeln. Jeder muß es unmittelbar in sich finden, oder er wird es nie kennenlernen. [25]

Man muss sich klar sein, was hier vorliegt: Fichte bemerkt, dass das Gewahrwerden der eigenen Denkkraft im Vollzug des Denkaktes die Wahrnehmung einer geistigen, aber realen Kraft bzw. eines lebendigen Geistigen bedeutet.

Novalis (Friedrich von Hardenberg, 1772–1801), der Fichte intensiv studiert hatte, und der in seiner gesamten Dichtung und Philosophie eine höhere Anschauung anstrebt, bemerkt, dass Fichte hier eine Entdeckung gemacht hatte, an die sich noch vieles anschliessen liesse:

> Es wäre wohl möglich, daß Fichte der Erfinder einer ganz neuen Art zu denken wäre – für die die Sprache noch keinen Namen hat. Der Erfinder ist vielleicht nicht der fertigste und sinnreichste Künstler auf seinem Instrument [...]. Es ist [...] wahrscheinlich, daß es Menschen giebt und geben wird – die weit besser Fichtisiren werden, als Fichte! [26]

Novalis war der Ansicht, dass man diese Art, den eigenen denkenden Geist zu erleben, auch auf das Erlebnis von anderem Geistigem in der Wirklichkeit ausdehnen könnte:

> Man sollte alle Sachen, wie man sein Ich ansieht, betrachten – als eigene Tätigkeit. Mit dem Ich geht es nur am leichtesten – das ist der Anfang, das Princip dieses Gebrauchs. [26]

Auch Friedrich Wilhelm Joseph Schelling (1775–1854), ebenso wie Fichte Professor für Philosophie an der Universität Jena, sah in der intellektuellen Anschauung von Fichte sozusagen den Schlüssel oder das Tor zu weiteren übersinnlichen Erfahrungen:

> Diese Anschauung ist die innerste, eigenste Erfahrung, von welcher allein alles abhängt, was wir von einer übersinnlichen Welt wissen und glauben. [27]

Einer von Schellings Lieblingsschülern aus seinen Jenenser Jahren, der Schweizer Arzt und Philosoph Ignaz Paul Vital Troxler (1780–1866) führte diesen Faden weiter. Er stellte fest, dass sein Lehrer Schelling bislang nur eine Philosophie entwickelt hatte, indem der Geist *gedacht* wird. Das genügt nach Troxlers Auffassung jedoch nicht, man müsste lernen, den Geist empirisch zu *erfahren*. Das trifft insbesondere für das Leben als solches zu, jenes «unbekannte X» welches dem Menschen zunächst als Erfahrung nicht zugänglich ist, wie Troxler in der Schrift *Das Leben und sein Problem* von 1806 darstellt [28]. Man müsse deswegen einen neuen Sinn entwickeln, den Troxler «Vitalsinn» nennt. Diese führe dann dazu, die auf Sinnesanschauung Denken beruhende Biologie in eine höhere Wissenschaft des Lebendigen zu verwandeln, in eine «Biosophie». Deswegen auch der Titel seines damaligen Buches: *Elemente der Biosophie* von 1808 [29]. In Bezug auf den Menschen genügt jedoch die blosse Erforschung des Lebens nicht. Denn der Mensch besteht nach Troxler aus Körper, Leib, Seele und Geist, wie er in *Blicke in das Wesen des Menschen* von 1812 darlegt [30]. In der Materie seines Körpers ist der Mensch dem Mineralreich verwandt, im Leben seines Leibes schon der Pflanzenwelt, durch seine Seele auch dem Tierreich und als Geist erhebt er sich zu seiner eigentlichen menschlichen Bestimmung.

Abb. 1: Die Viergliederung des Menschen und der Naturreiche gemäss I. V. P. Troxler

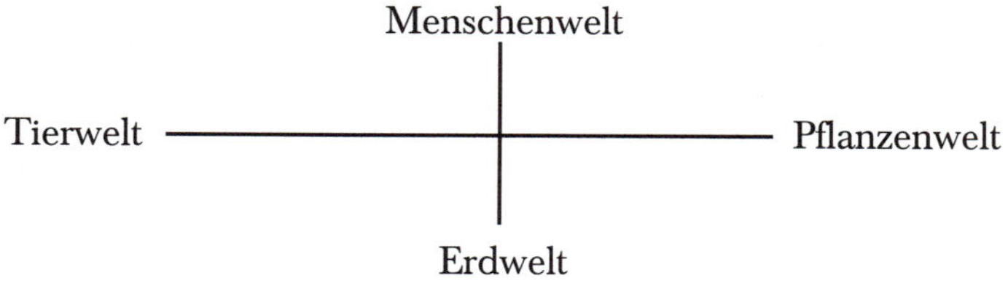

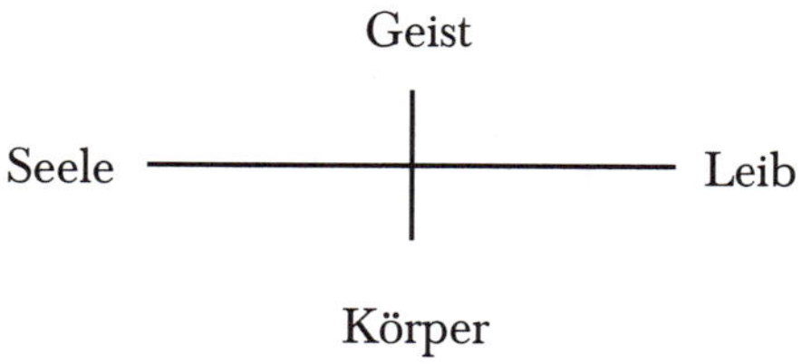

Von dieser Vierheit («Tetraktys») ist nur der Körper materieller Natur. Die anderen drei Organisationsglieder sind immaterialler, übersinnlicher Natur. Gesundheit und Krankheit, die im physischen Körper feststellbar sind, sind deswegen

Ausdruck eines harmonischen oder unharmonischen Ineinanderwirkens der drei übersinnlichen mit dem Körper, dem sinnlichen Bestandteil des Menschen. Deswegen müsse ein höherer, geistiger Sinn ausgebildet werden, um die eigentlichen Krankheitsursachen ausfindig zu machen, insofern diese nicht auf der physischen, sondern auf der Ebene des Lebens, des Seelischen oder des Geistigen zu finden sind:

> Es forderte daher eine Art ganz höherer Forschung dazu, um die Ursache an sich [...] ausfindig zu machen. Überhaupt werden sich die Ärzte in ihrer Äthiologie solcher Krankheiten noch weit über ihre bisherigen Ansichten erheben müssen [31, S. 21–22].

> Wer nicht mit einem geistigen Blicke solche Krankheiten in ihrer Geburtsstätte zu erreichen, anzuschauen und von ihr aus zu verfolgen vermag, wird sie gewiss in der Leiche nicht erkennen – er mag in den Eingeweiden wühlen, und schauen, riechen, schmecken, fühlen und tasten, und er wird höchstens die Residuen erloschener Prozesse finden ... [31, S. 27]

Aber wie wird ein solcher höherer Sinn ausgebildet? Troxler überlegt sich, dass ja das Denken in der Lage ist, das Gesetzmässige der Dinge ausser ihm zu erfassen. Dieses Gesetzmässige ist aber ein Geistiges. Wenn es gelingen würde, das Denken dabei zu erforschen, wie es das Geistige der äusseren Natur auffindet, dann könnte man auf wissenschaftliche Weise eruieren, wie der Mensch auf geistige Weise mit der Welt in Beziehung stehe. Die Anthropologie als Zusammenfassung aller Wissenschaften, die sich mit dem Instrument des gewöhnlichen Erkennens mit dem Menschen befasst, würde so zu einer «Anthroposophie», wie Troxler 1828 in seiner *Naturlehre des menschlichen Erkennens oder Metaphysik* ausführt [32]. 1829 führt er in seiner dreibändigen *Logik* diesen Gedanken weiter und bemerkt, dass Meditation und Kontemplation dazu nötig sei, um zu einer solchen Wissenschaft zu kommen. Und dazu sei eine Verstärkung der Denkkraft nötig [33].

Man muss bedenken, dass Troxlers diesbezügliche Ideen damals grosse Beachtung in der akademischen Welt gefunden haben, und dass aufgrund seiner *Logik* Troxler 1830 zum Professor für Philosophie an die Universität Basel berufen wurde. 1834 wurde er dann zum ersten Professor für Philosophie an der damals neu gegründeten Universität Bern, und er hatte auch die Eröffnungsrede der Universität zu halten. Die Begründung der Erziehungsbehörde für diesen Auftrag lässt erkennen, wie bekannt und geachtet Troxler damals war: «weil gerade Sie diesen nicht unwichtigen Akt in demjenigen Geiste ausführen werden, welcher der Feier und der Bedeutung des Tages am angemessendsten ist» [34]. Gleich zu Beginn seiner Dozententätigkeit in Bern hielt Troxler dann Vorlesungen über Philosophie, deren erste Serie er 1835 sogar veröffentlichen liess [35]. Es wird darin die Auffassung vertreten, dass die Philosophien Schellings und Hegels mit ihrer bloss abstrakten Geistigkeit ausgelebt hätten, und dass sie jetzt als neuer Schritt in der geistigen Entwicklung in eine *«Anthroposophie»* entwickelt werden müssen, die den Geist *empirisch* durch *Erfahrung*, und nicht bloss durch theoretisch-spekulative Weise erfassen würde. Dazu sei ein «übergeistiger Sinn» nötig, durch den das Realgeistige *erfahren* würde, und ferner ein «übersinnlicher Geist» durch den das Erfahrene *begriffen* würde. So dachte sich Troxler die Anthroposophie als eine Geisteswissenschaft, welche nach dem Muster der Naturwissenschaft auf ihrem Wahrnehmungsgebiet aufgrund von empirischer Erfahrung und Denken zu erkennen hätte. Er sah darin eine neu anhebende Wissenschaftsrichtung und prognostizierte schon in seiner *Naturlehre* 1828 für eine nahe Zukunft:

> Doch es wird eine Zeit kommen, und sie ist nahe, wo die Anthroposophie die Naturerscheinungen des Geisterreichs im Menschen dem Geiste erklären wird, wie die Physik den Regenbogen dem Gesicht und die Aeolsharfe dem Ohr wirklich auseinandersetzt [32, S. 114].

Man sieht daran, wie gerade hier an der Universität Bern intensiv teilgenommen wurde an jener Strömung, die die Wissenschaft auch in das Geistige führen wollte.

Dieser Anfang wurde dann freilich vergessen und verschüttet, als Du Bois-Reymond und andere in den Jahren ab 1841/42 keine anderen Kräfte mehr gelten lassen wollten, als die «gemeinen physikalisch-chemischen» und als die darauf folgende exklusiv naturwissenschaftliche Forschung ihren Siegeszug antrat.

Aber mitten in dieser naturwissenschaftlichen Strömung ist die geisteswissenschaftliche Strömung weitergegangen. Immanuel Hermann Fichte (1796–1879), der Sohn des oben erwähnten Johann Gottlieb Fichte und wie dieser Professor für Philosophie, hat lange an der Universität Tübingen gelehrt und dort neben vielen anderen Schriften seine bedeutende *Anthropologie* geschrieben, die mehrere Auflagen erfahren hat und die den bemerkenswerten Untertitel trägt: «Die Lehre von der menschlichen Seele. Begründet auf naturwissenschaftlichem Wege für Naturforscher, Seelenärzte und wissenschaftliche Gebildete überhaupt» [36]. In dieser Schrift wird unter Herbeiziehung der damals neuen und neuesten naturwissenschaftlichen und psychologischen Erkenntnissen das Leib-Seele-Problem in einer differenzierten Weise behandelt, wie das in der heutigen Diskussion noch nicht wieder erreicht worden ist. So führt er durch Herbeiziehung von empirischen Tatsachen aus, wie die Seele, bevor sie bei dem heranwachsenden Kind aufwacht im Bewusstsein, vorher im Leib tätig ist durch einen Prozess, den

Fichte «leibbildende Phantasie» nennt. Auch führt er naturwissenschaftliche und psychologische Gründe dafür an, warum die Seele schon während des Lebens andauernd den Stoffumsatz überdauert. Daraus ergibt sich für ihn der Schluss, dass die Seele auch am Schluss, d.h. nach dem Tod, den Körper überdauern wird. Er fordert daher eine Wissenschaft, die die Aufgaben der Anthropologie als der auf Naturwissenschaft und Psychologie gründenden Menschenwissenschaft fortsetze in das Gebiet der übersinnlichen, geistigen Realität hinein, ein wissenschaftlicher Prozess, der sich dazu allerdings einer übersinnlichen Wahrnehmungsfähigkeit oder «Hellsichtigkeit» bedienen müsse. Immer aber müsse eine solche Wissenschaft nach naturwissenschaftlichem Vorbild empirisch und denkerisch vorgehen. Auch Fichte nennt diese von ihm geforderte höhere Wissenschaft *«Anthroposophie»*:

> Diese gründliche Erfassung des Menschenwesens erhebt nunmehr die «Anthropologie» in ihrem Endresultat zur «Anthroposophie», denn als «Weisheit» [Sophia, die Weisheit, P.H.] ist man wohl berechtigt die Erkenntnis auszusprechen, welche demjenigen, was sich zunächst als ein sinnliches und Vergängliches bietet, den Charakter innerer Ewigkeit und Übersinnlichkeit vindiziert. [36, S. 621]

> Die Anthropologie hat zu ihrem letzten Ziele die gründliche Selbsterkenntnis des Menschen, welche nur in der erschöpfenden Anerkenntnis des Geistes liegt. Sie wird damit zur «Anthroposophie» erhoben. [36, S. 607]

So sehen wir, wie in der Universitätswissenschaft Mitteleuropas sukzessive hingearbeitet wird auf eine Wissenschaft des Übersinnlichen, die der Wissenschaft des Sinnlichen analog ist und diese entsprechend ergänzt.

Eine solche Anthroposophie ist von Rudolf Steiner dann tatsächlich erkenntniswissenschaftlich begründet [37], methodisch ausgearbeitet [38] und für eine Reihe von Lebensgebieten inhaltlich-praktisch in einem erstaunlich weitgehenden Mass ausgearbeitet worden, so etwa für Pädagogik, Landwirtschaft, Naturwissenschaften, Künste, Psychologie, Theologie, Sozialwissenschaften und insbesondere auch für die Medizin. So stellt Steiner differenziert dar, wie der Geist (individuelles Ich), die Seele («Astralleib») und die Lebenskräfteorganisation («Ätherleib») untereinander und mit dem physischen Körper wechselwirken und dadurch die vielfältigen Phänomene von Gesundheit und Krankheit bedingen [39], und wie durch entsprechend verarbeitete Substanzen aus dem Mineral-, Pflanzen- oder Tierreich differenzierte Wirkungen im Bereich des Physischen, des Lebensleibes, der Seele oder des Geistes induziert und so therapeutisch fruchtbar gemacht werden können. Die anthroposophisch orientierte Medizin ist so der Beginn einer geisteswissenschaftlich erweiterten Medizin. Erkenntnisse über den physischen Körper, die ausschliesslich aus der Naturwissenschaft gewonnen werden können, werden ergänzt durch geisteswissenschaftliche Erkenntnisse über die Funktionsweise des Ätherleibs, des Astralleibs und des Ich, und es werden, abgesehen von schulmedizinischer Pharmaka, zusätzliche Medikamente oder Heilverfahren eingesetzt, die in differenzierter Weise auf die verschiedenen Wesensglieder des Menschen wirken.

Es wird so versucht, auf allen Ebenen therapeutisch Hilfe leisten zu können. Das betrifft nicht nur Medikamente, sondern auch anderes. So ist z.B. Heileurythmie eine anthroposophische Bewegungstherapie, welche in vergleichbarer Weise auf den Ätherleib des Menschen wirkt wie die Physiotherapie auf den physischen Körper. Man kann deshalb mit Heileurythmie auch innere Prozesse beeinflussen, so z.B. Verdauungsstörungen, Blutbildung, Herzrhythmusstörungen usw. [40]. Mit den verschiedenen Formen von Kunsttherapie (Plastizieren, Malen, Musik, Sprachtherapie) wirkt man zunächst auf das Seelische (den Astralleib), und von da aus ergeben sich weitere Effekte in die belebte Organisation. Und durch das Gespräch, das sich des Denkens bedient, spricht man das Ich oder den Geist des Menschen direkt an. Man versucht so, auf dieser Ebene den Patienten Hilfestellungen zu leisten bei der Verarbeitung seiner Krankheit. Das bezieht sich auch auf Sinnfragen, auf Spirituelles, wie z.B. auf das Leben nach dem Tod oder auf die Fragen des menschlichen Schicksals[2]. In Fällen, in denen es um theologische oder seelsorgerische Aspekte geht, wird entsprechend der Konfession des Patienten auch der Theologe beigezogen, und so ist auch die Pastoralmedizin ein wichtiger Aspekt der spirituellen Erweiterung der naturwissenschaftlichen Medizin im Sinne der Anthroposophie.

Auch der Arzt selber bemüht sich in der Anthroposophischen Medizin um einen spirituellen Entwicklungsweg. Er versucht sich klar zu machen, dass der Arzt nicht nur durch das Abgeben von Pillen oder Verordnen von Therapien therapeutisch wirkt, sondern auch durch das, was er als Persönlichkeit ist und was er als ärztliches Bemühen und Gesinnung seinen Handlungen zugrunde legt. Durch einen meditativen Schulungsweg und durch Arbeit an seiner charakterlichen Vervollkommnung versucht so der anthroposophische Arzt, die für einen echten Heilprozess nötige Gesinnung bei sich auszubilden.[3]

Freilich kann die bis heute entwickelte anthroposophisch erweitere Medizin bloss als der Beginn einer zukünftigen geisteswissenschaftlichen Erweiterung der

2 Man vergleiche dazu die Beiträge von P. Selg, U. Neuhaus, C. Stockmann, B. Riggenbach und M. Glöckler in diesem Band

3 Man vergleiche dazu die Beiträge von W. Rissmann und P. Selg in diesem Band

naturwissenschaftlichen Medizin verstanden werden. Aber als ein Beginn, der schon deutlich erkennen lässt, in welche Richtung eine spirituelle Erweiterung der naturwissenschaftlichen Medizin in einer viel weitere Zukunft hinein gehen kann. Immer mehr Menschen werden auf die Erfahrung des Geistigen drängen. Im Sinne der *fortschreitenden* geistigen Entwicklung der Menschheit ist es möglich und nötig, eine solche Erfahrung ohne Rückgriff auf die alten Verfahren früherer spirituellen Kulturen zu gewinnen, sondern auf eine neue Weise zu entwickeln. Dies kann geschehen durch eine Verstärkung derjenigen Denkkraft, die sich der Mensch während der naturwissenschaftlichen Epoche bei der griechischen Zeit erobert hat [38, 39]. Und ferner durch Fortsetzung der durch die naturwissenschaftliche Arbeit ausgebildeten empirischen Methode von Wahrnehmung und Denken, jetzt aber neu angewendet auf das Gebiet der neu auftretenden spirituellen Erfahrung [37]. Die also gewonnene geisteswissenschaftliche Erkenntnis ergänzt dann im Gebiet der Medizin die naturwissenschaftliche Erkenntnis, und ist auch durch wissenschaftliche Methoden prüfbar.

In diesem Sinn kann die im Titel gestellte Frage positiv beantwortet werden. Der naturwissenschaftlichen Medizin steht nicht nur eine *neue* spirituelle Epoche bevor, sondern die Vorbereitung dazu ist in der naturwissenschaftlichen Epoche selbst geleistet worden, und der Beginn dazu ist bereits vorhanden. Die Anomalie der modernen Medizin, nämlich ihre fast völlige Geistlosigkeit und dadurch ihre zunehmende Entfernung von der Wirklichkeit des Menschen, beginnt tatsächlich korrigiert zu werden. Und der wissenschaftliche Geist des Westens begegnet in neuer, kongenialer und fortgeschrittener Weise der spirituellen Kultur des Ostens und überhaupt der alten Welt [41].

Literatur

[1] Du Bois-Reymond E. (Hrsg.): *Jugendbriefe von Emil Du Bois-Reymond an Eduard Hallmann*. Dietrich Reimer, Berlin 1918, S. 108.

[2] Lichtenthaeler C.: *Geschichte der Medizin*. Bd. 1. Deutscher Ärzte-Verlag, Köln-Lövenich 1975.

[3] Eisner R.: *Handwörterbuch der Philosophie*. Mittler, Berlin 1913.

[4] Merkelbach R.: *Mithras*. Hain, Königstein 1984.

[5] Hornung E.: *Das esoterische Ägypten*. Beck, München 1999.

[6] Rokitansky K.: *Handbuch der pathologischen Anatomie*. 3 Bde. Wien, 1842–1846.

[7] Schipperges H.: *Die Welt der Hildegard von Bingen*. Herder, Freiburg 1997.

[8] Zagorin P.: *Francis Bacon*. Princeton University Press, Princeton N J. 1998.

[9] Morgagni G. B.: *De sedibus et causis morborum per anatomen indigatis*. Venedig 1761.
[10] Koch C.: *Francis Crick – ein Leben für die Wissenschaft. Von der Molekularbiologie zur Bewusstseinsforschung*. Neue Zürcher Zeitung 2004; 239 (13.10.2004): 55.
[11] Roth G.: Zitiert in: Heusser P., Riggenbach B.: *Sterbebegleitung, Sterbehilfe, Euthanasie*. Haupt, Bern/Stuttgart/Wien 2003, S. 36.
[12] Metzinger T.: *Von der Hirnforschung zur Bewusstseinskultur*. Neue Zürcher Zeitung 1998; 64 (18.3.1998): 79.
[13] Naturwissenschaftliche Rundschau ca. 1997.
[14] Dubach A. Caqmpiche R. (Hrsg.): *Jede(r) ein Sonderfall? Religion in der Schweiz. Ergebnisse einer Repräsentativbefragung*. Zürich/Basel 1993.
[15] Bruhn M. (Hrsg.): *Ökumenische Basler Kirchenstudie*. Ergebnisse der Bevölkerungs- und Mitarbeiterbefragung. Basel 1999.
[16] Halbfas H.: *Traditionsabbruch. Zum Paradigmenwechsel im Christentum*. Luzerner Universitätsreden 2004; 16: 18–31.
[17] Neue Zürcher Zeitung (C. B.): *Die Zukunft der Medizin. Expertenbericht vorgestellt*. NZZ 2004; 256 (2.11.04): 14.
[18] Bausewein C., Roller S., Voltz R. (Hrsg.): *Leitfaden Palliativmedizin*. Urban und Fischer, München/Jena 2000, Kp. 17.
[19] Schuré E.: *Die grossen Eingeweihten. Geheimlehren der Religionen*. O. W. Barth, Weilheim 1965.
[20] Schelling F. W. J.: *Über die Gottheiten von Samothrake*. Cotta, Stuttgart und Tübingen 1815.
[21] Wachsmuth G.: *Bilder und Beiträge zur Mysterien- und Geistesgeschichte der Menschheit*. E. Weise, Dresden 1938.
[22] Hergan J. P.: *St. Albert the Great's Theory of the Beatific Vision*. Peter Lang, New York/ Washington D. C./Bern, 2002, S. 19–20.
[23] Schulze-Maizier F. (Hrsg): *Meister Eckharts deutsche Predigten und Traktate*. Insel, Leipzig 1927.
[24] Theophratus Paracelsus: Werke. Hrsg von W. E. Peuchert. Wissenschaftliche Buchgesellschaft, Darmstadt 1976, Bd. V, S. 411.
[25] Fichte J. G.: Werke. Hrsg. von I. H. Fichte. Berlin 1871, Bd. 1, S. 463.
[26] Novalis: Schriften. Die Werke Friedrich von Hardenbergs. Hrsg von P. Kluckohn und R. Samuel, 2. Aufl. Stuttgart 1960, Bd II, S. 524.
[27] Schelling: Werke. Hrsg von K. F. A. Schelling. Bd I. 8. Brief. Stutgart 1856/57, S. 318.
[28] Troxler I. P. V.: *Das Leben und sein Problem*. Hrsg. nach der Erstausgabe von 1806 von H. Kern und C. Bernoulli. Celle 1925.
[29] Troxler I. P. V.: *Elemente der Biosophie*. Leipzig 1808.
[30] Troxler I. P. V.: *Blicke in das Wesen des Menschen*. Hrsg. nach der Erstausgabe von 1812 von H. E. Lauer. Stuttgart 1921.
[31] Troxler I. P. V.: *Einige Worte über die grassirende Krankheit und Arzneykunde im Kantone Luzern im Jahre 1806*. Zug 1806.
[32] Troxler I. P. V.: *Naturlehre des menschlichen Erkennens oder Metaphysik*. Hrsg. nach der Erstausgabe Aarau 1828 von W. Aeppli. Bern 1944.
[33] Troxler I. P. V.: *Logik. Die Wissenschaft des Denkens und Kritik aller Erkenntnis, zum Selbststudium und für Unterricht auf höhern Schulen*. 3 Teile. Stuttgart und Tübingen, 1824–1830. Bd. II, S. 291.

[34] Widmer M., Lauer H. E.: *Ignaz Paul Vital Troxler*. Kugler, Oberwil b. Zug 1980, S. 151.
[35] Troxler I. P.V.: *Vorlesungen über Philosophie*. Fischer, Bern 1835.
[36] Fichte I. H.: *Anthropologie – Die Lehre von der menschlichen Seele. Begründet auf naturwissenschaftlichem Wege für Naturforscher, Seelenärzte und wissenschaftlich Gebildete überhaupt*. Brockhaus, Leipzig 1856.
[37] Steiner R.: *Grundlinien einer Erkenntnistheorie der Goetheschen Weltanschauung* [1880]. 7. Aufl. 1974, Steiner, Dornach 1979.
[38] Steiner R.: *Wie erlangt man Erkenntnisse der höheren Welten?* [1904/05]. 24. Aufl., Steiner, Dornach 1993.
[39] Steiner R., Wegman I.: *Grundlegendes zur Erweiterung der Heilkunst nach geisteswissenschaftlichen Erkenntnissen* [1925]. 7. Aufl., Steiner, Dornach 1991.
[40] Kirchner-Bockholt M.: *Grundelemente der Heileurythmie*. Philosophisch-Anthroposophischer Verlag, Dornach 1969.
[41] Steiner R.: *Westliche und östliche Weltgegensätzlichkeit* [1922]. 9. Aufl., Steiner, Dornach 1981.

Monika Renz

Spiritualität und die Frage nach dem, was heilt: Wesen, Wirkungen, Inhalte spiritueller Erfahrung

Spiritualität in der modernen Medizin: ein erster Blick auf das Programm dieser Veranstaltung zeigt uns bereits, in welcher Breite sich uns das Wort Spiritualität anbietet. Ich schicke voraus, dass ich das Wort Spiritualität gegenüber seinem heutigen Gebrauch enger fasse, Spiritualität als etwas begreife, was die Grenzen des Eigenen transzendiert, was mehr ist als eine «Binnenerfahrung» meiner selbst und doch mit mir als der, der ich bin und geworden bin, zu tun hat. Ich habe in der Begleitung unterschiedlichster Patienten, Christen, Muslime, Orthodoxe, Atheisten, in der westlichen Kultur gross gewordene, aber dann in östliche Spiritualität abgewanderte Menschen, erlebt, dass unter dem einen Wort Spiritualität höchst unterschiedliche und – beim genaueren Betrachten – doch recht ähnliche Erfahrungen ihren Ort finden.

Ich möchte zu Beginn den Begriff Spiritualität begriffsgeschichtlich etwas umkreisen: «Spiritualität ist Erfahrung, ohne Erfahrung keine Spiritualität» (J. Sudbrack, mündliche Aussage). Spiritualität umschreibt im Kern ein «Offenbarungsgeschehen» und ist darin noch ausschliesslicher an Erfahrung gebunden als das Wort Religiosität, welches sich ableiten lässt von den Begriffen religio (Rückbindung) und religate (wiederlesen). Spiritualität erschöpft sich nicht in menschlicher Haltung, noch kann sie reduziert werden auf eine Praktik (wie etwa Meditation oder Gebet). Spiritualität meint das, was bestenfalls während dem Beten oder Meditieren, oder auch losgelöst davon, gnadenhaft geschieht. Spiritualität verweist auf das Wandlungsgeschehen im Menschen drin, der berührt ist vom Numinosen. Und dieses letztere ist es, das überfällt, ergreift, beeindruckt, erschüttert. Der Begriff kommt vom lateinischen *spiritualis,* das im 2. Jahrhundert verwendet wurde als Übersetzung des griechischen Begriffes pneumaticos (vgl. häufig 1 Kor). Spiritualis umschrieb damals das totale Betroffensein des Getauften durch das Christusereignis. Es ist also eine hochgeistige Erfahrung im Zwischen von Mensch und Gott und darin gerade nicht machbar. Aus solcher begrifflicher Umkreisung betrachtet, sind Worte wie 'spirituelle Anamnese' oder 'spirituelle Praktik' zumindest irreführend. Spirituelle Erfahrung bedarf nach Sudbrack [1, S. 23] einer theologischen Durchdringung. Er spricht gleichermassen vom Erfahrungs-Defizit der Theorie wie vom Theoriedefizit der Erfahrung [1, S. 25].

Ob im Einzelnen als Geschenk von Spiritualität und spiritueller Erfahrung oder von wohltuender Religiosität: eigentlich geht es hilfesuchenden Menschen und auch uns in unserer Ringveranstaltung um die *Frage nach dem, was letztlich heilt.* Danach zu fragen, erfüllt mich mit einer gewissen Scheu, denn die Frage führt an Grenzen, wo das Schweigen beginnt. Den Mut, ja die Legitimation, etwas zu diesem Thema auszusagen, geben mir am ehesten die vielen Patienten, mit denen ich Tag um Tag um letzte Antworten ringe. Um Antworten inmitten von Schmerz und Verzweiflung, von Angst vor dem Sterben sowie der Angst, als ein von der Krankheit Gezeichneter ins Leben zurückkehren zu müssen. Viele Patienten sind mir jetzt innerlich gegenwärtig, ihnen danke ich für das Zeugnis ihrer «Heils»-Erfahrungen inmitten grösster Not.

Ich werde mein Thema in folgenden drei Schritten angehen:

1. Was macht Menschen heil? Woran sind Menschen krank?
2. Die Suche nach dem, was heilt, weist über uns hinaus.
3. Wirkungen und Inhalte spiritueller Erfahrungen – eine Übersicht

Ich stütze mich im folgenden erstens auf *Erfahrungen*, die ich sammeln durfte im Rahmen zweier Forschungsprojekte am Kantonsspital St. Gallen. Ersteres zum Thema «Zeugnisse Sterbender. Todesnähe als Wandlung und letzte Reifung». Und letzteres zum delikaten Themenbereich der 'Spirituellen Erfahrung in Leid und Krankheit', veröffentlicht 2003 unter dem Titel «Grenzerfahrung Gott». Und ich wage, aus dem Schatz gesammelter Erfahrungen heraus, auch *Visionen* darüber zu formulieren, wie Spiritualität zu ihrem selbstverständlichen Platz in der modernen Medizin finden kann, wie genau das Spirituelle zur bedeutsamen Dimension psychotherapeutischer Arbeit werden kann. Es sind auch Visionen von heilerem Menschsein, von Krankheit als Teil eines umfassenden Reifungs- und Heil-Werdungsprozesses.

1. Was macht Menschen heil? Woran sind Menschen krank?

Hat Spiritualität mit Heil-Werden zu tun? Schon ein erster Blick auf den boomenden Markt moderner Heilsangebote und spiritueller Praktiken zeigt, in welch bunter Palette und auf welch unterschiedlichen Ebenen das, was Menschen 'spirituell' nennen, angesiedelt wird. Irregeworden an der westlichen Zivilisation, suchen viele ihr Heil in fernöstlicher, sufistischer oder schamanistischer Spiritualität. Ein prickelndes Selbsterfahrungs-Wochenende wird oft bereits als spirituelles Angebot angepriesen. Macht all das Menschen heil? Wo ohne Scheu von Spiritualität gesprochen wird, bin ich vorerst skeptisch. Denn nicht selten verbirgt sich hinter der Zuwendung zu einer spirituellen Strömung eine Fluchttendenz. Flucht etwa vor dem harten Alltag oder der Verbindlichkeit von Beziehungen. Flucht vor Herausforderungen des kollektiven Werdeprozesses – und in all dem Flucht vor etwas, das mit innerer Wahrheit zu tun hat.

In ihrer *Tiefendimension* ist Spiritualität aber selbst Wahrheit, ist sie Antwort auf letzte Fragen, ist sie das Gnadengeschehen in der Suche nach dem, was heilt. Auf dieser *existentiellen Ebene* will ich mein Thema im folgenden angehen und stelle deshalb der Frage «Was macht Menschen heil?» eine andere Frage voran: «Woran sind Menschen krank?» [vgl. hiezu 2]. Und so nicht nur gestellt mit Blick auf die sichtbaren und spürbaren Symptome, sondern als Frage nach den *Hintergründen* ihrer Leiden, nach den *Wurzeln* ihrer Süchte, ihrer Ängste, ihres Getriebenseins. *Heil-Sein ist mehr als Gesund-Sein* und auch etwas anderes als einfach Glücklich-Sein.

Mit der Suche nach dem was heilt, ist es oftmals wie mit jener Geschichte, in der ein Mann unter dem Licht einer Strassenlampe nach einer verlorenen Münze suchte. Ein Zweiter wurde auf ihn aufmerksam und fragte, wo er denn die Münze verloren habe. «Dort drüben, wo es dunkel ist», antwortete der erste. «Ich suche hier, weil es hier hell ist.» – Mit den Orten, wo wir unser Heil suchen, ist es bisweilen ähnlich: Man sucht in den Trends, im Scheinwerferlicht moderner Angebote. «Fündig» jedoch würden wir dort, wo uns etwas abhanden kam: wie im Dunkel verloren oder vergraben. Der schwierige Weg in Richtung Ganzwerdung beginnt darum mit der Bereitschaft, uns im Kern unserer Dunkelheit antreffen zu lassen.

Zum Ort ihres Dunkels muss ich auch *Patienten* begleiten, im Dunkel mit ihnen ausharren, statt sie vorschnell mit irgendwelchen Heilsantworten abspeisen. Dabei meinerseits auch unterscheiden zwischen Zielen letzter Sehnsüchte, die fern und im Dunkel liegen, und dem Vorläufigen, den Bedürfnissen nach Wegzehrung für den Tag, dem Manna in der Wüste. Patienten brauchen auch mein Verständnis, dass sie im Moment vielleicht nicht anders können als zurückschrecken und verdrängen.

Dass Menschen solange wie nur möglich davonrennen vor ihren tiefsten Fragen und Leiden, ist für mich aus der Sicht einer Angstdynamik verständlich: Sich selbst – auch in der eigenen Hinfälligkeit, Kreatürlichkeit und Abgründigkeit – zu begegnen, erzeugt Angst und erfordert eine Stärke, die sich oft erst dort konstelliert, wo kein Ausweichen mehr möglich ist. Darum *wird Grenzerfahrung zur Chance, wesentlich und sich selbst zu werden.* Wo ernsthafte Krankheiten auftauchen, wo Angehörige sterben, wo Menschen krisengeschüttelt an Abgründen von Verzweiflung und Sinnleere stehen, wo sie in sich selbst oder einer unfassbaren Tragik so gefangen sind, dass sie weder wirklich leben noch sterben können, da erhält der Ruf nach dem, was heilt, eine neue Dringlichkeit, eine *existentielle* Dimension. Die leise Stimme der Sehnsucht wird zum Schrei aus den Abgründen menschlichen Leidens. Für mich war die Sehnsucht nach dem Wesentlichen vor Jahren einer der Beweggründe, eine Stelle am psychoonkologischen Dienst eines grossen Spitals anzutreten. Hier fand und finde ich Menschen, die erlaubterweise und gezwungenermassen nur noch sich selbst sind. Menschen, die angesichts ihrer Notlage zwar oft verdrängen und verdrängen müssen, aber dazwischen plötzlich existenzielle Fragen stellen und bereit sind, sich auf tiefgreifende Prozesse einzulassen. Hier erlebe ich täglich, dass Menschen genau *in* der Not offen werden für Reifung und Spiritualität. Und ich beobachte, dass die menschliche Suche eigentlich auf ein Letzt-Heilendes zielt, ein Erlösendes, Rettendes, Befreiendes, Barmherziges, auf Wahrheit schlechthin. Und es geht dabei auch um letzte, end-gültige Wahrheiten der Patienten, ihrer Biographie, ihrer Identität: Wer bin ich, wenn ich nackt vor mir selbst und meinem Schöpfer oder aber vor dem Nichts stehe? Was von dem, was bis anhin umschifft wurde, will noch in mein Leben integriert werden? Hier geht es auch um Ent-Scheidung: Bleibe ich bei einer Verhärtung, einem Trotz, einer Haltung narzisstischer Abkapselung oder wage ich Öffnung, Versöhnung, Bejahung der Krankheit bis hin zu einem alles umfassenden Ja? In dieser Art von Arbeit lernte ich eine *«Spiritualität der Not»* kennen und frage aus dieser Perspektive:

Ist es Illusion oder Vision, in der modernen *Medizin* auf eine Reifung des Menschen in Richtung Ganzwerdung und im letzten auf das Geheimnis eines zutiefst Heilenden zu setzen? Ist es Illusion oder Vision, Spiritualität als wesentliche Dimension gelingender *Psychotherapie* zu sehen und in der Behandlung tiefgreifender seelischer Nöte und Ängste auf ein Drittes, (wenn's sein darf!) gnadenhaft Einbrechendes zu setzen, auf die heilsame Wirkung spiritueller Erfahrung? *Unabdingbar* scheint mir diese Dimension dort zu sein, wo Menschen geprägt sind von tiefgreifendem Mangel – Stichworte: Gier, Sucht, Eifersucht – oder von Gewalt und Ohnmacht?

Wenn dem Spirituellen ein solches Gewicht zufällt, so scheint es vorerst wichtig, dass *Psychotherapie als Ort* erfahren wird, *der dem Existentiellen Raum gibt.* Sie ist Weg, auf dem Patient und Therapeut sich in einer letzten Wahrheits- oder Sinnsuche verbünden, Raum, in dem tiefste Sehnsüchte und Leiden am Unfassbaren, scheinbar Hoffnungslosen wahr sein dürfen und gemeinsam ein Stück weit auszuhalten versucht werden. Ich setze damit auch auf eine *Medizin*, die in ihren Spitälern einer psychotherapeutischen und spirituellen Begleitung Türen öffnet.

Soweit die Visionen. Wie steht es nun mit der *Erfahrung*? Was haben mich meine Praxis- und Spital-Erfahrung gelehrt?

Vorerst: dass es wesentlich ist, mich *selbst* in grösstmöglicher Authentizität dieser Suche im Dunkel zu stellen: den existentiellen Nöten hinter allem Vordergründigen, dem verzweifelten Ringen um letzte Wahrheiten, der Verlorenheit dunkler Nächte und der Wut gegen einen Gott, der nurmehr als fern oder grausam erlebt wird. Natürlich gibt es auch im Umgang mit uns selbst die erlaubten Inseln der Verdrängung, doch grundsätzlich bin ich als Therapeutin der Suche nach Wahrheit verpflichtet. Meine Praxis- und Spitalerfahrung lehrte mich ferner, mich *zurückzunehmen*: längst nicht immer gelingt das Erwünschte, ich komme an Grenzen, kenne die Stunden eigener Hoffnungslosigkeit, muss Barrieren von Patienten respektieren. Und doch bin ich schon mitten drin in der Suche nach dem was heilt, wenn ich mir in all dem meine Menschlichkeit erlaube und im Moment vielleicht gar nicht *mehr* tue, als einfach Gegenwart zu leben, das Gebot des Augenblickes zu erspüren. Manchmal gelingt Therapie, manchmal nicht, und oftmals geschieht Wesentliches in den Patienten am Rande oder ausserhalb der Therapie.

Im *Umfeld der Patienten* muss ich mich immer wieder dafür einsetzen, dass diese existentielle Qualität von Begegnung und Betroffenheit überhaupt gewagt wird, von Psychotherapeuten und Seelsorgern, von Ärzten, Pflegenden und von Angehörigen. Wie oft weicht man aus in Banalitäten, wie oft wird mit Sterbenden oder Komatösen gar nicht mehr gesprochen. In der Diskussion um Lebensqualität in der Betreuung Schwerkranker wird sehr wohl nachgedacht über Schmerzlinderung, Alltagsbewältigung oder Heimeinrichtung. Auf seelische Nöte eines Schwerkranken einzugehen aber, auf so etwas wie ein letztes Drängen nach echter Begegnung oder auf seine quälenden Fragen: «Wo ist Gott im Leiden?», «Was hat ein solches Leben für einen Sinn?» – das scheint schwierig zu sein. Fachleute argumentieren, die Patienten nicht manipulieren zu wollen und nehmen lieber in Kauf, wesentliche Fragen zu umgehen.

Demgegenüber sind die *Patienten selbst* meist zutiefst dankbar, wenn ihre wortlose Not, ihr Ringen mit sich und mit Gott angesprochen wird und damit wahr sein darf. Erst wo ihre derzeitige Wahrnehmung und Perspektive – an allem Rationalisieren oder Standardisieren vorbei – wahr sein darf, fühlen sie sich verstanden und ernst genommen. Die einzig adäquate, würdige Art, diese Menschen zu erreichen, liegt in der *radikal gewagten Begegnung*, der ich mich aussetze und aus der ich u. U. selbst als eine andere hervorgehe. Dasselbe gilt für die Angehörigen, die in solcher Atmosphäre plötzlich erleben, dass ein Sterbender Laute der Erleichterung von sich gibt, lächelt, nickt oder tief atmet. – Und bei Patienten, bei denen es noch nicht ums Sterben geht, erfahren wir hilflosen Helfer bisweilen, dass ein Geheimnis von Wahrheit auf unfassbare Weise plötzlich zu greifen beginnt und dass Kräfte in Richtung von Genesung und neu geschenktem Leben aus ihnen hervorbrechen. Ein Beispiel:

> Ich werde zu einer gut 50-jährigen alleinstehenden Frau gerufen, die, unabhängig von ihrem Krebs, eine immer schlimmer werdende Darmentzündung hat. Zermürbt von ihren Schmerzen, wirft sie gleich zu Beginn unseres Gesprächs die Frage auf, ob sie wohl irgend etwas nicht verdauen könne. Sie habe eine Beziehung zu einem verheirateten Mann. Ob ich das nicht in Ordnung finde? «Das kann es nicht sein, das tun ja alle!» fährt sie gleich fort, ohne eine Antwort von mir abzuwarten. Ich lasse mich auf diese Frage (auf die Ebene der Moral) gar nicht ein, sondern schlage ihr vor, die Augen zu schliessen und all das ihrem Bauch zu erzählen. Jetzt schmerze der Bauch noch mehr, meint sie nach einer Weile. Nach einer Entspannungsübung verabschieden wir uns ohne weitere erklärende Sätze. – Beim nächsten Besuch erwartet sie mich sehnlichst und sagt: «Ich muss die Beziehung auflösen. Das geht so nicht. Auch wenn alle andern es tun, es geht trotzdem nicht.» Ich halte meine Freude zurück und lade sie nur ein: «Schliessen sie die Augen und erzählen sie das ihrem Bauch.» «Es wird ruhiger», sagt sie nach einer Weile. «Ich sehe Wasser vor mir. Das Wasser tut unendlich gut.» – Lange bleibt sie still. Das Wassermotiv nehme ich auf in der Entspannung: Wasser wärmt oder kühlt, Wasser löscht Brände... Nach der Entspannung murmelt sie andächtig zu sich selbst: «Wasser, einfach wohltuend frisches, kühles Wasser.» Und etwas später, zu mir gewendet: «Mein Körper fühlt sich anders an. Ich bin wie anders in meinem Körper drin. Ich empfinde eine grosse Weite (mit den Händen sanft auf dem Bauch tippend).» – In den folgenden Tagen vertieft sich dieses neue Körpergefühl. Die Darmentzündung geht zurück. Eine tiefe Betroffenheit über diese Erfahrung bleibt.

War das – ohne dass ein frommes Wort zwischen uns fiel – eine spirituelle Erfahrung? Und was ist eine «spirituelle Erfahrung» über das hinaus, was ich vorhin als Raum für das existenzielle Geschehen und als Ankommen bei der eigenen inneren Wahrheit ausgesagt habe? Spiritualität hat mit Beziehung, mit dem Bezogensein auf etwas Grösseres zu tun.

2. Die Suche nach dem, was heilt, weist über uns hinaus

Die tiefsten Sehnsüchte und Prägungen eines Menschen, seine Süchte, seine Verletzungen, seine Urangst vor dem Unfassbaren, vor dem traumatischen Zuviel wie dem aushungernden Zuwenig führen zu den Anfängen menschlichen Werdens respektive hinter das funktionstüchtige Ich zurück [vgl. 3]. Das heisst: *Die Suche nach dem, was in der Tiefe heilt, muss mindestens so tief greifen wie die einstige krankmachende Not.* Dies war eine wesentliche Erkenntnis meiner ersten Publikation *Zwischen Urangst und Urvertrauen* [3]. Ebenso die Erfahrung, dass Urvertrauen älter ist als Urangst. Auch wenn Urvertrauen bisweilen bis fast zur Unauffindbarkeit verschüttet wurde, so ist dieses doch – als spiritueller Nährboden – in keinem Menschen einfach inexistent.

Und im Blick nach vorn formuliert: Das, was unsere äusserste Verzweiflung und Kontingenzangst nochmals umfängt – das, woran unsere Schuld- oder Opferbiographie zum Frieden findet – das was uns auferstehen lässt aus Leid und uns berechtigt zur Hoffnung wider alle Hoffnung – das, was uns wie von einem Ziel her anzieht und unserem Streben Richtung gibt, muss ausserhalb des Ichs angesiedelt sein. Es ist grösser, zeitlos, anders als das Ich und dem Menschen doch auch zutiefst innewohnend. *Jede spirituelle Erfahrung ist eine ureigene, in der Tiefe der Seele geborene und zugleich wie von ausserhalb seiner selbst dem Menschen zukommend.* Viele solcher Erfahrungen sind gerade insofern Heils-Erfahrungen, als hier ein Absolutes, ein Gegenüber im weitesten Sinne verstanden – mitwirkt, und vom Ich als etwas Tragendes, Letztgültiges, alle Verlorenheit wie nochmals Umfangendes erfahren wird. *Spirituelle Erfahrung ist mehr als Bewusstseinserweiterung*, mehr als Ego-Trip. Im Gegenteil! In der echten spirituellen Erfahrung wird das Ich in seinem Herrschaftsanspruch relativiert. So erhalten spirituelle Erfahrungen beim genauen Hinschauen den *Charakter eines Beziehungsgeschehens*: dies selbst dort, wo primär «Einheit und All-Einssein» erfahren werden. *Was ich gemäss meiner Kategorisierung* [vgl. 4] Einheitserfahrung nenne, ist zugleich Teilsein im Ganzen. In dieser Rückbindung des Ichs an das Ganze ist unausgesprochen bereits eine Komponente von Bezogensein enthalten.

Im Falle der vorerwähnten Frau kam Heilung aus tiefem Unbewussten, in der Sprache des Körpers und der Energie eines Symbols an sie herangetragen. Und doch hatte sich nicht der Körper selbst geheilt, sondern er wurde – bildlich gesprochen – heil über ein umfassenderes heilendes Element oder Lebensprinzip: ‚Wasser, das unendlich gut tut'. Worauf ich hinaus will: *Im letzten kann der Mensch sich nicht selbst heilen, er kann nur offen werden auf das unsagbar Heilende hin* und hier, an einer äussersten Grenze in solch letzter Offenheit ausharren:

hoffend vielleicht, aber nicht in jener Erwartungshaltung, die gesund- und glücklich-sein als Menschenrecht proklamiert. Was ihn hier berührt, ist Geschenk, bleibt Gnade, Erfahrung mit einem ewig Andern, man mag es Gott nennen oder nicht. Wir Therapeuten sind keine Heiler, sondern Begleiter und Mitkämpfer.

Das *Zusammenfinden von menschlichem Offenwerden und gnadenhafter Berührung*, welches die spirituelle Erfahrung kennzeichnet, kann – als *Vision* formuliert – beinhalten: dass *Psychotherapie* und *Seelsorge* offen seien auf ein letztes Geheimnis hin. Auch dass in Grenzbereichen therapeutischen Handelns die vielleicht wortlos atmosphärische Gegenwart eines Heiligen wahr sein darf, dass Therapeuten Worte, Riten oder Gebete finden, um das Geheimnis zu umkreisen. Auch *Ärzte*, *Pflegende* und *Angehörige* tragen dazu bei. Wichtiger als die Übereinstimmung im Weltbild zwischen Behandelnden und Patienten ist eine *Atmosphäre der Ehrfurcht*, der Respekt gegenüber dem, was dem Andern heilig ist, und die Freiheit, die jedem genau seinen (spirituellen) Weg erlaubt.

Und welches waren die *Erfahrungen*, die ich bei einem solchen Verständnis von Spiritualität in der therapeutischen Begleitung machte?

Um es gleich vorwegzunehmen: Wege könne sehr beschwerlich sein. Sie führen oft nochmals durch Eckdaten der eigenen Biographie, selten des kollektiven Erbes hindurch, sind Prozesse von Reifung und Nachreifung. Immer tiefer muss losgelassen werden, um innerlich offen zu werden auf das Unfassbare hin. Im einen Wort «Ja», bei Sterbenden in einem letzten, alles umfassenden «Ja», ist wie der ganze Weg zusammengefasst. Spirituelle Erfahrung – bei Sterbenden im Sinn einer eigentlichen 'spirituellen Öffnung' [5] – ereignet sich häufig an diesem entscheidenden Punkt: Was 'ich' dachte, wo 'ich' auf Rechte, Verdienste pochte, überhaupt immer mehr von diesem Ich wurde losgelassen. Fixierungen und starre Gottesbilder sind einer schlichten Offenheit auf alles Künftige gewichen. Gott ist nicht mehr so oder anders, Gott IST.

Ein zweites: Spirituelle Erfahrungen können nicht geplant oder gemacht werden. Plötzlich – zugleich heiss ersehnt und doch unerwartet – sind sie da – und auch wieder weg. Bisweilen vergleichbar einem Wackelkontakt. Vom Inhalt her oft völlig anders, als man sich je hätte denken können, bisweilen vertraut vom Hören-sagen und doch erstmals körpernah erfahren. So fanden z.B. traumatisch verängstigte Menschen zu einem zärtlichen, mütterlich-väterlichen Gott. Von Leistungsdenken geprägte Manager tauchten ein in ein Sein jenseits von Raum und Zeit. Biographien mit Höchstleistungen im stillen Aushalten fanden zu einer endzeitlichen Würdigung.

Wie sich zurecht finden inmitten solcher Unberechenbarkeit therapeutisch-spiritueller Wege? Gibt es *Leit-Fragen* in der Suche nach dem, was heilt? *Grundnöte,* in denen Heilung bei uns allen ansteht? Die Theologen Lothar Lies und Silvia Hell [6] sprechen in ihrer soteriologischen Betrachtungsweise des Wunderwirkens Jesu von vier Grundnöten resp. Grundfragen des Menschen: Wer bin ich? Wer liebt mich? Wer macht mich frei? Wer macht mich heilig? Entlang dieser vier Grundfragen habe ich selbst begriffen, warum Menschen letztlich nur am Gegenüber 'Gott' zu ihrem Heil finden.

Wer bin ich? Stimmt es, dass wir erst von Gott her wirklich wissen, wer wir sind? Mehr noch, dass tiefe Identitätserfahrung zugleich Gotteserfahrung ist? Ein Beispiel:

> Herr Utzinger, ein Mittefünfziger, wird durch seine Krankheit jäh aus einer erfolgreichen Karriere gerissen. Er sei konfessionslos, enttäuscht von Gott, eigentlich Atheist. Meine Musik empfinde er als spirituell. Sie gehe gleichsam durch ihn hindurch, das tue gut. Im übrigen argumentiert er kurz und bündig, um gleich zum nächsten Thema überzugehen: Er schwitze mindestens ein Bett pro Tag durch, sei derart unruhig. Ob das normal sei, will er wissen. «Andere Patienten schwitzen, wenn sie Angst haben. Ich denke aber, Angst ist nicht ihr Problem?» «Nein», sagt er barsch. Ich wittere ein Machtproblem, ein dauerndes Abwürgen von Themen und Gefühlen und frage behutsam: «Sind sie konsterniert, weil jäh aus ihrem Leben herausgerissen? Ich wäre das in ihrer Situation.» Er nickt unwirsch. «Könnten sie sich vorstellen, dass sie mit dem Schicksal noch zuwenig abgerechnet haben?» – «Ja, das könnte sein.» Gespannte Atmosphäre. Er schwitzt. Mit viel Mut frage ich nochmals: «Empfinden sie nicht bisweilen einen Zorn gegen Gott?» «Doch, natürlich.» «Können sie diesen herauslassen?» «Ich sage jeweils: Gott, jetzt reicht's! Aber dann geschieht eh nichts.» Erneut fasse ich Mut: «Könnten sie sich vorstellen, dass ich ein freies Gebet formuliere und ihre 'Rechnung', ihre offenen Fragen, ihren Zorn, ihre Not vor Gott hinlege?» – «Nein.» Dennoch möchte Herr Utzinger, dass ich da bleibe. Eine Weile reden wir über dies und das. Plötzlich 'befiehlt' er: «Beten sie!» Hinter so viel Barschheit kommt mir Not mit seinen Gefühlen entgegen. Ich beginne: «Gott, wer oder was immer Du bist, hier liegt Herr Utzinger und leidet sehr…» «Sagen sie nicht 'Herr Utzinger', wenn sie beten, das klingt zu arrogant, ich bin ja ohnehin nur ein Wurm», fällt er mir ins Wort und weint jetzt lang und erschütternd. Mir fehlen vorerst Worte. Dann: «Für mich sind sie nicht einfach ein Wurm im Gegenüber Gottes. Darf ich beten: Hier liegt Hans-Rudolf?» – «Ja, versuchen sie's.» Während des Gebetes wird er andächtig. Kommentar: «Ja, Hans Rudolf, so stimmt es. Da ist weder Wurm noch Arroganz» … und weint noch immer.

Im Zwischen von Boss-Identität und Wurmgefühl hat Herr Utzinger zu seiner wahren Identität im Gegenüber Gottes gefunden. Er wurde zu einem andern Menschen: liebenswürdig, ausstrahlend, kein Schwitzen, keine Unruhe mehr. Viel schneller als erwartet ging es dem Tod entgegen. Noch in den letzten Atemzügen sagte er mir stammelnd, die 'Erfahrung' sei es gewesen ...

Wer liebt mich? Stimmt es, dass es so etwas wie eine Liebeserfahrung mit Gott gibt und dies letzt-rettend sein kann? Ist nachvollziehbar, dass in jeder radikalen Liebe zwischen Menschen ein Grösseres wirkmächtig ist, dass etwa die Kraft zum Durchstehen einer Krise oder die Herzensweite für echte Versöhnung ihrerseits 'geschenkt' sind und also nicht dem Besitz des Ichs entstammen?

Ich möchte dies an den dunklen Nächten unserer Patienten erläutern. Wie viele menschliche Liebeszeichen werden doch an Schwerkranke und Sterbende herangetragen! Sie sind wichtig. Und doch gibt es Nöte und Nächte, in denen kein menschliches Wort mehr erreicht, kein Trost mehr das Dunkel einer Verzweiflung erleuchtet. Was rettet hier? Als Umstehende müssen wir vorerst kapitulieren, uns unsere Ohnmacht eingestehen. Und doch durfte ich im Rahmen meines letzten Forschungsprojektes eine eigenartige Erfahrung machen, die mit einer letzten Liebe, einem letzten Nahe-Sein-im-Ausweglosen zu tun hat. Immer wieder ereignete sich, dass Patienten hinter Apparaturen und Verbänden oder im Dunkel einer endlosen Nacht verzweifelt ausharrten und mit ihnen jemand, der seinerseits aushielt in grösster Treue und Zuwendung. Manchmal bin ich es, die solche Stunden der Ohnmacht im Sinne eines existentiellen Mit-Seins [7] mit Patienten teilt, oft waren es ein Ehepartner, eine Tochter oder ein Sohn, die einfach da waren ohne mehr zu wissen, woher sie die Energie für alles hatten. Dann – irgendwann – geschah das Sonderbare: Plötzlich änderte sich das innere Erleben der Patienten: die liebe Stimme der Partnerin wurde zur Stimme der barmherzigen Mutter-Erde, die gespenstige Einsamkeit auf der Intensivstation wich einem Zusammenschwingen, einem Getragensein.

Das für mich eindrücklichste Beispiel war die Wirkung eines Cellospieles von einem hilflosen Ehemann. Täglich spielte er seiner Frau auf seinem Instrument, nicht etwa weil er besonders begabt gewesen wäre, sondern weil er in seiner Verzweiflung seine schwerkranke Frau dennoch erreichen wollte. Vor einem schwierigen Eingriff, als sie real alleine war, gottverlassen und in grosser Angst, hörte sie innerlich diese Melodie, dann aber plötzlich so, als wäre es Jesus selbst, der an ihrem Bett stünde und sie trösten würde.

Radikale Menschenliebe, die nicht aufgibt, sondern sich selbst hergibt, wird – so meine immer neue Erfahrung – irgendwann zur Erfahrung eines *grundsätzlichen Geliebtseins* und damit zur Gotteserfahrung. Für Patienten, die solches erfahren, ist es dann, als sei Gott / Christus selbst inmitten ihrer Not gegenwärtig, *ein «Gott Inmitten»:*

> «Er war da» – «Christus war da», sagen sie etwa. – «Es war Jesu Hand, die ich beruhigend hier am Hals spürte» formulierte eine alte Frau mitten in ihrer Atemnot. Nach dieser wunderbaren Erfahrung war die Angst weg und sie starb wenige Tage später in grossem Frieden den Erstickungstod.

Wer macht mich frei? Wer auf einer Palliativstation, einer Leukämie- und Onkologiestation, ja einer Intensivstation arbeitet, geht kaum davon aus, hier freien Menschen zu begegnen. Er findet Verzweifelte, in Apparaturen gefesselte, bisweilen teils gelähmte und zu den einfachsten Handlungen nicht mehr fähige oder schlicht zu müde Patienten vor. Und doch habe ich nirgends so viel an echter Freiheit erlebt wie genau hier. Menschen, die jenseits einer Schmerz- und Angstgrenze sind und eingewilligt haben in Leben und Sterben, in das, was jetzt ist, und die gerade so *mehr sind als nur Schmerz, mehr als nur Angst, nur Körper und Krankheit.* Genau jetzt sind sie gleichsam frei von sich selbst, ihrem Ego und Über-Ich.

> Herr Madlener, ein junger Leukämiepatient durfte solches im Anschluss an eine Klangreise erleben und umschrieb: «Ich bin todkrank und hundemüde und doch lebendiger denn je, als würde mein ganzer Leib pulsieren. Mein Herz ist identisch mit dem Herzen der Erde, alles ist wie eins. Meine müden Arme und Beine dürfen einfach sein. All die vielen Zwänge im Alltag, dass ich fit sein müsse, gut aussehen müsse, sind relativ geworden. Selbst mein Bedürfnis, Vater zu sein für meinen kleinen Sohn, ja meine Sorge um ihn ist nicht mehr erdrückend. – Natürlich wäre ich gerne Vater,» sagt er weinend. Und fährt erneut gelassen fort: «Aber vielleicht wird mir ja mein Sohn – gerade so – geschenkt. Oder die Energie, meine Vatertätigkeit wieder wahrzunehmen, wird mir geschenkt. Es ist seltsam: ich bin absolut frei. Frei über die Krankheit hinaus. Frei von Pflicht und Prestige, frei nur noch mich zu sein.» – Trotz Trauer hielt dieser Zustand über Tage an.

Ähnlich formulieren Menschen, die aus einem Koma erwachen. Sie erleben nicht selten gleichzeitig die Trauer, wieder leben zu müssen als auch die Freiheit, ganz sich selbst zu sein und nochmals von vorne zu beginnen. Es gibt ein

Freisein, das etwas anderes meint als die Freiheit zur Selbstbestimmung und freien Meinungsäusserung.

Wer macht mich heilig? Heil-Sein, Heilig-Sein sind bestenfalls Grenzzustände am Rande menschlichen Daseins, geschenkte Gnadenmomente. Doch bei Sterbenden werden solche Zustände nicht selten Realität. Ein wunderbares Strahlen überkommt sie und weicht der Angst oder dem Kampf, ein unbeschreibbarer Friede geht von ihnen aus und ergreift selbst die Umstehenden.

> Selbst ein Schwerbrecher, aus der Strafanstalt ins Spital verlegt, schien an der Ahnung eines letzten Verzeihens zur Ruhe zu finden. «Mord», flüsterte man mir zu, bevor man mich ins Zimmer dieses wie in einem Dauerschreck fixierten Mannes führte. Schweissgebadet und verstört vor Angst liegt er da, es ist, als könne er nicht sterben. Meinen Blick erträgt er nicht, er starrt in den Fernseher, der gar nicht läuft... «Auch für sie, Herr Ungerer, gibt es einen Weg zu sterben», sage ich nach einer Weile. Erschreckt schaut er mich erstmals an, dann gleich wieder weg. Auf Musik reagiert er gut. Das nächste Mal gehe ich zusammen mit seiner Schwester zum nunmehr verwirrten Patienten. «Herr Ungerer, ich bin Frau Renz, die Musiktherapeutin, und ihre Schwester Marianne ist auch da.» Keine Reaktion. Die Schwester ist enttäuscht. Nochmals versuche ich's: «Herr Ungerer, irgendwann und irgendwie ist auch für sie Frieden möglich.» «Mhhh» höre ich, dann folgt ein langes tiefes Ausatmen. Die Schwester begreift den Gnadencharakter der Stunde, weint, ergreift die Hand ihres Bruders und sagt: «Du bist immer noch unser Peter, geh heim.» Wenige Stunden danach stirbt er still.

3. Wirkungen und Inhalte spiritueller Erfahrungen – eine Übersicht

Ich möchte zum Schluss einige im Rahmen meines Projektes [vgl. 4] gesammelte *Erfahrungen* zusammenfassen.

Spiritualität ist ein energetisches Geschehen, spirituelle Erfahrung wirkt und bewirkt. Von 251 von mir betreuten Patienten hatten 135 eine oder mehrere spirituelle Erfahrungen. Und – was mich zugleich total überraschte und doch nicht – bei sämtlichen 135 Patienten veränderte sich das Erleben von Gegenwart, etwa von Raum- und Zeitgefühl, bisweilen aber auch von Schmerz- und Engegefühl. Bei rund der Hälfte der Patienten wurde über kürzer oder länger eine deutliche Schmerzlinderung vermerkt. Oder weniger körperliches Unwohlsein, weniger

Atemprobleme, was immer auch hiess: weniger Angst. Die Hälfte der Patienten fanden zu einer versöhnteren oder situationsgemässeren Beziehung zur Krankheit oder zu einer veränderten Beziehung zu Leben und Sterben. Ebenfalls rund die Hälfte der erfassten Patienten bekundeten eine veränderte Beziehung zu Gott. In eindrücklicher Zahl waren darunter auch sog. Ungläubige und erklärte Atheisten. Ob Menschen spirituelle Erfahrungen machten oder nicht, schien weniger von einer bestimmten Glaubenszugehörigkeit, Kirchennähe oder Meditationspraxis abzuhängen als vielmehr von einer letzten Offenheit – und vielleicht auch von einem Faktor 'unbekannt', den ich hier als Gnade begreife.

Welches waren denn die Inhalte spiritueller Erfahrungen? Was genau ist den Patienten in diesen begnadeten Stunden widerfahren? Was spürten, fühlten, hörten, sahen, ahnten sie innerlich? Wie umschrieben sie selbst das Namenlose? Trotz des je persönlichen, ja intimen Charakters einer spirituellen Erfahrung hörte ich immer deutlicher auch Gemeinsamkeiten heraus. Im Versuch einer Kategorisierung spreche ich in meiner Projektauswertung von *5 Erfahrungsweisen des Einen, Heiligen, Ganzen:*

Einheitserfahrung (41 Patienten) bestanden z.B. in einem neuartigen Gefühl von Körper, von Gegenwart, von Sein, Raum und Zeit. Erfahrungen von Eins-Sein, Teil-Sein, Sein schlechthin. (Vgl. Herr Madlener).

Von *Gegenübererfahrung* (44) spreche ich dort, wo ein Äusserstes, Numinoses, als solches oft gar nicht sichtbares und bisweilen gesichtsloses oder gewaltiges Gegenüber erfahren wurde. Gegenübererfahrungen sind meistens indirekt: weder sehen wir, noch begreifen wir ein Gegenüber, am ehesten noch hören wir – etwa im Traum – seine wirkmächtige Stimme. Doch an diesem Gegenüber werden wir selbst letztgültig die, die wir sind. An diesem Punkt einer äussersten Begegnung vernehmen wir Würdigung, Berufung oder den Ruf zur Umkehr. Und genau hier wird – wie bei Herrn Utzinger – Wurm-Identität zur würdigen, nam-haften Personalität.

Der mütterlich-väterliche Gott (34) ist die Erfahrung eines verkraftbareren, näher getretenen Gegenübers, das mütterliche oder väterliche Züge trägt. Hier ordne ich Erfahrungen ein, gewärmt, getragen, umhüllt oder beschützt zu sein. Erfahrungen von Mutterschoss oder einem gütigem Vatergesicht.

Der *Gott inmitten* (33) ist jene äusserste Erfahrung, von der ich bereits gesprochen habe. Ein Gott, der einsteigt in die tiefste Ohnmacht des Menschen. Oft Christus genannt.

Geist-Erfahrung (49) Eigentlich ist jede spirituelle Erfahrung Geisterfahrung. Im speziellen spreche ich von Geisterfahrung etwa dort, wo sich in einem Geistkampf plötzlich Sieg ereignet. Oder wo Geist als Innewohnender, Bewegender und Prozesse Vorantreibender wie von aussen spürbar wird. Geist ist auch dasjenige, das den Menschen über sich hinausreisst, ihn teilhaben lässt an den grossen Dimensionen Gottes. So sind Visionen Sterbender höchst eindrückliche Zeugnisse vom Wirken des göttlichen Geistes.

«Erfahrungen und Visionen» hiess es in meinem Titel. Ich schliesse mit der

> Endzeit-Vision einer 23-jährigen, vorerst nicht sonderlich frommen Frau, Daniela. Je näher der Tod kam, umso dichter, heiliger war die Atmosphäre. «Ich habe keine Angst vor dem Sterben, es darf sein», sagte Daniela. Später zeigt sie mir, an welcher Stelle der Wand sie bisweilen ein helles Licht sehe, dann wieder sehe sie nur die Postkarte ihrer Schwester, die dort hänge. Ich bin bewegt. Gemeinsames Schweigen. Dann plötzlich – ergriffen – die Worte: «Licht, schau, das Licht…» – Schweigen … dann eine Minute später: «Ich sehe wie es weitergeht mit der Welt… soooo schön» und sie taucht ab in einen komatösen Zustand.

Daniela konnte uns nicht mehr mitteilen, was genau sie sah, und dem ist wohl besser so. Doch die Kraft dieser Vision möchte ich über unsere schwierige Arbeit in spirituellen Grenzbereichen setzen. Wir brauchen *Visionen*, um nicht flügellahm zu werden. Visionen von letztem Heilsein, den Glauben, dass es mit der Welt weitergeht und die Hoffnung, dass alles menschliche Sehnen und Streben – aller Widerwärtigkeit zum Trotz – ein Ziel hat und von einem Faktor Unbekannt, sprich von Gottes Geist, dahin bewegt wird. Grundkraft aller Spiritualität!

Literatur

[1] Sudbrack J.: *Gottes Geist ist konkret.* Echter, Würzburg 1999

[2] Renz M.: *Spiritualität – wesentliche Dimension gelingender Psychotherapie.* In: L. Riedel (Hrsg.): *Couch oder Kirche.* Basler Psychotherapietage 2001. Perspectiva, Riehen 2001, S. 285–304.

[3] Renz M.: *Zwischen Urangst und Urvertrauen. Therapie früher Störungen über Musik-, Symbol- und spirituelle Erfahrungen.* Junfermann, Paderborn 1996.

[4] Renz M.: Grenzerfahrung Gott. Spirituelle Erfahrungen in Leid und Krankheit. Herder spectrum. Freiburg 2003.

[5] Renz M.: *Zeugnisse Sterbender. Todesnähe als Wandlung und letzte Reifung.* Junfermann, Paderborn 2000.

[6] Lies L., Hell S.: *Heilsmysterium.* Styria, Graz 1992.

[7] Benedetti, G.: *Psychotherapie als existentielle Herausforderung.* Vandenhoeck & Rupprecht, Göttingen 1992.

Kaspar Rhyner

Hellsichtigkeit einer Heilerin und schulmedizinisch dokumentierte Effekte ihrer Behandlung

Seit einigen Jahren behandelt eine wahrnehmungsbegabte Alternativ-Therapeutin im KSG, einer schulmedizinischen Institution, Patienten, die schulmedizinisch nicht mehr oder nur noch schwer behandelbar sind.

Anfänglich war uns die Denk- und Handlungsweise der Therapeutin bei Diagnose und Therapie äusserst fremd. Die Resultate waren aber häufig erstaunlich und uns völlig unverständlich. Durch beharrliches Hinschauen über mehrere Jahre, wurde Vieles verständlicher. Ich zeige einige Resultate dieser Arbeit. Ich kann Ihnen aber nur die Endresultate dieser Arbeitsweise vorführen. Eine Erklärung, wie die Ergebnisse zustande kommen, haben wir bisher nicht.

Wie geht die Therapeutin bei Diagnose und Therapie vor? Zuerst beobachtet sie ganz einfach den Patienten während ungefähr einer halben Stunde. Dann arbeitet sie manuell, indem sie die beobachteten Energiefluss-Linien nachzieht und vorhandene Blockaden löst. Oft wird Phytotherapie eingesetzt und die Patienten werden zu mehr Eigenwahrnehmung, zu mehr Körpergefühl und zu konstantem Körpertraining geführt. So wird der Patient aus der passiven Objekt-Situation herausgeholt. Er muss gegenüber seinen eigenen Empfindungen und Wahrnehmungen Verantwortung übernehmen. Er soll seine eigenen Ressourcen entdecken und Teil des ganzen Heilungsprozesses werden.

In einer einfachen klinischen Studie wurden am Kantonspital Glarus 87 Patienten schulmedizinisch und alternativ beurteilt, dokumentiert und anschliessend alternativ behandelt. Die erreichten Resultate wurden mit den vorgängigen schulmedizinischen Therapie-Resultaten verglichen. Die beobachteten Patienten litten meist an chronischen Erkrankungen, bei denen entweder schulmedizinisch keine schlüssige Diagnose gestellt werden konnte, oder über längere Zeit durchgeführte konservative Behandlungen unwirksam waren.

Nach der Behandlung wurden erneut die gebräuchlichen schulmedizinischen Untersuchungen und Patienten-Befragungen durchgeführt. Von den 87 versandten Fragebogen kamen 80 zurück. 74% (59 Patienten) gaben eine Verbesserung der Beschwerden an, bei 20% (16 Patienten) trat keine Veränderung ein und 6% (5 Patienten) gaben eine Verschlechterung des Befindens an. Von den 74% Gebesserten war 1/3 völlig geheilt, 1/3 deutlich und 1/3 leicht gebessert.

Die mittlere Beschwerdedauer vor der Therapie betrug fast 7 Jahre, die mittlere alternative Behandlungsdauer 16 Wochen, wobei im Mittel 20 Behandlungen durchgeführt wurden. Die Vorgehensweise der Therapeutin ist aber schlecht an statistischen Zahlen, sondern besser an Einzelpatienten mit konkreten Krankheitsbildern darstellbar.

Beim ersten Patienten handelte es sich um einen 53jährigen Arzt, der seit 15 Monaten unter einer konstanten und beeinträchtigenden Heiserkeit bei schulmedizinisch nachgewiesener Lähmung des rechten Stimmbandes litt. Logopädische Therapieversuche zeigten keinen Erfolg und man diskutierte schliesslich einen operativen Eingriff zur Straffung des rechten Stimmbandes. Vor diesem geplanten Eingriff kam der Patient in unsere Behandlung. In einer diagnostischen Sitzung beobachtete die Therapeutin den Patienten, zeichnete das Erkannte auf, und legte die Therapie fest.

Als Hauptbehandlungsbereiche wurden bei diesem Patienten der Rücken und die linke Schädelhälfte erkannt. Schon nach der ersten Behandlung änderte sich die Stimme, der Patient konnte einige Töne singen. Nach 3 Konsultationen waren 70–80% der Stimme wieder vorhanden und nach 15 Sitzungen war und blieb die Sprechstörung bis heute geheilt.

Beim zweiten Patienten handelte es sich um einen 48jährigen Lastwagenchauffeur, bei dem im August 1997 erstmals schwere und komplexe Herzrhythmusstörungen auftraten, die sich über die nächsten zwei Jahre anfallsweise wiederholten. Es kam dabei auch zu lebensbedrohlichen Kammertachykardien, die mittels kardialem Elektroschock behandelt werden mussten. Insgesamt wurde der Patient über zwei Jahre 27× hospitalisiert, 4× im Universitätsspital Zürich, 23× im Kantonsspital Glarus, und er verbrachte insgesamt 126 Tage im Spital. Er wurde wiederholt mit der Notfallambulanz geholt und per Helikopter ins Zentrum transportiert. Es wurden dabei sämtliche, der modernen Inneren Medizin zugänglichen Abklärungsmethoden angewandt und alle sinnvoll erscheinenden Medikamente ohne jeden Erfolg therapeutisch eingesetzt. Die medizinischen Kosten für diese Behandlungen betrugen zwischen 150'000 und 200'000 Fr.

Im Herbst 1999 diagnostizierte die Therapeutin eine ursächliche Mitbeteiligung von Glasfasern bei der unklaren Erkrankung. Wir erfuhren darauf von der Ehefrau des Patienten erstmals, dass der Patient in der Tat vor 20 Jahren eine schwere Allergie auf Glasfasern durchmachte und damals seinen Beruf als Isoleur aufgeben musste. Nach Behandlungsbeginn traten 2 weitere Anfälle auf, dann besserte sich der Zustand rasch und der Patient ist nun seit über vier Jahren wieder voll arbeitsfähig.

Der dritte Patient ist ein 60jähriger Betriebselektriker. Er litt seit 1997 zunehmend unter Schwindel und Gleichgewichtsstörungen. Im Universitätsspital Zürich wurde die Diagnose einer «bilateralen peripher-vestibulären Unterfunktion» sowie einer Polyneuropathie gestellt. Der Patient wurde wegen des Schwindels und der extremen Gangstörung arbeitsunfähig. Auch eine 6wöchige physio- und psychotherapeutische Behandlung in Valens, einer renommierten Rehabilitationsklinik, änderte den Verlauf nicht und der Patient wurde voll invalid. Nach zweijähriger Leidenszeit konnte mit nur 2 Behandlungen das groteske Gangbild zum Verschwinden gebracht und der Schwankschwindel weitgehend gebessert werden. Auch wenn der nun 61jährige Patient nach zweijähriger Invalidität nicht mehr an seinen Arbeitsplatz zurückkehren mag, geht es ihm heute unvergleichlich besser als vorher.

Der vierte und letzte Patient ist ein 41jähriger Bauer, bei dem 1994 eine passagere, über 3 Tage dauernde Hemiparese links (linksseitige Lähmung) auftrat, die bei uns schulmedizinisch als «Migraine accompagnée» gedeutet wurde. Der Patient war damals über eine Woche bei uns hospitalisiert. Fünf Jahre später, am 1. Oktober 1999, trat plötzlich eine bleibende Aphonie (Stimmverlust) auf, begleitet von einer zunehmenden Müdigkeit und wechselnden Gefühlsstörungen in der linken Hand.

Logopädische Therapieversuche führten zu keiner Lösung des Problems. Drei Monate später, vor Weihnachten 1999, wurde der Patient in der Nacht notfallmässig wegen eines erneuten linksseitigen, armbetonten Hemisyndroms (Halbseiten-Lähmung) bei uns hospitalisiert.

Anstelle einer geplanten Verlegung ins Universitätsspital Zürich, behandelte die Therapeutin den Patienten vor allem im Bereich der linken Lunge und hinter dem rechten Ohr. Die ca. einstündige, sehr schmerzhafte Therapie führte zu einem spontanen und vollständigen Rückgang der Lähmungserscheinungen und zu einer völligen Normalisierung der drei Monate alten Sprechstörung.

Gibt es eine Erklärung für die Heilungen?

Mit den Fallbeispielen und den Videoaufnahmen kann zweifelsfrei gezeigt werden, dass auch eine nach unseren schulmedizinischen Begriffen nicht-rationale Vorgehensweise durchaus Erfolge erzielen kann. Wie kommen diese Erfolge aber zustande? Es ist wohl legitim und es entspricht unserer angeborenen menschlichen und wissenschaftlichen Neugier zu fragen, wie eine so praktizierte Informationsbeschaffung und Handlungsweise funktioniert.

Einige, es sind sogar Viele, fragen sich aber gar nicht, denn sie weigern sich, überhaupt hinzuschauen, weil nicht sein kann, was nicht sein darf. Andere machen es sich insofern einfach, indem sie annehmen, es handle sich bei den so geheilten Patienten lediglich um hysterisch-psychopathische Personen, die durch Hokus-Pokus-Handlungen beeindruckt und geheilt würden. Für wieder andere ist entweder der Teufel oder Gott persönlich mit im Spiel. Meist wird aber, nach einem ersten Blick, die Sache baldmöglichst beiseite geschoben, weil nicht Erklärbares unser Weltbild empfindlich stört.

Für die Therapeutin selber ist weder Gott noch der Teufel mit im Spiel, sondern es handelt sich für sie um rein bio-physikalische Vorgänge, die sie aber weder gelernt noch erdacht hat, sondern die sie ganz einfach sieht. Sie beschreibt ihre Handlungs- und Behandlungsweise folgendermassen:

Durch Lichtabsorption und Lichtemission sowie durch andere energetische Vorgänge im Körper entstehen wichtige energetische Verbindungen zwischen den Körperorganen. Diese Verbindungen schaffen exakte, bei jedem Menschen, wie auch in jeder Biomasse, grundsätzlich gleiche Strukturen. Genau diese Strukturen, die für die Therapeutin optisch sichtbar in Erscheinung treten, werden nun mittels bestimmter, manueller Impulse aktiviert. Um weitere Genesungsschritte einzuleiten, werden dem Patienten durchblutungsfördernde Massnahmen wie Gymnastik, Bodybuilding oder Atemübungen verordnet. Durch Phytotherapie kann der Gesundungsprozess zusätzlich angeregt werden. Über solche Lernprozesse, durch die Gymnastik und über das bewusste Realisieren und Orten der eigenen Körperorgane erhöht sich die cerebrale Kapazität des Patienten. Durch Selbstbeobachtung und Selbsterfahrung findet er so einen besseren Zugang zu seinem eigenen Ich.

Ist aber diese Art Erkenntnisbeschaffung völlig individuell und damit nicht lehr- und lernbar? Oder hat eine solche Vorgehensweise doch auch ein allen Menschen gemeinsames und lernbares Grundmuster?

Der Familientherapeut Bert Hellinger beschreibt seine Vorgehensweise beim «phänomenologischen Erkennen» wie folgt: Dieser Erkenntnisweg ist, im Gegensatz zum analytischen Erkennen, nicht ein Weg der Konfrontation mit dem zu untersuchenden Ding oder Problem. Es ist nicht der Weg nach vorn. Es ist vielmehr ein Weg des Rückzugs. Anstatt dass die Hand nach dem zu Untersuchenden ausgreift, es festhält, zerteilt und analysiert, tritt der Untersucher erst einmal zwei Schritte zurück, vergisst alles Gelernte, enthält sich jeden Urteils, stellt selbst das Gefühl ab, darf nichts wollen und muss innerlich ganz leer werden.

Erst in dieser Situation kann Information vom zu untersuchenden Menschen oder Gegenstand in den Untersucher einströmen. Es kommt zu einer Musterbildung, die empfangen und bewusst gemacht werden kann. Solche Information ist aber immer bruchstückhaft und in der Regel beschränkt. Sie ist jedoch, wie wir an den Patienten-Beispielen gesehen haben, oft genügend für einen ersten und nächsten Schritt.

Ich komme auf die Frage zurück, dürfen oder sollen für alternative Wirkungsweisen wissenschaftliche Erklärungen gesucht werden? Wie wirkt Homöopathie? Auf welcher Basis heilt Osteopathie? Gibt es schon brauchbare Erklärungsversuche? Es wäre schön, wenn eines Tages mehr Licht in dieses Dunkel gebracht werden könnte.

Jakob Bösch und Anouk Claes

Spirituell Orientierte Therapie (SPOT) Neues Therapie-Konzept für Medizin und Psychotherapie

Gefühle als Quelle von Krankheit und Gesundung

Nach dem Krankheitsverständnis von SPOT entstehen die Krankheiten grundsätzlich im Seelisch-Geistigen und der Körper gehorcht einerseits den Anweisungen, die von dort bewusst oder meist unbewusst übermittelt werden und er will andererseits immer das beste für den Menschen. Der Körper spiegelt bewusste und unbewusste Seelenzustände, Überzeugungen, Denkstrukturen und gibt dem Menschen damit die Möglichkeit, diese zu erkennen, zu verändern oder aufzulösen. Krankheiten sind damit immer schon Selbstheilungs- oder Lösungsversuche für die Seele und den Geist. Der Körper bringe die Seele ins Sichtbare, hat Christian Morgenstern geschrieben und Rudolf Steiner meinte, wenn der Mensch nicht mehr weiter wisse, würden die Götter die Krankheit schicken. Nicht nur der Mensch als Ganzes hat ein Bewusstsein, auch der Körper, die Organe und sogar die Zellen und Zellstrukturen haben auf ihrer Ebene ein Bewusstsein und sind empfänglich für Botschaften jeglicher Art. Dies ist der tiefere Sinn von Krankheit. Das heisst, SPOT geht davon aus, dass unser Körper immer so reagiert, dass wir auf die Emotion wieder aufmerksam werden. Unser Körper hat also immer das Beste mit uns vor und möchte uns auf unserem Weg der geistigen Entwicklung helfen.

Nach der hellsichtigen Wahrnehmung von Anouk Claes hat jede Emotion ihren spezifischen, topografischen und alleinigen Ort im Körper. Bildlich gesprochen könnte man sagen, im Körper ist für jede Emotion ein bestimmter Sitz oder Platz reserviert. Diese Orte für eine bestimmte Emotion können von Person zu Person etwas verschieden sein, zeigen aber andererseits auch gewisse Übereinstimmungen. Es geht darum, die Orte, wo die Emotionen ihren spezifischen Sitz haben, bei sich und bei anderen Menschen immer besser zu erkennen. Je eindeutiger ein Gefühl oder eine Empfindung wahrgenommen werden kann, umso schneller und klarer kann bei sich und bei anderen die Lokalisation, die Ausdehnung, die Form und die Frequenz bestimmt werden. Bei fortgeschrittener hellsichtiger Wahrnehmung kann auch der Zeitpunkt der Entstehung eines

Gefühls, z.B. bei einer Traumatisierung erkannt werden. Es ist wichtig, dass nicht einfach mehr oder weniger dichte Energien wahrgenommen werden, sondern wirklich die spezifischen Gefühle, die damit verbunden sind. Das setzt voraus, dass man selber alle Gefühle auch bei sich vorfindet und erkennen kann. Der aktuelle Sitz der Emotion kann bei entsprechender Achtsamkeit von der Person selbst wie auch von Aussenstehenden relativ leicht wahrgenommen werden, z.B. mit den Händen durch Wärme-Differenz (Idealdistanz 20 cm vom Körper). In den Workshops schaffen es manche Übende ohne Vorerfahrung schon beim ersten Versuch. Diese Übungen werden idealerweise zu zweit durchgeführt, dabei können die Selbstwahrnehmung und die Fremdwahrnehmung als gegenseitige Kontrolle dienen. Die Verarbeitung einer Emotion kann umfassend nur an ihrem spezifischen, vorgesehenen Ort erfolgen. Jede negative Wertung und Verurteilung einer Emotion kann zu deren Verschiebung führen und den Zugang einschränken. Oft können diese Gefühle dann überhaupt bei sich nicht mehr wahrgenommen und erkannt werden, obwohl sie weiterhin vorhanden sind. Beispielsweise kann ein seelischer Schmerz, den man nicht wahrnehmen und nicht wahrhaben will, sich in die Schultern, die Arme oder Beine verschieben und macht dann dort oft als chronischer, psychosomatischer Schmerz auf sich aufmerksam. Mit Anleitung und gewisser Unterstützung schaffen es die meisten Menschen, den Schmerz wieder an die richtige Stelle zurück zu verschieben und die entsprechenden Gefühle wahrzunehmen, worauf nicht selten der «psychosomatische» Schmerz innert Sekunden oder Minuten verschwindet.

Ein neuer Umgang mit Gefühlen in der Therapie

Diese spezifische und eindeutige Wahrnehmung der Gefühle kann mit Hilfe des Körpers leichter gelingen. Oft sind unsere Gefühle in der Wahrnehmung gemischt; wir nehmen beispielsweise Angst, Wut und Schmerzen gleichzeitig wahr und wir lokalisieren sie auch nicht an besonderen Orten im Körper, sondern repräsentieren sie – verknüpft mit Gedanken – überwiegend in unserem Kopf. Dies erschwert die Verarbeitung, Auflösung oder Transformation. Wenn wir die Emotionen aber in möglichst reiner Form im Körper an ihrem angestammten Sitz wahrnehmen, gelingt es uns in der Regel leichter, sie getrennt je als Angst, Glück, Trauer, Wut oder Schmerz zu erkennen und dann werden sie uns leichter zugänglich und können sich auflösen oder verwandeln. Die getrennte Wahrnehmung der Gefühle ist deshalb bedeutungsvoll, weil in jedem Gefühl eine

Erkenntnis, man könnte sagen, eine göttliche Botschaft oder ein göttlicher Impuls enthalten ist. Diese Erkenntnis kann sich uns aber nur zeigen, wenn wir uns dem Gefühl ganz hingeben und jeden Widerstand dagegen loslassen. Es geht damit nicht um das Ausagieren des Gefühls, sondern eben um die Wahrnehmung möglichst ohne Widerstand, mit Achtsamkeit und wenn möglich mit einer gewissen Gelassenheit. Dieser Umgang ist uns in der Regel abhanden gekommen, da wir den Sinn von Schmerz und Trauer nicht mehr erkennen und andere Gefühle wie Eifersucht oder Neid verurteilen und gar nicht zulassen. Wie die Tiefenpsychologie weiss, werden diese Gefühle im Körper aufbewahrt und manchmal über Jahrzehnte konserviert. Oft führen sie nicht nur zu Schmerz sondern auch zu Krankheiten. Oder anders gesagt, verschobene und verdrängte Gefühle können oft nur noch als Schmerz bis in unser Bewusstsein vordringen und so auf sich aufmerksam machen. Unser Körper hat dabei immer das Beste mit uns vor und möchte uns auf unserem Weg der geistigen Entwicklung helfen. Dies ist der tiefere Sinn von Krankheit. Das heisst, SPOT geht davon aus, dass unser Körper immer so reagiert, dass wir auf die Emotion wieder aufmerksam werden und die darin enthaltene göttliche Botschaft für unseren Erkenntniszuwachs nutzen können. Wie im ersten Abschnitt schon erwähnt, zielen die heilsamen Erkenntnisse immer auf eine grössere Bewusstheit von sich selbst, auf ein mehr Zu-sich-Kommen und mehr sich selber sein und damit auch eine Versöhnung mit sich, der Umwelt, dem Kosmos und Gott.

Selbst-Akzeptanz als Basis für Heilung

Es ist eine bekannte menschliche Tendenz die Gründe für unsere unangenehmen Gefühle ausserhalb von uns zu suchen. Wir schieben unseren Mitmenschen und der Umwelt die Ursache für unsere Schmerzen zu und verdrängen sie in der Regel gleichzeitig. Damit werden die Schmerzen und anderen unangenehmen Gefühle erst richtig fixiert und können sich über Jahrzehnte unverändert halten. Erst die Übernahme der vollen Verantwortung für alles, was wir fühlen, und volles Akzeptieren ermöglicht die Transformation. Wir erkennen, wie unser Wollen, unsere Wünsche und Begierden uns die meisten dieser Schmerzen verursachen und verursacht haben, wie dies Buddha schon gelehrt hat. Dies führt häufig dazu, dann unsere Wünsche und Begierden abzulehnen, was eine neue Unversöhnlichkeit begründet, die besonders folgenreich ist, weil sie uns selbst betrifft. Der Weg der Versöhnung führt über das Akzeptieren auch derjenigen

Wesenszüge von uns, die uns Schmerzen und anderes Ungemach bereiten. Nichts bei sich selbst und anderen zu verurteilen; über nichts überhaupt zu urteilen, ist ein anspruchsvoller aber nicht unmöglicher Weg, der zur Leichtigkeit, Zufriedenheit und Zuversicht führt. So wird von SPOT auch der biblische Satz verstanden: «Richtet nicht, damit ihr nicht gerichtet werdet». Nicht irgend eine höhere Instanz will uns richten, sondern wir selber geraten ins Feld des Urteilens und Verurteilens, wenn wir diese nur scheinbar erfolgreiche Verteidigungsstrategie des Egos zulassen.

Gelungene Versöhnung heisst in unserem Mittelpunkt zu sein, bedeutet im Idealfall, mit allem und jedem versöhnt zu sein. Versöhnt mit uns selbst und allen unseren Gefühlen, Schmerzen und Krankheiten. Versöhnt aber auch mit den Gefühlen, Schmerzen und Krankheiten der anderen, insbesondere unserer Patienten. Es ist oft schwer, die Not, die Schmerzen und Krankheiten der Hilfe Suchenden oder von uns nahe stehenden Menschen ruhig auszuhalten. Wenn wir sie nicht aushalten und abwehren, verlieren wir unsere Mitte und sofort nimmt die Wirkung unserer Hilfe ab. Wir können eher in unserer Mitte bleiben, wenn wir die Zuversicht und das Vertrauen haben, dass der Kosmos geordnet, gütig und liebevoll ist und dass kein Mensch und keine Seele verloren geht.

Die obigen Ziele und Wege werden auch von verschiedenen Psychotherapie-Richtungen vertreten und unterstützt. In einer konventionellen Psychotherapie braucht es in der Regel aber Monate und Jahre, bis gewisse verdrängte und verborgene Gefühle erkannt werden. Der hellsichtige Zugang in SPOT, bei dem die Gefühle unmittelbar gesehen werden, ermöglicht das Erkennen solcher Emotionen, die überdeckt oder in Schmerzen «verwandelt» sind, meist innerhalb einer Konsultation, was die Therapie wesentlich schneller voranbringt. Die Arbeit der Versöhnung allerdings bleibt niemandem als eigene Anstrengung erspart und wird idealerweise als Weg des geistigen Wachstums angenommen und begrüsst. Diese Arbeit kann auch nicht von einer besonders heilbegabten oder hellsichtigen Person für irgendeinen anderen Menschen erledigt werden. Diese Versöhnungsarbeit ist ein Kernstück von SPOT. Die Wege, die dabei gegangen werden, sind vielfältig und individuell sehr verschieden.

Versöhnung Schritt für Schritt

Colin C. Tipping [1] hat einen dieser möglichen Wege ausführlich als Übung dargestellt, die für sich allein, mit einem involvierten Partner, in der Gruppe oder von Therapierenden angeleitet ausgeführt werden kann. Wesentliche Schritte werden im Folgenden dargestellt:

Das Ereignis, das mit den schmerzlichen Gefühlen verbunden ist, wird vergegenwärtigt und nach Möglichkeit geschildert. Alle Gefühle, die bei sich selbst festgestellt werden können, werden zugelassen und im Moment gefühlt. Dabei werden auch die inneren oder äusseren Schuldzuschreibungen an beteiligte Personen nicht ausgespart und keinesfalls in Frage gestellt, sofern sie in sich erkannt werden können. Schuldzuschreibungen sollen erkannt, keinesfalls unterdrückt werden. Durch das Sich-Vergegenwärtigen der Schuldzuschreibung sollte es möglich werden, diese Gedanken von den begleitenden Gefühlen zu trennen. Dieser Vorgang ist sehr zentral, um nicht die Gefühle wieder durch Gedankenverbindungen zu fixieren. Im leichteren Fall gibt es keine Schuldzuschreibung und die einbezogene Person wird nur als Auslöser nicht als Verursacher erkannt. Versöhnung mit sich selbst bedeutet, wirklich alles bei sich zu akzeptieren ohne zu urteilen, auch wenn es als Schmerzauslöser bei sich selber und anderen in Erscheinung tritt, im Vertrauen darauf, dass das Bewusstwerden alles heilen kann: «Ich bin mir bewusst, dass meine Gefühle so sind wie sie sind; niemand kann sie mir verordnen, auch ich selber nicht. Meine Gefühle reflektieren, wie ich die Situation sehe und erlebe. Ich akzeptiere, dass meine Seele diese Situation herbeigeführt hat, damit ich lernen und wachsen kann. Möglicherweise erkenne ich sich wiederholende Muster, da das Leben mir immer neue Gelegenheiten gibt, mich zu heilen. Vielleicht kann ich ein Gefühl von Dankbarkeit empfinden für meine manchmal schmerzvollen Erfahrungen, dir mir alle für mein Wachstum wichtigen Erfahrungen vermitteln.»

> Mein Unwohlsein oder meine Schmerzen sehe ich als Signal, das mich darauf aufmerksam macht, dass ich mir selber und den Menschen um mich herum Liebe und Energie dadurch entziehe, dass ich mit Erwartungen, Urteilen und Verurteilungen mein Leben lebe. Als nächsten Schritt mache ich mir deshalb meine Erwartungen und Verurteilungen bewusst. Ich mache mir klar, in Bezug auf welche Menschen ich welche Urteile und Erwartungen habe.

Die scheinbaren Verletzungen von anderen Menschen können wir also erkennen als Spiegel unserer eigenen Seele, als Hinweis auf unsere verdrängten und unterdrückten Gefühle, Wünsche und Erwartungen. Eine therapeutische Begegnung unterscheidet sich nicht grundsätzlich von irgend einer anderen zwischenmenschlichen Begegnung, mit der Ausnahme, dass die Therapierenden idealerweise in ihrer Einsicht und Lebenserfahrung den Ratsuchenden voraus sind. In jeder Beziehung können damit zwei Aspekte unterschieden werden. Dort, wo die Liebe fliessen kann, darf angenommen werden, dass beide bzw. alle Beteiligten gegenwärtig heil und versöhnt sind. Spannungen, Verletzungen, Ärger sind ein Hinweis, dass gegenseitig unerlöste und unversöhnte Anteile aktiviert werden. Jede schmerzhafte oder enttäuschende Begegnung ist in dem Sinne ein Aufruf, sich mit gewissen Seiten von sich selbst zu versöhnen, sie heilen zu lassen und zu lieben.

Jede Begegnung macht mich auf diese Weise auf meine falschen Wahrnehmungen aufmerksam. Wenn ich mich mit diesen Menschen, die mich scheinbar verletzt haben, wirklich versöhne, heile ich im Grunde genommen nur mich selbst. Deshalb brauche ich auch in keinem Falle zu beurteilen, ob das, was eine andere Person tut oder nicht tut, so genannt «richtig» oder «falsch» ist. Deshalb sagt Chuck Spezzano zu Recht, wenn man glaube, man sei von jemandem verletzt worden, solle man sich entschuldigen, wie wenn man selber die Ursache der Verletzung wäre [2]. Wer mit diesem Denken schon etwas vertraut ist, wird sagen, dass tatsächlich nicht der andere, sondern man tatsächlich letztlich selbst die Ursache der Verletzung ist. Ist man in dieser Anschauung gefestigt, wird auch jedes Bedürfnis, recht zu haben, dahinfallen. Damit kann jede Situation als perfekt, als vollkommen für das eigenen Wachstum gesehen werden. Vermutlich ist auch so die neutestamentliche Aussage zu verstehen, in der Jesus seinen Schülern sagt, sie sollten vollkommen sein, so wie ihr himmlischer Vater vollkommen sei. Wenn wir die Situation als vollkommen erkennen können, dann ist sie nichts anderes als vollkommen. So wie ich die Situation für mich als vollkommen sehen kann, darf ich aber auch darauf vertrauen, dass sie für die mir begegnenden Menschen vollkommen ist, das heisst, perfekt gestaltet für die eigene Heilung.

Aus dieser Erkenntnis heraus wird man nicht nur die anderen Menschen nicht verurteilen wegen so genannter Verletzungen, sondern das Bedürfnis haben, ihnen dafür zu danken, dass sie bereit sind, sich für unseren Erkenntnis-Fortschritt, für unsere Heilung zur Verfügung zu stellen. Und in Demut mag man bereit sein, für den Erkenntniss-Fortschritt der anderen ebenfalls zur Verfügung zu stehen. Der soeben beschriebene Prozess der Erkenntnis und Vergegenwärtigung mag schnell geschehen oder auch viel Zeit und wiederholte Anläufe benötigen. Es geht darum, immer wieder zu prüfen, ob die Gefühle noch vorhanden sind, sich ihnen immer wieder zu öffnen, bis man sie gehen lassen und damit einen Versöhnungsschritt mit sich selbst machen kann. Dieser Versöhnungsschritt beinhaltet vor allem das Aufgeben der Opferrolle, die man wahrscheinlich über Jahre oder Jahrzehnte innegehabt hat. Neu formuliert ist es nicht mehr eine Opfer-Geschichte, sondern, wie erwähnt, die Situation der Vollkommenheit des eigenen Lebens.

Selbstverständnis der Therapierenden aus spiritueller Sicht

Manche Therapierende wundern sich, wenn ihnen gesagt wird, dass sie zu allererst und als wichtigste Aufgabe dafür sorgen müssen, dass es ihnen selber in der Therapie gut geht. Dies bleibt aber die allerwichtigste Aufgabe für alle, die in irgendeiner Art therapeutisch tätig sind. Es geht uns gut, wenn wir in unsrer Mitte sind. Und in diesem Zustand haben wir die beste therapeutische Wirkung. Alles was wir in der Therapie sagen und tun, kann wichtig und heilend sein. Aber was wir sind und denken, wird eine unmittelbare, noch stärkere, wenn auch oft unbewusste Wirkung entfachen. Eindrücklich sind in diesem Zusammenhang die Experimente des Hirnforschers Günter Haffelder. Er hat nachgewiesen, dass man bei Versuchskindern bereits Lernblockaden in den Hirnströmen nachweisen kann, wenn ein Lehrer mit der Überzeugung den Raum betritt, es handle sich um ein lernbehindertes Kind; noch bevor dieser Lehrer auch nur ein Wort gesprochen hat [3].

Es geht uns gut, wenn wir mit der göttlichen Kraft in unserem Herzen verbunden sind. Mit dieser Kraft sind wir am stärksten verbunden, wenn wir uns im inneren Gleichgewicht halten und wenn wir Zuversicht, Heiterkeit und Liebe ausstrahlen. Sobald wir uns einem Klienten gegenüber hilflos fühlen, wenn wir uns ärgern, wenn uns eine Hilfe suchende Person unsympathisch ist, nimmt die therapeutische Wirkung ab. Das gleiche gilt, wenn wir eine Hilfe suchende Person beurteilen. Deshalb heißt es zu Recht: *«Was du beurteilst, kannst du nicht heilen. Was du heilen willst, solltest du nicht beurteilen».* Als Therapierende mit spiritueller Orientierung sind wir uns bewusst, dass wir mit unserm Dasein die göttliche Gegenwart verkörpern. Diese göttliche Gegenwart realisiert sich auf der Herzebene. Und wenn wir mit unserer Aufmerksamkeit in unserem energetischen Mittelpunkt sind, der sich etwa auf Herzhöhe befindet, fließt die Kraft in uns am stärksten und kann auch am stärksten auf andere wirken und wir kommen nicht auf den Gedanken, zu (ver-)urteilen. In der Therapie in erster Linie für das eigene Wohlergehen zu sorgen, hat also gar nichts mit Egoismus zu tun, solange wir uns unserer göttlichen Natur bewusst sind. Dieses göttliche Bewusstsein ist mit grenzenlosem Mitgefühl verbunden, hat aber nichts mit Mitleid zu tun.

Der Weg zum Mitgefühl geht über das gründliche Kennen lernen aller unserer eigenen Gefühle, insbesondere der so genannt schwierigen Emotionen. Therapierende, die Wut, Angst, Neid oder Eifersucht nicht kennen, sind in ihrer Wirkung unvollständig und ihr Mitgefühl wird begrenzt bleiben. In dem von der Psychologie-Professorin Helen Schucman an der Columbia Medical School in New York gechannelten Werk «Ein Kurs in Wundern» heisst es darum zu Recht: *«Ein einziger gänzlich egoloser Therapeut könnte die Welt heilen; ohne ein Wort zu sagen, nur durch sein Dasein»* [4]. Natürlich wird es niemandem gelingen, gänzlich egolos in dieser Welt zu leben; doch ist eine Richtung angedeutet, in der sich Therapierende entwickeln können, um ihre Heilkraft immer voller zur Geltung zu bringen. Mit «egolosem» Sein streben wir danach, die Welt der Gegensätze in unserem Fühlen und Wollen immer mehr zu verlassen.

Führende Quantenphysiker und Quantenchemiker betonen, dass wir ein sinnvolles Verständnis der Natur und des Kosmos nur noch erreichen können, wenn wir eine innere, einheitliche und transzendente Wirklichkeit annehmen, die allen sichtbaren Erscheinungen zu Grunde liegt. Hinter der Welt des Sichtbaren erkennen wir den tieferen Grund unseres Seins, in dem alle Polarität ausgeglichen und alles Getrennte verbunden ist. In unserem alltäglichen Leben identifizieren wir uns zunächst mit einem Ich, das die Welt der Gegensätze und des Getrennten für die volle Wirklichkeit nimmt. Damit verbunden ist ein urteilendes, polarisierendes und begrenztes Denken, das uns besonders anfällig macht für negative Erfahrungen und Gedanken. Dieses Denken ist verstandesbetont. Wenn wir unser Zentrum im Herzen haben, können wir stärker Verbundensein und Einheit spüren, ohne die Verbindung mit der Erde zu verlieren. Unser Bewusstsein bewegt sich in einem höheren Schwingungszustand. Damit haben wir die Chance, die scheinbaren Gegensätze des alltäglichen Lebens auszugleichen. Gegensätze wie Täter und Opfer gibt es nicht mehr. Wir können als höchste Wahrheit erkennen, *dass uns nie irgend jemand irgend etwas angetan hat, das wir nicht selber veranlasst haben.* Damit beginnt die praktische Arbeit, unsere Feindbilder eines nach dem anderen loszulassen. Mit dieser Erkenntnis können wir unseren Klienten, die sich sehr oft als Opfer fühlen, in der Versöhnung vorausgehen und uns innerlich mit deren scheinbaren Feinden versöhnen. Das ist machtvolle Versöhnungsarbeit, ohne dass wir von den Klienten irgendetwas verlangen.

Was weiter oben als für alle menschlichen Begegnungen gültige Regel dargestellt wurde, nämlich dass jeder Mensch uns spiegelt und zu unserer Heilung beitragen kann, gilt in besonderem Masse für die Therapiesituation. Deshalb heisst es in «Ein Kurs in Wundern» auch schlicht und einfach: «Jeder Patient kommt zu deiner Heilung».

Gefühle als göttliche Impulse sehen

Gefühle sind ein essenzieller Teil unserer Existenz. Wir unterteilen sie häufig in so genannt positive und so genannt negative. Besser als von negativen, sprechen wir von schwierigen Emotionen; negativ sind sie eigentlich nicht. Auch die schwierigen Emotionen sind eine wichtige Hilfe in unserer irdischen Existenz. Sie helfen uns, uns in dieser Welt zurecht zu finden und unterstützen uns in unserem spirituellen Wachstum. Alle Gefühle können als intuitive Impulse für unsere geistige Entwicklung gesehen werden. Es geht darum, sich zuerst mit allen Emotionen und Wahrnehmungen in unserem Körper vertraut zu machen. Das bedeutet, vorurteilsloses Annehmen aller Empfindungen und Gefühle. Je eher das bei uns selber gelingt, um so eher werden wir unseren Klientinnen und Klienten dabei helfen können. Eindrücklich heisst es bei Silvia Wallimann [5]:

> Jeder Gedanke beinhaltet ein Gefühl, und je intensiver das Gefühl in dir zum Ausdruck kommt, umso höher schwingt der Gedanke in seiner Frequenz. Das Gefühl in den Gedanken bereitet den Weg ins Universum. Je rationaler und logischer du denkst, umso mehr verschliesst du dir diesen Weg. Das Gefühl ist die göttliche Aktivität in deinem Dasein. Vertraue immer darauf, dass der erste Gedankenimpuls der Fingerzeig deines Gott-Selbst ist, und erlaube deinem Verstand nicht mehr, solche Prozesse zu stören.

Die Begrenzungen unseres gegenwärtigen Bewusstseins überwinden

Wir sind Bewusstsein und als solches existieren wir im ganzen Kosmos und gleichzeitig auf allen Ebenen. Der Teil unseres Bewusstseins, der unsere Wahrnehmung auf unsere äußere Welt der Erscheinungen begrenzt, ist auf diese Begrenzungen programmiert. Es gilt, sich immer und immer wieder bewusst zu machen, dass wir eigentlich unbegrenzt sind und nur durch unser Denken uns selber begrenzen. Die unsichtbaren Welten waren immer bei uns, sind bei uns und werden immer bei uns sein. Je mehr Vertrauen in die ständige Verbundenheit mit den unsichtbaren Welten wir in unseren Herzen entwickeln, desto leichter können sich Intuition und Hellfühlen entwickeln. Unser kleines ängstliches Ich jedoch widersetzt sich der Auflösung der Bewusstseinsgrenzen. Für die Entwicklung einer bewussten und kontrollierten Intuition und Hellsichtigkeit ist regelmäßiges Üben unverzichtbar, am besten unter der Anleitung einer erfahrenen, hellsichtigen Person.

Neuorientierung in der Medizin

Im Jahre 1969 sagte der oberste beamtete Arzt der USA, der Surgeon General James Stewart, vor dem amerikanischen Kongress, das Buch der Infektionskrankheiten könne in absehbarer Zeit geschlossen werden, weil die wichtigen Infektionen bald alle ausgerottet seien. In der Medizin war man damals allgemein überzeugt, dass wir mithilfe von Antibiotika und Impfungen sowie mit dem Einsatz von Pestiziden bald alle Infektionserreger besiegt hätten. Unserem damaligen Denken entsprechend wählten wir Ausdrücke, die der Kriegsführung entlehnt waren. Wir betrachteten die Infektionen wie alle Krankheiten als unsere großen Feinde, die es mit allen Mitteln zu bekämpfen gälte und wir waren uns des Sieges sicher. Wenige Jahre vor der Aussage von James Stewart hatte der Südafrikaner Christian Barnard die erste Herzverpflanzung am Menschen erfolgreich durchgeführt und wurde in der ganzen Welt enthusiastisch gefeiert. Die Zeichen der Zeit deuteten auf vollständige Beherrschung der Natur und der Krankheiten hin zum Wohle der Menschen.

Wir wissen heute, dass wir damals mit unseren optimistischen und hochfliegenden Absichten und Prognosen vollständig daneben lagen. Allein die Zahl der Malariakranken wird heute auf eine halbe Milliarde geschätzt (350 bis 650 Millionen), von den anderen alten, wieder auferstandenen Infektionen wie Tuberkulose usw. und den neuen wie AIDS, SARS und vielen anderen gar nicht zu reden. Die Fehleinschätzung von damals ist zwar erkannt, wird aber kaum reflektiert. So kommt es, dass die Medizin mit den alten Überlegungen und Zielen einen vergeblichen Kampf weiterkämpft, als würden wir nicht bemerken, dass wir dabei die Ressourcen von uns und unseren Kindern vergeuden. Die Zeichen unserer Zeit sind die erstickende Erde, die sterbende Natur, die sich mehrenden Katastrophen und die zunehmenden Krankheiten des Körpers und der Seele. Diese Zeichen prägen mehr und mehr das Bewusstsein in unserer Gesellschaft und führen zu Resignation oder gar Verzweiflung, wie es ein Zitat aus einem im April 2005 publizierten Interview des Kunstsammlers und Milliardärs Ernst Beyeler illustriert: «Ich setze mich gegen den Klimawandel ein. Ich gebe mich allerdings nicht der Illusion hin, dass ich etwas verändern könnte. Es ist alles ein sinnloses Bemühen. Wenn man das ganze Ausmass der Katastrophe erkennt, könnte man sich gleich erschiessen.»

Der Kontrast zwischen dem Optimismus und den hochfliegenden Plänen im letzten Jahrhundert und dem jetzigen gesundheitlichen, ökonomischen und ökologischen Zustand auf unserer Erde könnte kaum grösser sein und es gehört zu den dringendsten Aufgaben unserer Zeit, die Denkfehler zu erkennen, die zu dieser Entwicklung geführt haben. Eine Arbeit, die noch kaum begonnen wurde. Schon im letzten Jahrhundert, zu der Zeit als James Stewart seine Bemerkungen im amerikanischen Kongress machte, gab es ganz andere Stimmen von tief blickenden Menschen, die das Aussichtslose der damaligen Bemühungen und Überzeugungen schon zu jenem Zeitpunkt klar erkannten. Der amerikanische Geistheiler Joel S. Goldsmith beispielsweise sagte zu jener Zeit: «An und für sich hat ein Problem keine Macht; indem man ihm aber Macht beimisst, reagiert man so, als hätte es diese Macht. Sowie man der Versuchung erliegt, eine Person, eine Sünde oder eine Krankheit zu bekämpfen, wird man in einen Kampf verwickelt, der einen am Ende selbst vernichtet» [6]. Mehr und mehr Menschen können diese Wahrheit erkennen. Und viele fragen sich, was denn die neuen Ziele in der Medizin sein könnten, wenn nicht, die Krankheiten auszurotten. Eine Antwort finden wir, wenn wir uns auf die Jahrtausende alten Traditionen besinnen, die uns bis zur Schwelle der Neuzeit andere Antworten gaben auf die Frage nach dem Wesen der Krankheiten. Allerdings können wir diese Antworten nur verstehen und akzeptieren, wenn wir davon abkommen, den Menschen als zufällig entstandenes, materielles Produkt der Evolution zu sehen. Wie im letzten Abschnitt zusammenfassend dargestellt galt für die meisten alten Traditionen der ganze Kosmos mit allem, was darin enthalten ist, als geistig, so wie es glücklicherweise auch manche Vertreter der modernen Physik sehen, wie unten ausgeführt.

Das heißt, das Bewusstsein bildet die Grundlage auch der materiellen Welt. Im Bewusstsein ist aber alles mit allem verknüpft und eben bewusst und es gibt damit keine blinden Zufälle. Eine Ansicht, die wir lange als magisches Denken verworfen haben. Wenn die Menschen nicht aus blindem Zufall erkranken, muss in den Krankheiten ein Sinn, ein Ziel oder eine Absicht enthalten sein, die erkannt werden kann.

Nicht-Lokalität in Quantenphysik und Medizin

In der Physik sind das Einstein-Podolski-Rosen (EPR) Paradox, die Nullpunkt- oder Vakuum-Energie, der Tunneleffekt und die Quanten-Teleportation als wissenschaftliche Phänomene anerkannt und machen eine irgendwie «bewusste» Quantenwelt unleugbar. Dass diese Wirklichkeit auch in der Makrowelt gilt, bezeugt der berühmte Physiker und Nobelpreisträger John A. Wheeler: «Viele Physiker hofften..., dass die Welt in gewissem Sinne doch klassisch sei – jedenfalls frei von Kuriositäten wie grossen Objekten an zwei Orten zugleich. Doch solche Hoffnungen wurden durch eine Serie neuer Experimente zunichte gemacht» [7].

In Bezug auf nicht-lokale Wirksamkeit – oder in klassischen Begriffen angenähert ausgedrückt: Wirkung auf Entfernung – ist das EPR-Paradox, auch Spinverschränkung genannt, von besonderer Bedeutung. Es besagt, dass zwei Photonen aus gemeinsamer Quelle, die in entgegengesetzte Richtungen unterwegs sind, miteinander verschränkt bleiben. Wird am einen Photon eine Messung vorgenommen, z. B. durch ein Prisma die Polarisationsrichtung festgelegt, dann richtet das zweite Photon in beliebiger Entfernung, möglicherweise Galaxien entfernt, ohne Zeitverlust seine Polarisation komplementär darauf aus. Dieses zuerst theoretisch postulierte Phänomen ist experimentell bestätigt worden. Der Vorgang soll in der zukünftigen Datensicherung Anwendung finden. Damit hält ein nicht-lokales Quantenphänomen in unsere makroskopische Informationstechnologie Einzug.

Solche in den physikalischen Experimenten nachweisbaren nicht-lokalen Wirkungen entsprechen damit verblüffend den in Gebets- und Fernheilstudien erzielten Resultaten und führen zu den Überlegungen zum nicht-lokalen Bewusstsein, dessen Berücksichtigung auch in der Medizin gefordert wird [8].

Universitäre Forschungsteams haben sowohl die Maschinenbeeinflussung durch menschliche, ausschliesslich geistige Einwirkung wie auch den umgekehrten Prozess, die Fernwahrnehmung in zahlreichen Studien untersucht und bestätigt. Die Wissenschaft ist damit am Punkt angekommen, wo Physiker und Mediziner miteinander ins Gespräch kommen, weil beide dem Phänomen der Nicht-Lokalität (= Unabhängigkeit von Raum und Zeit) das heisst nicht-lokalen Wirkungen begegnen. Beide begegnen auch der Interaktion von Bewusstsein und Materie. Einer der auf diesem Gebiet führenden Forscher, der Physiker Robert Jahn kommt zum Schluss, dass wenn zwischen menschlichem Bewusstsein und der physikalischen Umgebung in beide Richtungen Wirkungen und Informationen ausgetauscht werden, man eine Resonanz oder «molekulare Bindungsmöglichkeit» auch für das Bewusstsein annehmen muss. Dem Bewusstsein müssten ebenso die bekannten Quanten-Eigenschaften zugesprochen werden [9]. Demnach macht es keinen Sinn mehr, Begriffe wie Information oder Resonanz entweder der physischen Umwelt oder dem Bewusstsein zuzuordnen oder physische von geistigen Wirkungen abzugrenzen. Eindrückliche Formulierungen stammen vom Quantenphysiker David Bohm, Schüler und Freund von Albert Einstein: «Die Ergebnisse der modernen Naturwissenschaften ergeben nur noch einen Sinn, wenn wir eine innere, einheitliche, transzendente Wirklichkeit annehmen, die allen äusseren Daten und Fakten zugrunde liegt. Das Bewusstsein der Menschheit ganz in der Tiefe ist eins». Auch der Kernphysiker und Molekularbiologe Jeremy Hayward formuliert: «Manche durchaus noch der wissenschaftlichen Hauptströmung angehörende Wissenschaftler scheuen sich nicht mehr, offen zu sagen, dass Bewusstsein/Gewahrsein neben Raum, Zeit, Materie und Energie eines der Grundelemente der Welt sein könnte (vielleicht sogar grundlegender als Raum und Zeit). Es war vielleicht ein Fehler, den Geist aus der Natur zu verbannen» [10]. Es wird sogar in Frage gestellt, dass Materie überhaupt ein Grundelement des Universums ist. Der Physiker und Philosoph Ervin Laszlo führt aus, dass «ein nichtmaterielles Energiemeer den kosmischen Raum erfüllt» [11]. Für Medizin und Psychiatrie von Bedeutung sind die von verschiedenen physikalischen Strömungen bezeugten distanz- und zeitunabhängigen Wirkungen und die Untrennbarkeit von Bewusstsein und Umgebung bzw. von Geist und Materie. Damit ist eine theoretische Grundlage gelegt für geistiges Heilen, eingeschlossen Fern- und Gebetsheilen ebenso wie für die Phänomene Telepathie und Fernwahrnehmung.

Spirituell Orientierte Therapie (SPOT), Einsichten und Überzeugungen

Nach SPOT besteht der übergeordnete Sinn des Lebens in der Erweiterung von Selbsterkenntnis und spiritueller Entwicklung, die schliesslich die bedingungslose Liebe für alles im Kosmos zum Ziel hat. Diese bedingungslose Liebe wird nicht möglich sein ohne umfassende Akzeptanz und Versöhnung mit sich und der ganzen Schöpfung. Aus der Erkenntnis heraus, dass alles im Kosmos letztlich Bewusstsein ist, in dem alles mit allem verbunden ist, lassen sich einige Gesetze einer «kosmischen Psychologie» ableiten, wie sie von den alten Weisheitstraditionen schon immer überliefert und von Deepak Chopra verständlich zusammengefasst wurden [12]: Es gibt keine Opfer, alles geschieht nach Plan und nichts geschieht ohne Grund, hinter scheinbaren Zufällen steht höhere Weisheit, Chaos ist Illusion, Ordnung ist Realität.

Wir sehen uns selbst dabei im Zentrum des schöpferischen Prozesses und übernehmen die Verantwortung für die Ergebnisse. Wir erkennen, dass alle Gedanken, auch die geringsten, Folgen haben. Wir identifizieren uns mit einem erweiterten Selbst, das grösser ist, als das Selbst, das sich mit unserem begrenzten Köper gleichsetzt.

Zusammenfassung der wichtigsten Aussagen

- Es gibt keine Opfer.
- Alles geschieht nach Plan.
- Hinter Zufällen steht höhere Weisheit.
- Chaos ist Illusion, Ordnung ist Realität.
- Nichts geschieht ohne Grund.
- Wir sehen uns im Zentrum des schöpferischen Prozesses und übernehmen die Verantwortung für die Ergebnisse.
- Wir erkennen, dass alle Gedanken, auch die geringsten, Folgen haben.
- Wir identifizieren uns mit einem erweiterten Selbst, das grösser ist als das Selbst, das in unserem begrenzten Köper lebt.

Über Emotionen:

- Jede Emotion hat ihren spezifischen, topografischen und alleinigen Ort im Körper.
- Diese Orte für eine bestimmte Emotion können von Person zu Person verschieden sein.
- Der aktuelle Sitz der Emotion kann bei entsprechender Achtsamkeit von der Person selbst wie auch von Aussenstehenden relativ leicht wahrgenommen werden.
- Die Verarbeitung einer Emotion kann umfassend nur an ihrem spezifischen Ort erfolgen.
- Jede Wertung einer Emotion kann zu deren Verschiebung führen und den Zugang einschränken.
- Die Emotionen werden idealerweise getrennt voneinander wahrgenommen.
- Diese getrennte Wahrnehmung kann mit Hilfe des Körpers leichter gelingen; geistig-seelisch werden sie meistens gemischt empfunden.

Ihr Körper hat immer das Beste mit Ihnen vor und möchte Ihnen auf Ihrem Weg der geistigen Entwicklung helfen.

Literatur

[1] Tipping C. C.: *Ich vergebe. Der radikale Abschied vom Opferdasein.* J. Kamphausen, Bielefeld 2005.

[2] Spezzano C.: *Wenn es verletzt, ist es keine Liebe.* Via Nova, Petersberg, 1996.

[3] Haffelder G.: *Die Macht der Gedanken.* Hagia Chora, 6, 2000 Ja: www.hagia-chora.org.

[4] (Autoren nicht angegeben) *Die Ergänzungen zu Ein Kurs in Wundern, Psychotherapie, Zweck, Prozess und Praxis.* Greuthof, Gutach im Br. 1995.

[5] Wallimann S.: *Erwache in Gott.* Bauer, Freiburg, 1991, jetzt Tamaron, CH-6078 Lungern.

[6] Goldsmith J. S.: *Die Kunst der geistigen Heilung.* Heinrich Schwab, Argenbühl-Eglofstal, 1962.

[7] Tegmark M., Wheeler J. A.: *100 Jahre Quantentheorie.* Spektrum der Wissenschaft 2001; 4: 68–76.

[8] Dossey L.: *Reinventing Medicine.* Harper and Collins, New York 1999.

[9] Jahn R. G.: *Information, Consciousness and Health.* Altern Ther Health Med 1996; 2: 32–38.

[10] Hayward J.: *Briefe an Vanessa, Über Liebe, Physik und die Verzauberung der Welt.* Verlag Frankfurt am Main, 1998.

[11] Laszlo E. *Das dritte Jahrtausend.* Suhrkamp, Frankfurt am Main 1998.

[12] Deepak C.: *Die göttliche Kraft.* Deutscher Taschenbuch Verlag, München 2003.

Klaus-Dieter Platsch

Die spirituelle Dimension in der Chinesischen Medizin – ein Modell für den Westen?

Als ich diesen Vortrag zugesagt hatte, da dachte ich, das ist leicht, nur eine Kleinigkeit –, denn in diesem Thema stehe so drin, darüber habe ich schon so viel gesprochen und geschrieben, dass ich es auch im Traum vortragen könnte. Als ich mich dann aber konkret daransetzte, merkte ich, dass ich ihn so einfach nicht schreiben konnte. Ich hatte einen Widerstand, war genervt. Dachte mir, gut, dann mache ich es mir leicht und verändere ein bisschen einen meiner schon gehaltenen Vorträge und das wär's dann. Aber auch das ging nicht. Ich merkte eine unbändige Ungeduld und Radikalität in mir, die so fordernd war. Ich spürte, ich kann nicht in diesem alten Fahrwasser bleiben etwas Neues bahnt sich an und verlangt nach Ausdruck.

Es begann schon damit, als ich für diesen Vortrag angefragt wurde: Ich fand zwar das Oberthema der ganzen Vortragsreihe «Spiritualität in der modernen Medizin» sehr gut und wichtig, aber verspürte eigentlich nur wenig Lust den Part der Chinesischen Medizin zu übernehmen. Wenn schon ein Vortrag, dann hätte ich viel lieber über Spiritualität und Medizin in unserer hiesigen medizinischen Landschaft gesprochen. Das ist mir ein viel größeres Anliegen, als Ihnen etwas über die spirituelle Dimension der Chinesischen Medizin zu vermitteln. Den Anschein zu erwecken, als sei Chinesische Medizin gleichzusetzen mit spiritueller Medizin, was wir ihr im Westen oft so unreflektiert unterstellen. Wenn Sie sich die heute in China praktizierte Chinesische Medizin nach einem halben Jahrhundert kommunistischer Herrschaft und nach der chinesischen Kulturrevolution anschauen, dann haben Sie ein Paradebeispiel für eine auf Materialismus reduzierte Medizin, die aber auch gar nichts mehr mit Ganzheitlichkeit oder Spiritualität zu tun hat. Und das, was unsere westlichen Gesundheitssysteme und Krankenkassen an chinesischer Medizin zu adaptieren versuchen, ist nichts weiter, als eine Methode aus einem ursprünglich ganzheitlichen System herauszubrechen, und sie als solche in die westliche Medizin zu integrieren, ohne aber ihren Sinn und Hintergrund mit einzubeziehen.

Was also soll ich über Chinesische Medizin erzählen, wo doch das Thema Spiritualität in der modernen Medizin heißt?

Bei der Betrachtung des von mir selbst formulierten Vortragstitels regten sich ebenso Widerstände. Da ist die Rede von der «spirituellen Dimension der Chinesischen Medizin». Als gäbe es so etwas wie eine spirituelle Dimension. Wo ist denn die Spiritualität? Wie vielen Vorstellungen über Spiritualität in den Köpfen werde ich begegnen, einschließlich meinen eigenen? Sind das nicht alles nur Konzepte?!

In den über zwanzig Jahren, in denen ich selbst auf einem spirituellen Pfad bin [1, 2] und mir Spiritualität immer wichtig war, in den Jahren, in denen ich über spirituelle Themen geschrieben und gesprochen habe, sind mir alle möglichen Vorstellungen von Spiritualität untergekommen – meistens sehr «heilig». Im Kontext zur Medizin hatte spirituelle Medizin dann mit Geistheilung und magischen Ritualen zu tun – die Menschen hatten ein Ziel vor Augen, wo sie hingelangen wollten – nämlich zu höherer Erkenntnis, in der sich das eigene Ich wohlgefällig spiegeln und sich mit den höheren Sphären identifizieren konnte. All das nervte mich in der letzten Zeit zunehmend und dafür hatte ich weder Lust, Zeit noch Energie. So saß ich also in der Falle, saß da, und sollte einen Vortrag halten – aber wie und worüber?

Nun ist es natürlich meine Aufgabe, Ihnen heute etwas über die Chinesischen Medizin zu erzählen, und ich werde Sie da hoffentlich auch nicht enttäuschen. Aber ich möchte gleich vorausschicken, dass Chinesische Medizin genauso oder genauso wenig spirituell ist wie die westliche Medizin – das sind nur unsere Vorstellungen über die spirituelle Dimension der chinesischen Medizin. Und das zweite: Die Chinesische Medizin ist auch nur ein Modell einer Medizin – auch sie ist nicht die Wahrheit. Also alles, was ich Ihnen erzähle, ist nicht wahr, ist nur immer ein Modell. Glauben Sie mir nicht! Auf der Ebene der Dualität gibt es keine absolute Wahrheit – alles ist relativ. Leider nehmen nur die meisten Menschen alles für die reine Wahrheit, am meisten ihr eigenes Leiden oder ihre Wege ins Glück, indem sie aus ihren Ideen und Erfahrungen sogleich Konzepte und Dogmen machen.

Nur im Nicht-Dualen kann es so etwas wie Absolutheit geben. Aber das Non-Duale ist seiner Natur gemäß nicht erfahrbar – denn wenn ich etwas erfahren kann, dann gibt es immer noch zwei – den Erfahrenden und das, was er oder sie erfährt. Das Non-Duale, die Dimension, in der kein getrenntes Ich und kein Du ist, ist allumfassende Einheit und damit Ganzheit. Und genau das ist es, wenn wir in der tiefsten Dimension von Ganzheit oder hier auch von Ganzheitlicher Medizin sprechen wollen.

Dieses allumfassende Eine hat im chinesischen Kontext einen Namen: Dao. Wenn ich in letzter Instanz diese Einheit nicht mit meinen physischen Sinnen erfahren kann – denn in der Einheit ist alles eins und zu erkennen braucht es den Unterschied, die Dualität –, dann ist die Dimension, in der wir alle miteinander wirklich eins sind, die Quelle aus der heraus wir alle entstehen und entstanden sind, das Geheimnis der Schöpfung, das Geheimnis des Kosmos.

Der chinesische Philosoph und Meister der spirituellen Ausrichtung des Daoismus, Laotse, hat dazu Folgendes formuliert [3]. Es sagt

> Wenn du Dao sagst, dann ist es schon nicht mehr das ewige Dao

In dem Augenblick, wo wir etwas aussprechen, sind wir bereits in der Dualität, da gibt es den, der spricht, und das, was gesprochen wird.

So ist Dao die *eine* Quelle von Ganzheit und Einheit. Und wenn wir überhaupt von einer spirituellen Dimension in der Chinesischen Medizin sprechen wollen, dann können wir in diesem Sinn von einer Medizin der Ganzheit und Einheit reden. Aber vergessen wir nicht, auch das ist ein Konzept. Es ist nichts anderes, als wenn sie moderner gesprochen vom Vakuum am Anfang unseres Universums sprechen, in dem es zum Urknall kam. Oder sie können auch von Gott, dem Schöpfer aller Welten sprechen, oder von Nirwana oder der großen Leere in anderen Kulturen. Es ist in der Essenz immer dasselbe gemeint und ist immer und überall ein Konzept, denn kein menschlicher Verstand ist in der Lage, das Geheimnis der Non-Dualität, des Ursprungs aller Welten zu lüften.

Und dennoch stimmen alle Kulturen und großen Religionen der Welt in der Essenz über diesen namenlosen Ursprung überein. Dieser *eine* Ursprung unseres Mensch-Seins hat natürlich auch eine große Konsequenz, eine wirkliche Relevanz für uns als Menschheit. Wenn wir alle vom gleich Ursprung sind, dann sind wir auch alle miteinander in ursprünglicher Verbindung. Jeder Mensch ist Bruder oder Schwester des anderen. Über alle Rassen und Völker hinaus. Jüngste Gen-Forschungen haben z. B. ergeben, dass weiße und schwarze Menschen genetisch gesehen nicht verschieden sind, sondern im selben Erbgut wurzeln. Warum also dem Nächsten Schaden zufügen? Zwischen mir und dem anderen ist doch auf einer tieferen Betrachtungsebene kein Unterschied! Was ich einem anderen antue, tue ich letztlich doch mir selbst an.

Das ist die eine Konsequenz. Die andere ist: Wenn wir alle Teil dieser Einheit, der Ganzheit sind, dann gehen wir nicht nur aus dieser Einheit hervor, sondern wir gehen auch in sie zurück. Im Kommen und Gehen, in Allem zwischen Geburt und Tod, sind wir in der Dimension der Dualität – der Dimension unserer Welt, in der wir leben. Und Dualität ist relativ. Anders als die Essenz unseres Lebens, die Einheit und Ganzheit ist, die unvergänglich, ewig, zeit- und raumlos ist. Auf diesem zeit- und raumlosen Hintergrund geschieht unser irdischen Leben, das einem ewigen Kommen und Gehen, dem steten Wechsel und Fließen des Lebens entspricht. Laotse sagt das so [4]:

> Alle Wesen treten mit Macht hervor. Ich sehe ihnen zu und schaue, wie sie wieder zurückkehren zur Wurzel.

Das Hervortreten und Zurückkehren in der Dimension von Raum und Zeit geschieht ungetrennt von der zeitlosen Wurzel unserer Existenz, die Chinesen würden sagen: ungetrennt vom Dao, ungetrennt von der absoluten Dimension der Einheit. Unser Leben ist nie davon getrennt.

In diesem Spagat leben wir Menschen: Es ist ein ständiges feines Vibrieren zwischen dem zeitlosen Sein, unserer unsterblichen Essenz, und der Relativität unseres Lebens, unserer Freuden und Leiden in Raum und Zeit.

Die Dualität hat im Chinesischen Kontext einen Namen: Yin und Yang *(Abb. 1)*. Es sind die zwei polaren Prinzipien, mit der alle Erscheinungsformen dieser Welt beschrieben werden. Yin bedeutete im Ursprung die Schattenseite des Berges und Yang die sonnenbeschienene Seite des Berges. Die duale Welt ist die Welt, wie wir sie mit unseren Sinnen erleben und erfahren, die Welt der drei räumlichen Dimensionen und der Zeit. Alles in diesem Universum können wir nach Yin und Yang beschreiben. Es sind zwei große Ordnungssysteme, in denen wir alles nach diesen Prinzipien sortieren.

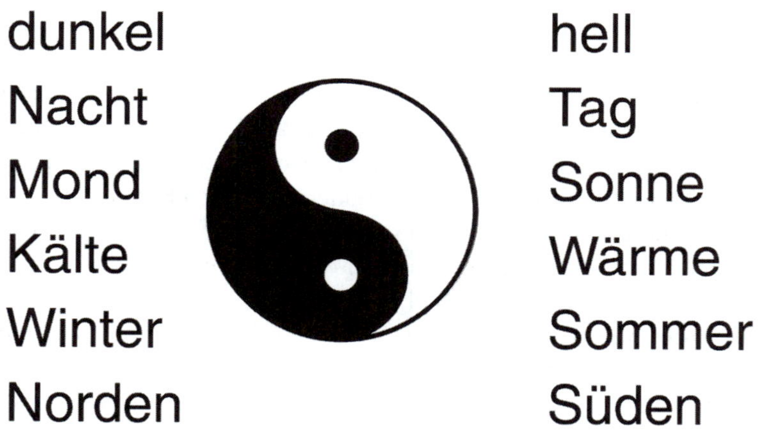
dunkel
hell
Nacht
Tag
Mond
Sonne
Kälte
Wärme
Winter
Sommer
Norden
Süden

Abb. 1: Yin-Yang Monade

Wenn Yin die Schattenseite bedeutet, dann gehören in diese Kategorie folgerichtig die Dunkelheit und die Nacht, aber auch der Mond, der in der Nacht leuchtet, und die Kälte, da es in der Nacht kälter als am Tag ist, und somit auch der Winter als die kalte Jahreszeit und der Norden als die Himmelsrichtung, wo es kälter ist als im Süden. Auch das Wasser, das das Feuer löscht, gehört hierher. Wasser ist Materie im Gegensatz zum Feuer und so steht Yin auch für Materie, Substanz und das Feste.

Die entgegengesetzten Aussagen gehören dann zur Kategorie des Yang: Yang ist hell und Tag, das Gestirn des Tages ist die Sonne, am Tag ist es warm, die warme Jahreszeit ist der Sommer, seine Himmelsrichtung der Süden. Der Gegensatz zum Wasser ist das Feuer, dessen Prinzip die Energie und das Flüchtige, das Ätherische ist.

Alles in diesem Universum lässt sich auf diese Weise ordnen. Auch unsere Verhaltensweisen und psychischen Kräfte. So entspricht dem Yin der weibliche Aspekt unserer Seele, die Anima, und dem Yang der männliche, der Animus.

Yin und Yang stehen sich aber nicht unversöhnlich und ausgrenzend gegenüber, sondern sie fließen wie Wellen des Wassers ineinander über und ergänzen einander. Es geht hier um das verbindende «sowohl – als auch» und nicht um das feindliche «entweder – oder». Hier spiegelt sich das tiefe Verständnis, dass alles in der Welt zusammenhängt und nicht ohne einander existieren kann. Dass nichts, wie auch immer wir es bewerten mögen, ausgeschlossen werden kann. Wenn wir in einem Kosmos leben, dessen Quelle Einheit und Ganzheit ist, dann haben alle Erscheinungen und Aspekte dieses Universum nicht nur eine wertfreie Berechtigung, sondern sie bedingen einander auch. Es kann keinen Tag ohne die Nacht geben, es gibt kein dunkel ohne hell, es gibt kein richtig ohne falsch, kein schön ohne hässlich, kein gut ohne böse. All dies bedingt einander und ist untrennbar miteinander verbunden. Nur sind wir leider so konditioniert, dass wir immer nur die eine Seite wollen, nämlich die, die wir als gut, schön, hell und richtig bewerten. Die andere wollen wir nicht. Die sollen dann lieber die anderen haben.

Aber das funktioniert so nicht. Denn wenn wir mit den «dunklen» Seiten des Lebens nichts zu tun haben wollen, dann verlagern wir sie zwangsläufig auf die anderen. Nur verkennen wir dabei: Je besser, reiner und unschuldiger wir selbst dastehen wollen, desto mehr brauchen wir die, die schlecht, unrein und schuldig sind. Anstatt uns darum zu kümmern, wo die eigenen Schattenseiten liegen, regen wir uns über die der anderen auf. Und wenn das jeder so macht, dann spalten wir *in* uns gut und böse auf, genauso wie wir die Welt in gut und böse aufteilen. Dann haben wir eine Achse des Bösen, dann gibt es Schurkenstaaten, und auf der anderen Seite die gute Welt. Auf diese Weise kreieren wir selbst die meisten aller Konflikte in unseren persönlichen Beziehungen, wie auch alle großen Weltkonflikte.

Erst wenn wir in uns *alle* Aspekte unserer Persönlichkeit anschauen [5] und ja zu ihnen sagen, dann entsteht ein völlig neue Dynamik, die kreative fließende Bewegung von Yin und Yang. Dann fügen sich Yin und Yang in uns, wir stehen in einem harmonischen, sich ständig neu balancierenden, inneren Gleichgewicht, wir müssen nichts mehr in uns ausgrenzen und ausmerzen, oder auf andere projizieren, wir müssen uns selbst nicht mehr überhöhen und in Konkurrenz gehen. Das ist der dynamische Zustand von Frieden – innerem Frieden. Und der ist jedem und jeder möglich, unabhängig von seinen äußeren Lebensbedingungen, wie gut oder schlecht sie sind, unabhängig von Gesundheit oder Krankheit, unabhängig vom Alter – das ist Freiheit – innerer Frieden und Freiheit.

Alles andere ist auf Dauer vor sich hin lamentieren, das Leiden kultivieren und sich in ihm einrichten – den Anschluss an das eigene Leben verlieren. Wir können und dürfen uns jetzt und in jedem Augenblick fragen, wo wir da selbst stehen. Und wir haben immer die Möglichkeit, uns zu entscheiden und zu wählen, welchen Weg wir einschlagen wollen. Der Mensch ist frei.

Ein weiterer Grundbegriff der Chinesischen Medizin ist Qi.

Mit Yin und Yang ist noch nichts in dieser Welt erschaffen, sie sind lediglich polare Ordnungskriterien, nach der sich die duale Welt beschreiben lässt. Yin und Yang treten aus der Einheit, aus dem Ungeteilten, hervor und erzeugen eine Spannung zwischen ihren Polen. Das ist vergleichbar mit dem elektrischen Strom: Zwischen dem Plus- und Minuspol, einer Kathode und einer Anode, entsteht Spannung – und in und durch diese Spannung beginnt der Strom zu fließen. In diesem Vergleich entspricht der Strom dem Begriff des Qi, nur mit dem Unterschied, dass es sich bei Qi nicht um eine physikalisch messbare Größe handelt, sondern um ein energetisches Lebensprinzip – um *das* Lebensprinzip.

Alles, was in diesem Universum existiert, ist Qi. Qi ist sowohl Ursache jeder Form und Gestalt als auch die Erscheinung selbst. Aus der Hintergrundswirkung des Dao, dem Prinzip der Einheit, kommt es durch die Urspaltung zur Dimension der Dualität, die als Yin und Yang beschrieben wird, aus der heraus sich im Sinne von Qi alle Dinge des Universums manifestieren. Die Galaxien sind Qi, unser Sonnensystem ist Qi, die Sterne, die Sonne, der Mond sind Qi. Jeder Berg, jede Wolke am Himmel, der Himmel selbst und die Erde, auf der wir leben sind

Qi. Jedes Lebewesen, jeder und jede von uns hier ist Qi. So sind auch mein Leib, meine Gefühle, meine Psyche, mein Verstand und meine Seele Qi. Alles entsteht in Qi und ist Qi – kommt aus derselben Quelle. Von daher gibt es auch keine Trennung zwischen Körper, Geist und Seele. Alles in uns ist zutiefst miteinander verknüpft, genauso wie auch wir mit allem und allen um uns herum verbunden sind [6].

Wie aber gehen wir mit diesen Fragen um? Die westliche Kultur gründet immer noch auf dem mechanistischen Newton-cartesianischen Weltbild, das die Welt und in ihr auch den Menschen als eine Maschine betrachtet, die man, wenn man um ihre Funktionen weiß, nach belieben manipulieren kann. Von daher definiert sie das Leben entsprechend mechanistisch und trennt Körper, Geist und Seele.

Dass alles im Menschen seiner Natur nach Qi ist, entspricht auch den Erkenntnissen der modernen Physik, in der ebenfalls die Trennung von Materie und Energie aufgehoben ist. Sie sagt sogar, dass es in Wirklichkeit gar keine Materie gibt, sondern es handelt sich um Energiefelder, quasi Formen und Räume, die in erster Linie Information enthalten, und erst sekundär kommt es auf dem Boden von Energie zu dem, was wir mit unseren Sinnen als Materie wahrnehmen [7]. So sind z. B. im menschlichen Energiefeld der Leib mit seinen Strukturen, die Psyche, der Verstand und die Seelenqualität enthalten – aber nicht voneinander getrennt, sondern sie sind ein und dasselbe Energiefeld. Je höher eine Schwingung in diesem Energiefeld ist, desto feinstofflicher ist die Manifestation, je langsamer die Energie schwingt, desto mehr kommen wir in den Bereich der Materie.

So setzt sich das menschliche Energiefeld aus grob- und feinstofflichen Manifestationen zusammen. Feinstofflichkeit und gröbere Materie stehen dabei nicht in einer wertenden Hierarchie. Es ist nicht so, dass das Bewusstsein besser ist als der Leib, oder die Gefühle schlechter sind als der Verstand. Aber die verschiedenen Energieebenen und Ebenen der Manifestation sind unterschiedlich stofflich und die feinstofflicheren, sprich höher energetischen Seinsformen, umfassen die niedrig-energetischen *(Abb. 2)*.

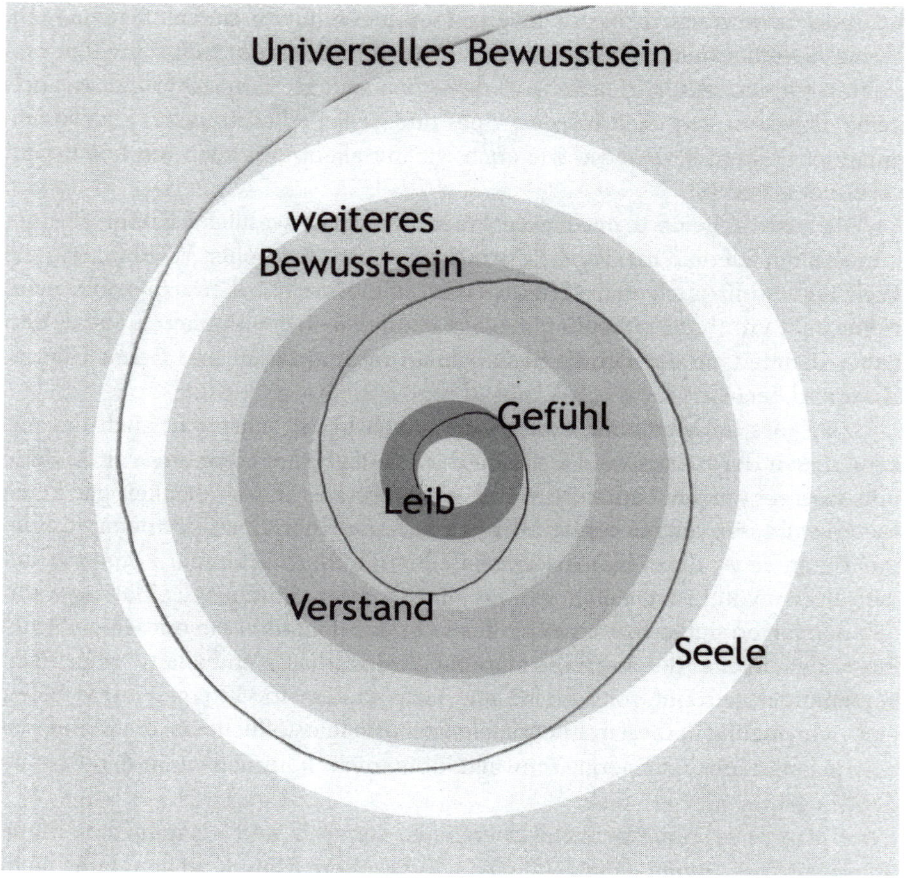

Abb. 2: Holarchie der Seins-Ebenen des Menschen

D. h. die Ebene des Leibes mit seiner materiellen Struktur, dem vegetativen Nervensystem und der hormonellen Regulation wird umhüllt von der der Gefühle. Das Verstandesbewusstsein als Aspekt des menschlichen Geistes wiederum umfasst Gefühl und Leib. Die mentale Ebene des Verstandes selbst ist umhüllt und eingebettet von der Weite des gesamten individuellen Bewusstseins, das somit in sich die Ebenen des Verstandes, der Gefühle und des Leibes enthält. Und irgendwo wird all das von der Seele des Menschen umfangen und durchdrungen – einer Ebene unseres Seins, von der wir eigentlich nicht viel sprechen können, von der der Mensch aber ein inneres Wissen besitzt.

Aber damit ist es noch nicht vorbei, denn wir gehen weit über unsere Individualität hinaus. Nach dem Prinzip der Nicht-Lokalität der Quantenphysik sind wir nirgends und überall zugleich im Universum [8] – eben nicht getrennt, ohne Zeit und Raum. Das Individuum weitet sich in den transpersonalen Raum des universellen Bewusstseins, denn alles ist Qi und nichts ist von einander getrennt.

Auch wenn die sich einander umhüllenden Seins-Ebenen wie von einander abgegrenzt erscheinen, so gibt es vermutlich doch keine wirklichen Grenzen. Sie sind eher unscharf und durchlässig. Alles ist miteinander durchdrungen, denn alle Erscheinungen sind nichts als reines Bewusstsein, das Gestalt und Form als Leib, als Gefühl, als Verstand oder als Seele angenommen hat.

Und dazu kommt ein weiterer Punkt: Es gibt hier keine Hierarchie. Der Leib ist genauso wichtig wie das Gefühl oder der Verstand, denn alles steht untrennbar in Beziehung miteinander.

So ist Spiritualität nicht etwa losgelöst von unserm Leib, unseren Gefühlen oder unseren Beziehungen zu sehen, sondern alles ist Ausdruck derselben Quelle, alles kommt aus dem Einen. So macht es auch wenig Sinn, sich asketisch zu foltern unter der Vorstellung, durch Vergeistigung des Himmels teilhaftig zu werden. Jeder Teil von uns ist ein Geschenk und gehört zum Ganzen, und will von uns mit Achtung und Wertschätzung verwaltet werden. Diese Nicht-Hierarchie im Sinne der umhüllenden Ordnung hat Ken Wilber als Holarchie bezeichnet [9] (Holon: in jedem Teil ist das Ganze enthalten).

Diese Betrachtung hat Konsequenzen: Auf jeder Ebene des Energiefeldes kann es zu einer Störung kommen und sich nicht nur in der betroffenen Ebene, sondern auch in anderen Ebenen auswirken. So kann eine primäre Störung auf der Leibebene ein Ungleichgewicht in der Psyche mit entsprechenden Beschwerden und Belastungen hervorbringen. Oder eine Lebenssituation, die jemand als ohne Sinn und Zweck erlebt, in der es an spiritueller Orientierung und Erfüllung fehlt, kann sich psychisch als Depression oder körperlich als Herzbeschwerden bemerkbar machen. Hier ist es wichtig, den initialen Grund für die Störung herauszufinden und dann eine dieser Ebene entsprechende Behandlung oder Intervention einzuleiten. Es macht z.B. wenig Sinn, einen Patienten mit Herzbeschwerden mit Beta-Blockern zu behandeln, wenn ihn die Frage seines sinnentleerten Lebens bewegt. Und andererseits macht es auch nicht unbedingt Sinn, jemanden nur mit Psychotherapie zu behandeln, dessen psychisches Leiden aus einer Störung der körperlichen Befindlichkeit herrührt.

Die Chinesische Medizin hat hier mit ihrem System der 5-Wandlungsphasen schon seit mehreren tausend Jahren einen reichen Erkenntnisschatz vorzuweisen.

Die 5-Wandlungsphasen differenzieren das eine Qi, das alles im Universum erschafft, das alle Erscheinungsformen in dieser dualen Welt ist, quasi in 5 Grundenergien. Wir können uns der Einfachheit halber jede Grundenergie als ein unendlich weites Energiefeld vorstellen, in dem ähnliche Grundinformationen enthalten sind. Das heißt, alles innerhalb dieses Energiefeldes hat eine ähnliche Grundqualität, eine ähnliche Eigenschaft, einen gleichen Geschmack oder eine gleiche Farbe [10].

Die Chinesen nennen diese Grundqualitäten des Qi die 5-Wandlungsphasen: Im einzelnen heißen sie Wandlungsphase Wasser, Holz, Feuer, Erde und Metall *(Abb. 3)*. Das ist ganz ähnlich wie in den alten Elementen-Lehren unseres westlichen Kulturkreises.

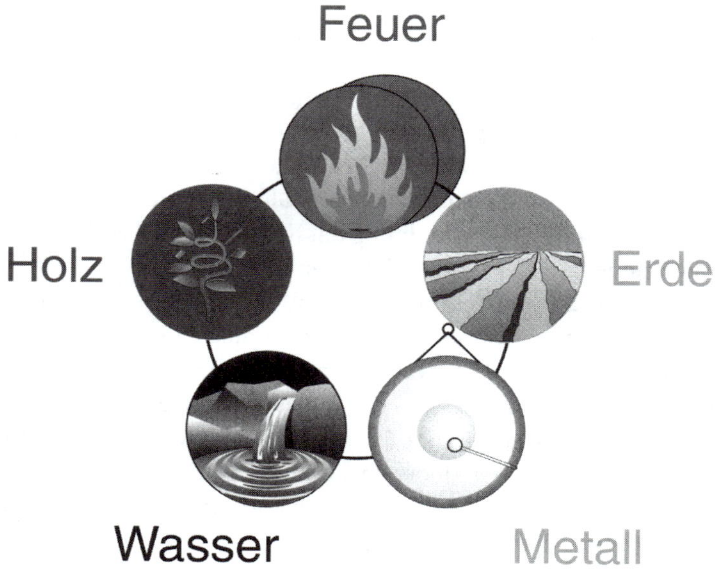

Abb. 3: Die fünf Wandlungsphasen

Das System der 5-Wandlungsphasen dient in der Chinesischen Medizin als diagnostisches und therapeutisches Instrument. Mit ihm werden die verschiedenen Symptome des Leibes, der Emotionalität, der Psyche und des Verstandes nach ihrer energetischen Zugehörigkeit geordnet, wodurch die Vielfalt der Symptome einen gemeinsamen Nenner in einer entsprechenden Energie-Phase findet, der zum Ausgangspunkt für die Behandlung wird.

Die Chinesische Medizin spricht nun nicht von Elementen, sondern von Wandlungsphasen, *wu xing*. Diese chinesische Bezeichnung bedeutet 5 Fahrzeuge. Elemente sind ihrer Natur nach statisch-materiell, sie bleiben, was sie sind. Sie können sich nur durch Kombination zu etwas weiterem verbinden. In der Idee der Wandlungsphasen steckt aber die Qualität der Energie sowie der Bewegung und des Wandels, eines der grundlegendsten Prinzipien der chinesischen Medizin und Kultur. Nichts bleibt, wie es ist. «Alles fließt», so wie es im alten Griechenland Heraklit gesagt hat.

Jede Wandlungsphase beinhaltet die kosmischen Beziehungen, die jeweiligen Entsprechungen in der Natur mit Klima und Jahreszeiten, sowie die Beziehungen im Menschen in Bezug zu seinem Leib, seinen Gefühlen und seinen psychisch-seelischen Aspekten. Die 5 verschiedenen Grundqualitäten stehen dabei nicht beziehungslos und willkürlich nebeneinander, sondern sie stehen in einem sinnvollen Bezug und einer sinnvollen Abfolge zueinander. Und jede dieser Grundenergien geht nahtlos in die jeweils nächste über, so dass die Energie in ihrer Gesamtheit stets fließt, Altes zurücklässt und Neues gebiert.

Wir können das sehr leicht am Jahreszeitenwechsel ablesen. Zur Wandlungsphase Wasser, die dem dunklen Yin entspricht, gehört die dunkle Jahreszeit, der Winter. Der Winter geht über in das Frühjahr, das dem Holz entspricht, das Frühjahr in den Sommer, der Jahreszeit des Feuers, der Sommer in den Spätsommer – bei 5 Wandlungsphasen sind auch 5 Jahreszeiten nötig –, der zur Erde gehört, und letzterer geht über in den Herbst, der Zeit des Metalls, um dann den Zyklus wieder von Neuem zu beginnen.

Übertragen auf den Zyklus eines Menschlebens hieße das: Der Mensch wird im Wasser geboren, erlebt seine Jugend im Frühjahr, durchschreitet seinen Lebenssommer, die Zeit seiner Blüte und höchsten Lebenskraft, erreicht dann den Spätsommer seines Lebens, um wiederum in den Lebensherbst einzutreten, die Zeit, in der er sich auf den Abschied von seinem Erdendasein vorzubereiten hat. Im Wasser, das der Stille und endlosen Ruhe des Winters entspricht, zieht sich der Mensch von der Oberfläche seines Lebens zurück in seinen ureigensten Urgrund, der das Leben selbst ist.

Ich möchte hier exemplarisch und stellvertretend eine Wandlungsphase für alle übrigen erläutern, nämlich die Wandlungsphase Holz (*Abb. 4*):

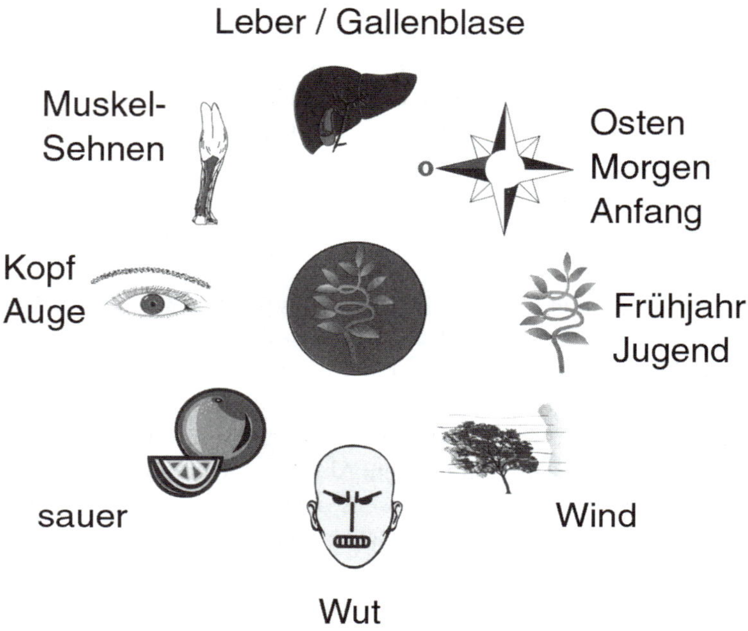

Abb. 4: Wandlungsphase Holz

Die Energiequalität dieser Phase ist die Frühlings- und Anfangsenergie. Es ist diejenige Kraft, die vom Augenblick der Geburt an den Menschen heranwachsen und ihn in seine Kraft kommen lässt. Die Farbe – auch Farben sind Energie, sie haben auch energetische Wirkung z. B. in der Behandlung eines Menschen – die Farbe des Holzes ist grün, wie die des jungen Grünholzes. Das Holz, das gerade sprießt, die grünen Knospen, die im Frühjahr aufbrechen. Aufbruch und Anfang sind die Qualitäten. So wie der Tag mit dem Sonnenaufgang beginnt, so gehört auch die Himmelsrichtung des Ostens, der Ort, wo die Sonne aufgeht, zur Energie des Holzes.

Wachsen und Werden des jungen Lebens sind dynamische Lebensprozesse, die im Wind auf der Ebene des Klimas ihr Abbild finden. Auch er steht im Dienst des Lebens, er trägt die Saat und die Pollen für den nächsten Lebenszyklus an sein Ziel. Der Wind kann aber auch zu stark werden und dann zu Problemen in der Wandlungsphase Holz führen. Menschen, die gegen Wind und Zugluft sehr empfindlich sind, weisen auf eine Disharmonie im Holz hin.

Alles im Holz steht unter dem Aspekt von Wachsen und Bewegen. So ist auch unsere Fortbewegung über den Muskel-Sehnen-Apparat mit der Holzenergie assoziiert. Um uns im Raum zu orientieren und uns in ihm bewegen zu können, brauchen wir die optische Kontrolle durch das Sehen. So gehört auch das Sehen hierher. Das, was ich sehe, ist immer etwas außerhalb von mir. Das Sehen hilft mir, mich in der Welt zurechtzufinden, mein Gegenüber wahrzunehmen, das Ich vom Du zu unterscheiden. All das geschieht auch in den ersten Lebensjahren, in denen wir aufwachsen und beginnen, in die Welt hinauszugehen – sie zu erobern. Wir erkunden unseren Lebensraum, beginnen ihn abzugrenzen und unsere Grenzen auszuprobieren: Was geht und was geht nicht? Das feine Spiel zwischen meinem eigenen Lebensraum und dem der anderen muss eingeübt werden. Das geht nicht immer ohne Schmerzen und nicht immer ohne Auseinandersetzung. Das Pendant in der Tierwelt ist der Kampf um das Revier – den Lebensraum, der abgesichert werden muss. So steht das Holz auch im Zeichen von Verteidigung und Aggression, von Lebensraum und Lebensimpuls.

Die Chinesen ordnen jeder Wandlungsphase auch eine Organenergie zu. Beim Holz ist es die Leber- und Gallenblasen-Energie. Dabei sind Leber und Gallenblase nicht als anatomisch und physiologisch definierte Organe im rechten Oberbauch zu verstehen, sondern es geht hier um ein Energiesystem, ein Energieprinzip. Es heißt: Die Leber-Energie lässt das Qi frei fließen. Und damit sind alle Ebenen der Holz-Energie gemeint: die motorische Bewegung, die Gemütsbewegung, wie auch mein ganzer Lebensfluss. Leber-Energie ist Lebensenergie. Sie sorgt dafür, dass ich meine Lebensimpulse wahrnehme und mich auf sie beziehe.

Nehme ich meine Impulse nicht wahr, stagniere ich, dann kommt in mir das Gefühl von Wut, Ärger, Unzufriedenheit und Frustration auf. Genauso wie ich es empfunden habe, als ich mich daran setzte, diesen Vortrag zu schreiben, und ich merkte, dass ich nicht nur so einfach über Chinesische Medizin schreiben wollte.

Wut ist Leber-Energie, und damit weder schlecht noch gut. Wut signalisiert nichts weiter als: Hoppla, pass auf, hier läuft etwas, was du nicht so gut findest, da geht dir etwas gegen den Strich! So gesehen ist Wut nichts weiter als das natürliche Gefühl, das Nicht-Stimmigkeit ansagt, uns quasi mit Nachdruck darauf aufmerksam macht, dass etwas anders gemacht werden muss, dass es einer Korrektur bedarf. Das Phantastische an der Wut ist zum einen, dass es uns genau zum Thema hinführt, das gerade ansteht, und zum anderen: Wut ist geballte Lebensenergie, ist eine enorme Kraft, die wir wunderbar dazu nutzen können, das, was unseren Lebensfluss blockiert, zu korrigieren. Das ist «gesunde Wut». Probleme mit der Wut bekommen wir immer dann, wenn wir uns nicht auf sie beziehen, wenn wir permanent einen Ärger herunterschlucken, uns einschränken lassen oder uns selbst einschränken. Viel Ärger kommt, weil man sich eingeschränkt fühlt, und die meisten von uns projizieren diese Einschränkung nach außen – machen andere für ihr Leben auf Sparflamme verantwortlich. In Wirklichkeit sind wir es in meisten Fällen selbst, die sich einschränken, weil wir uns nicht trauen, zu uns selbst und unseren Lebensimpulsen zu stehen. Die Angst ist das größte Hindernis in diesem Zusammenhang.

Wie leicht geschieht es, dass man sich ärgert, weil man Lust hat auszugehen, aber der Partner müde und schlaff nicht aus dem Sessel kommt. Wie viele bleiben dann zu Hause, weil der andere nicht zu motivieren ist, und verzichten auf ihren Impuls. Sie schränken sich damit selbst ein! Was hindert uns denn, zu sagen: «Na dann nicht. Dann geh' ich eben allein!» Oder mit einer Freundin oder einem Freund. Nein, man will den Partner oder die Partnerin nicht kränken, vergiftet aber frustriert die Atmosphäre und es wird ganz gewiss ein Abend zweifelhafter Gemütlichkeit. Natürlich kann es sein, dass man die Erfahrung gemacht hat, dass der Partner einen tatsächlich hindert zu gehen – entweder moralisch oder manipulativ bis hin zur Gewalt, aber wenn man aus Angst das weiterhin duldet, dann kommt unweigerlich jede Lebensfreude und jeder eigene Lebensimpuls zum Erliegen und man muss sich fragen, ob in dieser Beziehung nicht etwas grundsätzlich im Argen liegt. Sonst wird man depressiv – die unterdrückte Seite der Wut. Auch diese Situation wird oft als hoffnungslos und unabänderlich empfunden und man fühlt sich ohnmächtig, weil man gegen den anderen nicht anzukommen meint. Wie viele Menschen bewegen sich in solchen Teufelskreisen. Aber auch hier ist es die Angst, die sie zum Ertragen des Unerträglichen führt, und es ist *ihre* eigene Angst, das Hindernis zur Veränderung liegt in ihnen selbst, nicht im Partner.

Die Depression ist also auch ein Indikator für nicht gelebtes Leben und kann ein Hinweis auf eine Störung in der Wandlungsphase Holz sein.

Was im Hinblick auf die Chinesische Medizin nun besonders spannend ist, ist, dass alle Aspekte von Leib, Psyche, Verstand und Spiritualität innerhalb einer Wandlungsphase miteinander in einer qualitativ gleichartigen und spezifischen Beziehung stehen. Als ein Beispiel: Es kommt nicht selten vor, dass ein und dieselbe Person unter Sehstörungen, rheumatischen Beschwerden des Bewegungsapparates, unter Schmerzen am Rippenbogen oder Kopfschmerzen leidet, vielleicht auch unter einer Depression oder unterdrücktem Ärger. Dann haben alle diese Beschwerden nach der Chinesischen Medizin den gleichen Nenner: Sie gehören nämlich zu einem Erkrankungsmuster der Wandlungsphase Holz. In der westlichen Medizin betrachten wir jede der Erkrankungen als eine einzelne, gesonderte, die mit den anderen in keinerlei Zusammenhang steht. Was also bei uns üblicherweise geschieht, ist, dass wir mit den Sehstörungen zum Augenarzt, mit den rheumatischen Beschwerden zum Rheumatologen, mit den Kopfschmerzen zum Neurologen und mit der Depression zum Psychiater oder zum Psychotherapeuten gehen. Und keiner weiß etwas vom anderen, und keiner fragt nach den anderen Symptomen, geschweige denn sieht einen möglichen Zusammenhang.

In der Chinesischen Medizin haben Sie hier eine gemeinsame Wurzel in der Entstehung dieser verschiedenen, im äußeren Erscheinungsaspekt so unterschiedlich anmutenden Erkrankungen. Und diese Wurzel ist klar umrissen: Das Thema lautet: Die Lebensenergie fließt nicht. Etwas ist in der Stagnation. Wir leben ein gebremstes Leben.

Das, was sich einschränkt, das, was sich verletzt fühlt, das was wütet und agiert, oder das, was sich aus Angst zurückzieht und zurücknimmt, ist nichts als das kleine Ich, das Ego [11]. Die ganze Krux, das gesamte Dilemma unseres Unglücks steht in Verbindung mit diesem Ich. Die Konsequenz daraus ist aber nicht, dass kleine Ich abzuschaffen – wie es sooft auf dem spirituellen Weg missverstanden wird –, denn ohne unser Ego könnten wir unseren Alltag gar nicht bestehen. Es geht mehr darum, dass das Ego seinen rechten Platz einnimmt und seine Aufgaben als Hausmeister wahrnimmt, nicht als Hausherr. Solange wir uns dessen unbewusst sind, tut das Ego gern so, als wäre es selbst der Hausherr und wir lassen es so unser Leben bestimmen. Letztlich aber ist auch unser Ego Teil des Ganzen und geht in ihm auf.

Ich begegne vielen Menschen – und ich nehme mich da nicht aus –, die immer wieder um ihr Ich, um ihre Verletztheit und ihr Versagen kreisen. Manche machen sich deshalb ihr ganzes Leben lang klein und leiden unter ihrer Ohnmacht und geben den anderen Menschen oder dem Schicksal die Schuld an ihrem vermasselten Leben. Andere wiederum gehen in die Offensive, um ihre Sensibilität und ihren Schmerz zu verbergen, blasen sich auf, machen sich unnahbar, dominieren nach außen, und kompensieren so ihren selbst empfundenen Mangel. Wie auch immer das im Außen in Erscheinung treten mag, es ist jedes Mal dasselbe: es ist das Kreisen um die eigene Geschichte, um die eigene Verletzung.

Gerade habe ich eine Frau in Behandlung, die, seit ich sie kenne, in Schmerz und Trauer lebt, weil sie sich von ihrem Partner mehr Aufmerksamkeit und Zusammensein erwartet, sie sich aber darin stets enttäuscht sieht. Der Partner ist tatsächlich ein eher introvertierter Mensch, aber dennoch nicht abweisend oder verletzend. Er fühlt sich über die Jahre nur überfordert, mit dem Selbstwertschwierigkeiten seiner Frau umzugehen. Auf der Erkenntnisebene hat die Patientin, die selber in einem therapeutischen Beruf arbeitet und die selbst schon genügend Therapie gemacht hat, alle Zusammenhänge ihres Selbstwertproblems, dieses permanenten Gefühls «Ich bin nicht o.k.», das in ihrer Kindheit wurzelt, durchschaut, aber irgendwie holt sie ihre Lebensgeschichte immer wieder ein. Dabei hat sie gerade durch ihre so beschaffene Lebenserfahrung ein unschätzbares Potential einer besonderen Liebesfähigkeit entwickelt, die sie privat wie auch beruflich einsetzt, – nur sich selbst zu lieben und ihr wirkliches Wesen zu sehen, fällt ihr schwer.

Ein anderer Patient, den ich gerade wegen seit vier Jahren bestehender chronischer Nasennebenhöhlen-Entzündungen behandle, ist seit dieser Zeit von der Idee besessen, dass sein Gesicht geschwollen sei – was objektiv kaum zu sehen ist – und dass er sich dadurch hässlich fühlt. Und es macht ihm Angst, dass sich seine Freundin von ihm abwenden könnte, weil er entstellt wäre. Dieses Thema der Entstellung, der Entzündungen im Gesichtsbereich, seine fortwährende Beschäftigung mit dieser «Erkrankung», hat nach vier Jahren bewirkt, dass die Freundin sich jetzt wirklich getrennt hat, aber nicht weil sie ihn nicht attraktiv genug gefunden hätte, sondern weil sie es nicht mehr aushalten konnte, dass sich ihr Partner nur noch mit seiner Krankheit und vermeintlichen Hässlichkeit beschäftigte und so nur noch um sich selbst kreiste.

Die Frage, die hier hochkommt, ist: Womit identifizieren wir uns? Was ist denn wirklich für uns wichtig? Was gibt uns denn Sinn? Wer sind wir denn?

Wer wir sind und wie der Mensch zwischen der Einheit des Dao und den Facetten des dualen Lebens oszilliert, findet in einem klassischen Text der Chinesischen Medizin folgenden Ausdruck [12]:

> Der Himmel in mir ist das Schöpferische,
> die Erde in mir sind alle Dinge dieser Welt.
> Das Schöpferische fließt herab,
> alle Dinge dieser Welt breiten sich aus in Raum und Zeit
> und dort ist Leben

Wenn es heißt «Himmel in mir ist das Schöpferische», dann ist hier die spirituelle Dimension des Menschen angesprochen – das, was ihn beseelt und was er in Essenz ist. Der Mensch ist universelles Bewusstsein – individuell gesehen wirkt er wie ein Teil des universellen Bewusstseins, aber, da es keine Trennung gibt, da alles aus der Wurzel der Einheit und Ganzheit heraus entsteht, *ist* der Mensch auch gleichfalls das universelle Bewusstsein.

«Das Schöpferische fließt herab.» Es ergibt sich hier eine vertikale Bewegung von oben nach unten – so wie wir gemeinhin das schöpferische Göttliche, das Numinose dem Himmel zuordnen *(Abb. 5)*. Dies entspricht einer vertikalen Beziehungsachse. Von oben nach unten meint nicht einen Ort – das Göttliche ist nicht oben. Es ist überall – ein ortloser Ort. Oben-unten ist symbolisch zu verstehen und weist auf eine Ebene außerhalb von Raum und Zeit hin, auf etwas, das zeitlos, ewig ist. Das Göttliche ist immanent. Es *ist*.

Aus dem schöpferischen Urgrund, der ursprünglichen Einheit, treten nun alle Dinge dieses Universums in Erscheinung, bekommen Gestalt und Form. Hier sagt der Text: «Alle Dinge dieser Welt breiten sich aus in Raum und Zeit.» Dies entspricht einer horizontalen Beziehungsachse – einer Achse, die Kommen und Gehen, Werden und Vergehen repräsentiert. Alle Lebensprozesse unterstehen diesem steten Wandel von Geburt, Leben und Sterben. Horizontal steht für die räumliche Ausdehnung, so wie die Sonne im Osten aufgeht, den Zenit erreicht und im Westen wieder untergeht. Das Durchschreiten der Himmelsrichtungen repräsentiert den dreidimensionalen Raum und die damit verbundene Zeit.

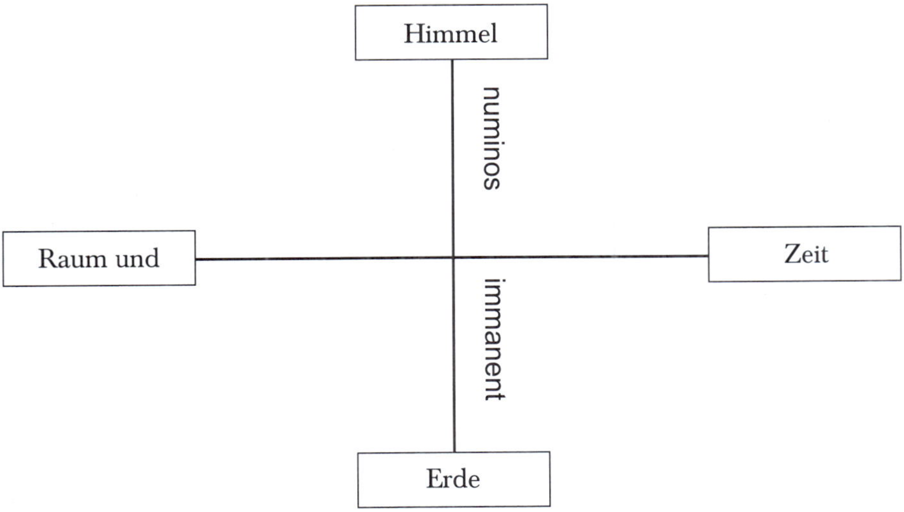

Abb. 5: Leben im Schnittpunkt der vertikalen Achse des immanenten Numinosen und der horizontale Achse von Raum und Zeit

Nun heißt es: «Dort ist Leben.» Genau im Schnittpunkt der Achse des Schöpferischen, Numinosen, mit der Achse von Raum und Zeit spielt sich unser irdisches Lebens ab. Das heißt, jedes Ding, jedes Lebewesen in diesem Universum ist in jedem Augenblick durchdrungen von der ursprünglichen Schöpfungsessenz. Die spirituelle Dimension im Menschen ist immanent, sie unterliegt nicht den Gesetzen von Raum und Zeit. Dieser Klang im Menschen ist die Ewigkeit, dort ist der Mensch in seiner Essenz, in dem, was schon immer vor seiner Geburt, während seines irdischen Lebens und nach seinem physischen Tod da war, ist und sein wird – unvergänglich. Dieses trägt ihn durch Zeit und Raum, durch seinen Lebenszyklus, durch die Höhen und Tiefen unseres Daseins und ist unverbrüchlich, immer ganz und heil.

So auf uns selbst und auf andere Menschen zu schauen, ist wie eine grundlegender Paradigmawechsel, der angesichts dessen, wie wir miteinander umgehen in dieser Welt, dringend ansteht. Wir schauen auf das, was wir in Essenz sind, was unser eigentliches Wesen ist. Und nicht nur immer auf die Oberfläche unseres Daseins, auf unser Ego, das uns ständig Probleme macht, wenn wir zu identifiziert mit unserer Person, unserem Ich sind [13].

Ein Mensch, der diesen Fokus hat, – und das gilt für Ärzte und Therapeuten in Bezug zu sich selbst und ihren Patienten und Patientinnen – lässt alle Bilder von richtiger oder falscher Entwicklung hinter sich zurück. Er ist nicht mehr mit seinem persönlichen Wollen involviert. Denn unabhängig davon, ob wir einen Schritt tun oder nicht, unabhängig von der Richtung, die wir einschlagen, *ist* das eine Leben. Es *ist* einfach.

Die Lebensgeschichte ist für jeden Menschen einmalig. Und interessant ist, dass zwei verschiedene Menschen gleiche oder ähnliche Leidensgeschichten haben können, und dennoch völlig anders damit umgehen können. Der eine zerbricht daran und der andere wird daran stärker. Wie kommt das? Auch das ist zu einem großen Teil eine Frage, mit welchem Teil in mir ich mich identifiziere: mit dem, der immer nur Pech hat, oder dem, der das Unglück als Herausforderung annimmt? Jeder Mensch hat irgendwo die Wahl, sich für die eine oder die andere Seite zu entscheiden. Wir können immer unsere Einstellung ändern, und beginnen zu einer Situation, die ich nicht zu ändern vermag, einfach einmal ja zu sagen, sie einfach nur anzunehmen. Erst dann kann sich eine neue Dynamik entwickeln.

Es ist gut und wichtig, auf seine Lebensgeschichte zu schauen. Zu schauen, was ich alles nicht bekommen habe, aber auch auf das, was ich bekommen habe. Auf die Verletzungen und den Mangel meiner Kindheit, auf die Ablehnung von Vater oder Mutter, auf die Entbehrungen einer Kindheit in der Kriegs- oder Nachkriegszeit, auf die Schrecken dieser Geschichte. Es ist wichtig, sie zu betrachten und ihre Bedeutung für mein Leben zu erkennen.

Aber dann ist es an der Zeit, sie gehen zu lassen, sie nicht wie schweres Gepäck durch mein ganzes Leben zu schleppen, und jeden Augenblick meines gegenwärtigen Lebens mit all dieser Schwere und dem gesammelten Leiden vergangener Jahrzehnte zu würzen und zu vergällen. Es braucht einen Schlusspunkt und eine Versöhnung mit der eigenen Geschichte. Unsere Zeit ist reif, dass wir aus unseren individuellen Betrachtungen aussteigen und uns mehr und mehr als das Ganze, als Teil des Ganzen begreifen.

Neben der Deutung unserer selbst birgt die Lebensgeschichte mit all ihren Erfahrung auch das Potential, das wir für uns und andere Menschen hilfreich einsetzen können. Wenn jemand einen Alkoholiker als Vater hatte, dann kann er mit dieser Erfahrung Menschen, in deren Familie ein Alkohol-Problem besteht, viel besser helfen, als jemand ohne diesen Hintergrund. Wenn jemand in einem Mangel an Liebe als Kind groß werden musste, dann hat der- oder diejenige ein besonderes Verständnis und Einfühlungsvermögen für andere, denen es an Liebe fehlt. Und sie können ihnen vielleicht sogar mit ihrem eigenen Beispiel helfen, wie trotz dieser lieblosen Kindheit die Liebe in ihnen gedeihen konnte. In jedem Leid steckt das Potential zur Überwindung des Leids, wir müssen nur manchmal unseren Blickwinkel ändern und aus unserem Selbstmitleid heraustreten.

Nun zum Schluss noch zur Frage: Kann die spirituelle Dimension der Chinesischen Medizin ein Modell für den Westen sein?

Wenn Spiritualität nicht etwas außerhalb von uns selbst ist, die sich in hehren Sphären eines vergeistigten Menschen abspielt, der im Glauben an seine Erleuchtung vergisst, dass das Leben auf dieser Erde seinen Wert und seine Freude hat, wenn wir verstehen, dass Spiritualität das Leben selbst ist und sich in einem Vibrieren zwischen der non-dualen Einheit und der dualen Welt abspielt, wenn wir verstehen, dass Spiritualität alles umfasst, dass es keine Trennung zwischen heilig und profan, hoch und niedrig, einfach und kompliziert, richtig und falsch gibt, dann kann man sagen, ist die Zeit reif, dass sich unsere moderne Medizin auch wieder auf ihre Wurzeln bezieht.

Chinesische Medizin ist ein Modell wie auch die westliche Medizin. Sie beschreibt einen Teil der umfassenden Wahrheit auf der Ebene der Dualität. Sie kann nicht die ganze Wahrheit beschreiben, genauso wenig wie die westliche Medizin. Medizinmodelle sind Konzepte und alles, was wir über Spiritualität sagen können, sind auch Konzepte. Irgendwo gibt es eine Schnittmenge mit der Wahrheit, aber wahr sind sie nicht.

Was die westliche Medizin von der Chinesischen Medizin lernen und neu integrieren kann, ist ihr Verständnis von Ganzheit und Einheit – von der Ungetrenntheit allen Seins und im Menschen von der Ungetrenntheit von Körper, Geist und Seele. Wovon die Menschen im Westen profitieren würden, wäre ein wachsendes Verständnis, dass der Mensch und seine Krankheiten wie auch seine Gesundheit nicht wie Maschinen manipuliert werden können. Das jeder Mensch seine eigene Heilkraft und Heildynamik besitzt, die nicht in Doppelblindstudien erkannt und kalkuliert werden können. Der Westen muss lernen mit größerer Sorgfalt und Bescheidenheit, mit weniger Selbstgerechtigkeit und Arroganz sich den Dingen des Lebens und dem Geheimnis von Gesundheit und Krankheit zu nähern. Die westliche Medizin muss aufhören, den Glauben zu verbreiten, sie sei unfehlbar, weil wissenschaftlich – was ohnehin jeder aus eigener Erfahrung in Frage stellen würde –, und könnte Gott ungehindert in die Karten gucken.

Aus der Chinesischen Medizin können wir viel lernen über die Bewegung des Lebens, über ihr Verständnis von Kommen und Gehen, Geboren-Werden und Sterben, zu wissen, wann man festhalten und wann loslassen muss.

In dieser ewigen Bewegung, die sich auch in den 5 Wandlungsphasen ausdrückt, gibt es immer die Stille, die Ewigkeit des Augenblicks. In ihr offenbart sich die Wurzel, die Essenz des Lebens. Dort ist Leben, das nie geboren wird und nie stirbt. Dort ist die Quelle, aus der heraus Heilung geschieht.

Nicht
ich als Arzt heile,
sondern aus diesem Urgrund,
der der Heilkern
eines jeden Menschen ist,
geschieht
es.

Literatur

[1] Tweedie I.: *Der Weg durchs Feuer.* Ansata, Interlaken 1988.
[2] Kaiser A.: *Jenseits aller Pfade.* Theseus, Berlin 2004.
[3] Laotse: *Dao De Jing*, Kap. 1, Diogenes, Zürich 1990.
[4] Laotse: *Dao De Jing*, Kap. 16, Diogenes, Zürich 1990.
[5] Jung C. G.: *Grundwerk 3.* Walter, Olten 1984.
[6] Platsch K. D.: *Psychosomatik in der Chinesischen Medizin – wenn Geist Essenz durchdringt.* Urban & Fischer, 2. Auflage, München 2005.
[7] Dürr H. P.: *Naturwissenschaft und Spiritualität.* In: Platsch K. D. (Hrsg.): Bewusstsein und Transformation – ein Geschmack vom Ganzen. Books on Demand, Norderstedt 2005.
[8] Warnke U.: *Die geheime Macht der Psyche – Quantenphilosophie, die Renaissance der Urmedizin.* Popular Academic Verlags-Gesellschaft, Saarbrücken 1999.
[9] Wilber K.: *Ganzheitlich Handeln.* Arbor, 2001.
[10] Platsch K. D.: *Die fünf Wandlungsphasen – das Tor zur Chinesischen Medizin.* Urban & Fischer, München 2005.
[11] Sri Nisargadatta Maharaj: *Ich bin.* Kamphausen, Bielefeld 1998.
[12] Wu Jing-Nuan: *Lingshu or The Spiritual Pivot.* University of Hawaii Press, Honululu 1993.
[13] Platsch K. D.: *Medizin und Spiritualität – ein Geschmack vom Heilen.* Books on Demand, Norderstedt 2002.

Harald Walach

Achtsamkeit und Achtsamkeitsmeditation als Ressource

Einführung

Achtsamkeit ist ein aus der buddhistischen Tradition, genauer aus der alten Theravada Tradition stammender Begriff. Mit dieser Thematik taucht auch der gesamte Bereich der Spiritualität wieder neu im Bereich der Wissenschaft auf, da der Begriff der Achtsamkeit ja aus der Tradition buddhistischer Spiritualität und Meditation stammt. Damit wird eine alte Spannung wieder belebt und ruft förmlich nach Thematisierung: die zwischen Religion und Wissenschaft, bzw. zwischen Wissenschaft und Spiritualität. Es ist deswegen vielleicht am Anfang nützlich, ein paar Gedanken zu den möglichen Bruchzonen zwischen diesen beiden Themenbereichen vorwegzuschicken.

Wissenschaft als soziales Gebilde

Moderne Analysen des Wissenschaftsprozesses kommen zu folgendem Ergebnis: Wissenschaft ist ein sozialer Prozess, bei dem einzelne Wissenschaftler in Kommunikation mit ihren Kollegen, im Austausch mit der belebten und unbelebten Natur, im Ringen um Ressourcen für Forschung und um Raum für Publikation Tatsachen gestalten, neue Ordnungssysteme vorschlagen, neue Begriffssysteme erfinden [1]. Das «Entdecken» einer «Tatsache», das man naiver Weise gerne als Wissenschaft versteht, ist um vieles komplizierter [2]. Es hängt u. a. auch davon ab, ob ein Forschungsansatz ein Thema aufgreift, das sozial und politisch aktuell ist, ob er oder sie dies mit einer Methode tut, die von anderen Kollegen gebilligt wird, ob sie im Ordnen dessen, was sie findet, eine überzeugende Struktur verwendet, die ausreichend durch soziale Interaktionen mit anderen abgesichert und konsensfähig ist [3]. Es wird schliesslich auch davon bestimmt, ob die Befunde anderen gegenüber so kommuniziert werden, dass sie diese verstehen, akzeptieren und in den Gesamtkontext dessen eingeordnet werden können, was als gesichertes Wissen gilt. Dazu ist es nicht nur notwendig, dass die Befunde sachlich stichhaltig sind und methodische Kritik oder Störfeuer von schlecht informierten oder unwilligen Gutachtern überstehen. Dazu gehört es auch, dass sie gut kommuniziert werden und ihre Protagonisten in soziale Netzwerke eingebunden sind.Vor allem dann, wenn neue Befunde oder Forschungsthemen herrschenden Meinungen widersprechen, akzeptierte Standards an Methoden oder Grundannahmen implizit in Frage stellen, oder – noch schlimmer – nicht reflektierten Grundüberzeugungen einer Mehrheit von Meinungsführern in der Wissenschaft entgegenstehen, ist meistens mit einem mehr oder weniger heftigen Kampf zwischen solchen neuen Weisen der Problembewältigung und alten, akzeptierten Theorien zu rechnen [3]. Thomas Kuhn hat hierfür den Begriff der wissenschaftlichen Revolution geprägt [4; 5]. Das Entscheidende dabei war die historisch belegbare Erkenntnis, dass die Argumentationen in solchen Situationen alles andere als rational sind. Vielmehr nehmen die Debatten häufig die Form von Glaubenskämpfen an, solange, bis die Vertreter einer alten Denkweise in die Minderheit geraten und eine neue Sichtweise um sich greift. Meine Vermutung ist, dass es mit dem hier angekündigten Thema eine ähnliche Bewandtnis hat: Spiritualität ist ein Bereich, der tiefsitzende Überzeugungen dessen, was Wissenschaft ist und tun soll, in Frage stellt. Diese sind historisch ererbt und stellen die Hintergrundmusik dessen dar, was wissenschaftliches Selbstverständnis von heute ausmacht: Wissenschaft als Erbin der Aufklärung [6].

Wissenschaft als Erbin der Aufklärung

Die Wissenschaft hat, ob im christlichen Westen oder im islamischen Osten, nach dem Zerfall der antiken Gelehrsamkeit zunächst eine enge Symbiose mit der Religion gelebt. Die Religion gab den Rahmen, die Grenzen und auch das Ziel des Forschens vor. Allmählich verselbständigte sich wissenschaftliches Denken und Forschen, liess sich immer weniger Scheuklappen anlegen und tolerierte Themenverbote und Eingriffe immer weniger. Auch wenn wissenschaftliches Arbeiten im Mittelalter zunächst im Schoss und im Schutz der Religion geboren wurde, so emanzipierte sich Wissenschaft allmählich von der Bevormundung durch die Religion. Die Wege dorthin sind steinig gewesen und von vielen Kämpfen gesäumt. Viele Protagonisten mussten aus verschiedenen Gründen mit der kirchlichen Obrigkeit streiten und nicht wenige unterlagen – Roger Bacon und

William Ockham im 13. und 14. Jahrhundert, Giordano Bruno und Galileo Galilei im 16. Jahrhundert, um nur einige bekanntere zu nennen. Langfristig jedoch liess sich der Prozess der Säkularisation nicht aufhalten. Wissenschaft ging ihrer Wege, ungehindert und ohne sich um kirchliche Dogmen und Verbote zu scheren. Noch im 20. Jahrhundert landeten wissenschaftliche Bücher, auch solche kirchlicher Denker wie Teilhard de Chardins, auf dem Index der verbotenen und dem Dogma widersprechender Bücher.

Auf ihrem Weg der Emanzipation von kirchlichen Lehren verbündete sich die Wissenschaft mit verschiedenen politischen Bewegungen, die eine Befreiung des mündigen Bürgers von Willkürherrschaft durch politische Macht forderten. Dass in diesem Prozess auch die sozialen Veränderungen eine wichtige Rolle spielten, die durch technische Anwendungen wissenschaftlicher Entdeckungen zustande kamen, versteht sich von selbst. Auch hier war die Wissenschaft indirekter Motor der Veränderungsprozesse. Seit Kant ist wissenschaftliches Denken und Aufklärung miteinander auf Gedeih und Verderb verbunden [7]. Aufklärung bedeutete in Kants Diktion der Ausgang des Menschen aus seiner selbstverschuldeten Unmündigkeit und der Mut und die Entschlossenheit, sich zur Lösung seiner Lebensprobleme seines Verstandes zu bedienen, dessen methodisch-kollektive Seite eben die Wissenschaft darstellt. Diese Entwicklung spielte sich ab, indem von der Religion vorgegebene Glaubensinhalte, Lehrformeln und Tatsachenbehauptungen zunächst bezweifelt, schliesslich attackiert und endlich ignoriert wurden. Denker wie Feuerbach, Nietzsche und Marx ermöglichten die Emanzipation des Geistes von doktrinären Bindungen, indem sie die Grundfesten religiös-kirchlicher Machtausübung erschütterten. Der Gottesbegriff wurde von diesen und anderen Philosophen demontiert und als menschliche Projektion, Angst des Menschen vor seiner eigenen Kraft oder als Herrschaftsinstrument entlarvt. Als schliesslich noch Freud und ihm folgend die Psychoanalyse zeigen konnte, wie stark menschliche Begriffsbildung von der zwischenmenschlichen Erfahrung abhängt, von Projektionen innerer Vorgänge nach aussen, da schien eigentlich der von Nietzsche proklamierte Tod Gottes in einem Begräbnis dritter Klasse sein trauriges Ende gefunden zu haben. Als dann schliesslich die Barbarei der beiden Weltkriege auch noch das Grab Gottes verwüstete, indem es die Rationalität seiner Totengräber mitsamt ihrer Arbeit vernichtete [8], da blieb dem postmodernen Menschen offenbar nur noch seine fragile Rationalität, die im komplexen politisch-sozialen Prozess des Wissenschaftsmarktes je neu zu verhandeln ist.

Für Sentimentalitäten und rückwärtsgewandtes Religionsgefasel scheint hier kein Platz zu sein, ausser in fundamentalistischen Enklaven. Inwiefern kann dann überhaupt noch von Spiritualität im wissenschaftlichen Kontext vernünftig, informiert und aufgeklärt die Rede sein? Hierzu müssen wir eine Unterscheidung einführen zwischen Spiritualität und Religion.

Spiritualität und Religion – einige Begriffsbestimmungen

Die Emanzipation von Wissenschaft von religiös-doktrinärer Bevormundung galt vor allem der Religion als gesellschaftlich-machtpolitischer Institution. Jede Religion nimmt ihren Ausgang, historisch gesehen, in der spirituellen Erfahrung einer oder mehrerer Gründergestalten [9]. Mit *spiritueller Erfahrung* meine ich hier eine *erfahrungsmässige Erkenntnis einer transzendenten, das individuelle Ich übersteigenden Wirklichkeit*. Mit *Erfahrung* meine ich eine *ganzheitliche Form des Erkennens*, die Rationalität, Emotionalität und Motivation bzw. Handlungssteuerung umfasst. *Spirituelle Erfahrung* also ist in der hier vertretenen Konzeption *Ausgangspunkt von Religion*. Sie ist zu verstehen als eine nach innen gerichtete Erfahrung, in der sich die Wirklichkeit in einer tiefen Schau, oder in einem intuitiven Wissen zu erkennen gibt. Diese Erfahrung ist mehr als nur rationale Einsicht. Sie ist auch mehr als nur emotionsgeladenes Erlebnis. Sie ist auch mehr als nur impulserzeugende Begeisterung. Sie umfasst all diese Bereiche und stellt Wissen, Erkenntnis, emotional-existenzielle Sicherheit und Impuls zum verändernden Handeln gleichermassen bereit. Ich gehe davon aus, dass tiefe philosophische oder wissenschaftliche Einsicht, so wie Platon sie in seinem berühmten sechsten Brief beschreibt, Parmenides in seinem Lehrgedicht, oder Plotin sie in seinen tiefen Versenkungszuständen erreicht hat, die uns sein Biograph Porphyrius berichtet, womöglich eben solche spirituelle Erfahrungen in der hier vorgeschlagenen Terminologie waren oder jedenfalls sehr viel Ähnlichkeit damit haben. Insofern gibt es hier einen Berührungspunkt zwischen Philosophie und Spiritualität bzw. Religion [10]. Spirituelle Erfahrung im eigentlichen Sinne des Wortes mündet dann in der Regel entweder in die Gründung einer neuen Religion oder in die Belebung einer vorhandenen.

Es ist nützlich, wenn wir allseits bekannte Geschichten und Bilder als solche Erfahrungen verstehen [11]: die Begegnung Mose mit dem brennenden Dornbusch, seine Gottesbegegnung auf dem Sinai, die initialen Erfahrungen der verschiedenen alttestamentlichen Propheten, die Taufe Jesu im Jordan, seine Versuchung in der Wüste, die Verklärung auf dem Berg Tabor, die Bekehrung des Paulus. Für den historischen Shakyamuni Buddha ist die Bedeutung seiner tiefen

Erfahrung gut belegt, und schätzungsweise könnte man das auch für den Propheten Mohammed tun. Aus diesen Erfahrungen und ihrer Interpretation erwächst dann die Chiffre, die entsprechenden Texte seien «Wort Gottes». Nichts ist fataler als das fundamentalistische Missverständnis, das diesen Begriff zwar wörtlich, aber nicht ernst nimmt und damit den Sachgehalt selbst und dessen Anspruch zerstört. (Diese Dialektik zwischen «Ernst-» und «Wörtlichnehmen» wäre eigentlich eine eigene Untersuchung wert: Ernstnehmen lassen sich all diese Texte nämlich nur, wenn man sie nicht einfach naiverweise wörtlich nimmt, und wenn man sie unbesehen wörtlich nimmt, nimmt man ihnen die Sprengkraft.)

Solche Erfahrungen werden allerdings nicht im kultur- und sprachfreien Raum gemacht [12]. Ich will hier nicht die Diskussion darüber aufrollen, ob es überhaupt sprach- und kategoriefreie Erfahrung geben kann. Mir scheint, die Phänomenologie spiritueller Erfahrung spricht dafür [9]. Aber selbst wenn es sie gibt, was ich vermute, dann muss die Erfahrung irgendwann transportiert, vermittelt und verkündet werden. Dazu bedient sie sich eines sprachlichen Systems, das aufgrund seiner Bildhaftigkeit noch vieles der ursprünglichen Mehrwertigkeit und Umfassendheit der spirituellen Erfahrung auffangen kann [13]. Spätestens dann aber, wenn der Versprachlichungsprozess weitergeht, wenn Lehrsätze, ethische Grundsätze, dogmatische Aussagen daraus werden, muss sich die Erfahrung in die präpositionale Struktur der menschlichen Sprache fügen, und in einem komplexen Prozess der Versprachlichung von Erfahrung, neuer Erfahrung in einem bereits kulturell-sprachlich vorgeprägten Raum, und Veränderung des vorgefundenen religiösen Sprachraums durch andere Erfahrung, entsteht, wächst und verändert sich Religion [14; 15].

Spiritualität und Religion verhalten sich also, etwas vereinfachend und abstrahierend gesprochen, wie Inhalt und Form eines Textes. Reitet man nur auf der korrekten Fassung eines Gedichtes herum und gibt den Inhalt preis, dann endet man in hohler Phrasendrescherei. Betont man nur den Inhalt und vernachlässigt die Form, so verflüchtigt sich der Inhalt, erhält keinerlei Fassung und verliert seine Sprengkraft. Insofern gehören beides, Inhalt und Form, innig zusammen.

Die Aufklärungsbewegung nun, so meine Vermutung, richtete sich vor allem gegen die Religion als verselbständigte Form, als inhaltsleere Hülse. Damit schüttete sie freilich das Kind mit dem Bade aus und liess vermuten, es gäbe gar kein Kind, keinen Inhalt jenseits der hohlen Form, den ernstzunehmen es wert wäre [7] und stellt uns vor das Bild eines einigermassen intelligenten, selbstorganisierenden, nach Naturgesetz und einer Reihe von Zufällen operierenden Kosmos, der aber gleichwohl kalt und nicht unbedingt sinnstiftend ist [16]. Entsprechend äussern sich Wissenschaftler selbst mehrheitlich skeptisch gegenüber der Existenz einer transzendenten Wirklichkeit: 93% aller befragten Wissenschaftler der National Academy of Science glauben nicht an einen Gott oder an die Unsterblichkeit der Seele [17]. Die Aufklärung hat also mindestens im Bereich der Wissenschaft selbst reinen Tisch gemacht und mit dem alten Glauben gründlich aufgeräumt. Wissenschaft und Religion vertragen sich anscheinend schlecht.Dies jedenfalls implizierte Francis Galton in seiner Untersuchung über die Wirksamkeit des Gebets [18]. Dort zitierte er eine Statistik aus dem Journal der Statistical Society, die die Lebensdauer von Personen, für die traditionsgemäss viel gebetet wird – Mitglieder von Herrscherhäusern und kirchliche Würdenträger – mit denen anderer Berufsgruppen vergleicht und keinen Unterschied findet. Er stellt fest, dass bereits viele Elemente der Religion als Aberglaube entlarvt worden seien, nunmehr auch der Glaube an die Wirksamkeit des Gebets und dass die Beweislast nun auf Seiten der Religion liegen würde.

Galtons Befund war, wissenschaftshistorisch gesehen, der Fehdehandschuh, den die um Aufklärung bemühte Wissenschaft der traditionellen Religion hingeworfen hatte. Wenn man es recht besieht, hat die traditionelle Religion den Handschuh liegengelassen und hat sich schmollend auf die eher privaten und politisch leichter verteidigbaren Bereiche im Leben zurückgezogen, wo sie keine Auseinandersetzung mit der Wissenschaft führen musste. In Amerika entwickelte sich zwar, über die letzten 20 Jahre, eine aktive Szene der Religionspsychologie, die aber wissenschaftlich bislang wenig über ihren eigenen Wirkungskreis hinaus wahrgenommen wurde. Zusätzlich und parallel dazu kann man von einer buddhistischenn Bewegung im Westen sprechen. Sie führte in den USA dazu, dass, u.a. von Jon Kabat-Zinn angestossen, die Achtsamkeitsmeditation, die aus der alten, ursprünglichen buddhistischen Meditationstradition des Theravada stammt, in ein verhaltensmedizinisches Interventionsprogramm umgesetzt wurde, mit dem in den letzten 15 Jahren hunderttausende von Patienten in den Vereinigten Staaten behandelt worden sind.

Achtsamkeit und Achtsamkeitsmeditation – Einige historische Bemerkungen

Der Begriff der Achtsamkeit ist schon in den Yoga-Sutren des Patanjali nachweisbar und damit kein genuin buddhistischer Begriff. Er meint eine Haltung des nicht-urteilenden, akzeptierendenn aufmerksamen Wahrnehmens innerer und äusserer Vorgänge. Dies schliesst Gedanken, Affekte, Impulse, Empfindungen, Regungen und Wahrnehmungen mit ein. Durch den Aufstieg des Buddhismus wird er zu einem zentralen Begriff des Buddhismus und hat damit eine über 2500jährige Tradition. Der Buddhismus hat sich in verschiedene Schulen aufgespalten: die alte, oder Theravada-Tradition folgt stärker den ursprünglichen Lehren und Methoden, spätere Entwicklungen des Buddhismus in China haben zu Ch'an oder Zen geführt, in Tibet sich mit dort ansässigen ursprünglichen religiösen Vorstellungen vermischt oder sich anderweitig verändert. Zentral ist all diesen verschiedenen Spielformen die Betonung der Achtsamkeit als einem wichtigen Element. Buddha hatte die *vier edlen Wahrheiten* verkündet: die Wahrheit vom Leiden, von dessen Ursache, von der Befreiung vom Leiden und dem Weg zu dieser Befreiung, dem *edlen achtfachen Pfad*.

Die erste Wahrheit besagt, dass alles Leben Leiden sei. Die zweite, dass das Leiden seinen Ursprung in der Gier und im Anhaften hat. Die dritte Wahrheit besagt, dass dieses Leiden beendet werden kann. Der Weg dorthin, dies ist die vierte Wahrheit, ist der edle achtfache Pfad. Bestandteil dieses Pfades ist, neben rechter, ethischer Lebensweise, Weisheit und Meditation. Und Achtsamkeit ist eine der Grundlagen der Meditation, neben rechter Sammlung und rechtem Streben.

Leiden entsteht in dieser Sicht durch Anhaften. Ein wesentliches Element dieses Anhaftens besteht darin, dass wir geneigt sind unsere Persönlichkeit zu substanzialisieren und alles auf sie zu beziehen. Dadurch schneiden wir uns vom Fluss des Lebens ab, weil wir alle Ereignisse immer in Bezug auf uns selber kategorisieren und uns selber und die Welt um uns nie so erleben und erfahren, wie sie in sich sind. Dies, so die dritte Wahrheit, kann beendet werden, in dem man sich auf den Weg macht, dessen Bestandteil Meditation ist. Es ist an dieser Stelle wichtig zu betonen, dass Meditation allein als Methode oder «Trick» nicht ausreichend ist. Vielmehr gehören entsprechende ethische Verhaltens- und Lebensweisen mit dazu, die die Meditation ermöglichen und das Fortkommen auf diesem Weg. Ein wesentlicher Bestandteil von Meditation aber ist Achtsamkeit. Sie ist Resultat und Voraussetzung von Meditation gleichermassen. Achtsamkeit entsteht, indem man in der Meditationsübung sorgfältig bei der Übung verweilt. Diese besteht aus dem Achten auf seinen Atem und alle Inhalte des Geistes, die dabei auftauchen, wenn man der klassischen Achtsamkeitsmeditation folgt. Sie wird im Zen realisiert durch das sich Sammeln entweder mit Hilfe des Atmens oder auch eines bestimmten Wortes. Letzteres ist auch Bestandteil vieler anderer Meditations- oder Kontemplationstraditionen.

Achtsamkeit ist aber auch notwendig für Meditation und insofern eine Haltung des meditativen Verweilens bei Dingen, Menschen, Gegebenheiten, das

Meditation erst möglich macht. Anders ausgedrückt ist Achtsamkeit eine generalisierte Haltung, die Meditation und ihre Effekte über die formelle Übung hinaus in den Alltag transportiert. Je gesammelter die Meditation, desto grösser die Achtsamkeit, die daraus resultiert und umgekehrt, je mehr Achtsamkeit man im Alltag realisieren kann, desto einfacher wird es, meditative Sammlung auch in der formellen Meditation zu verwirklichen. Resultat der geübten und praktizierten Achtsamkeit ist dann Mitgefühl gegenüber Mitmenschen und anderen Lebewesen und Akzeptanz gegenüber allem, was sich im Leben so ereignet. *Achtsamkeit meint also ein wohlwollendes, akzeptierendes und aufmerksames Wahrnehmen aller inneren Akte, wie etwa Empfindungen, Gefühle, Gedanke, Wünsche, Impulse.*

Wiewohl Achtsamkeit ein dezidiert buddhistischer Begriff ist, so ist doch das darin Gemeinte nicht notwendigerweise religionsspezifisch, sondern höchstwahrscheinlich religionsübergreifende Voraussetzung für jeglichen religiösen und vielleicht sogar menschlichen Vollzug überhaupt. Die Technik der Meditation, wie sie der Buddhismus kultiviert hat, gibt es in ähnlicher Form in beinahe allen Religionen und Kulturen, obwohl sie dort anders heisst und die Erfahrungen anders interpretiert werden. Und auch im christlich-westlichen Kulturkreis gibt es eine starke ununterbrochene Strömung der Mystik, die den Weg der Verinnerlichung gelehrt und praktiziert hat. Angefangen vom historischen Jesus selbst, der immer wieder Zuflucht und Ruhe in der Sammlung und im Gebet suchte, war die Einkehr und Sammlung auch in der christlichen Tradition von grosser Bedeutung. Wenn etwa in der Tradition des Augustinus christliche Mystiker davon sprechen, dass das mystische Gebet zum ewigen Jetzt führe, dem «nunc stans», oder davon, dass in der Kontemplation alles ganz neu geschaffen würde, oder davon, dass dies die Freude der Ewigkeit schon hier auf Erden sei, so spricht, zumindest phänomenologisch, einiges dafür, dass sie psychologisch ganz ähnliche Erfahrungen gemacht haben wie diejenigen, die von klassischen buddhistischen Texten beschrieben werden [19; 20].

Bekanntlich ist aber das Gras grüner auf der anderen Seite, wie es ein englisches Sprichwort ausdrückt. Daher ist es nicht verwunderlich, dass eine gewisse spirituelle Renaissance in den USA durch den Einfluss buddhistischer Lehren zustandekam. Dort kann man seit etwa 30 Jahren, angefangen von der legendären Gründung des San Francisco Zen Centers bis zu einer Vielzahl weiterer Entwicklungen von einer Wiederbelebung und westlichen Adaptation der alten Konzepte sprechen [19; 21; 22]. Bestandteil dieser Bewegung ist auch die Anpassung der Achtsamkeitsmeditation der Theravada Schule für medizinische Fragestellungen durch Jon Kabat-Zinn seit den 80er Jahren [23; 24].

Mindfulness Based Stress Reduction (MBSR)

Kabat-Zinn verschmolz verschiedene Elemente der Achtsamkeitstradition und des Yoga zu einem wirkungsvollen verhaltensmedizinischen Programm. Es wird nun einheitlich in 7 bis 8 Wochen dauernden Kursen gelehrt. Einmal in der Woche findet ein zweistündiger Kursabend statt; die Gruppen umfassen 8 bis 14 Teilnehmer. Die Teilnehmer lernen formelle Achtsamkeitsmeditation, also das achtsame Achten auf den eigenen Atem. Daneben werden einfache Körper- und Dehnübungen eingeführt, die aus dem Yoga stammen und ein sog. «Body-Scan» durchgeführt, also mit der Aufmerksamkeit bei Körperregungen verweilen und so den Körper und seine Befindlichkeit genau wahrnehmen. Ausserdem gehört ein einigermassen vorstrukturiertes Programm der Wissensvermittlung über moderne Erkenntnisse zum Thema Stress, Gesundheit und Achtsamkeit mit dazu. Meistens wird auch noch ein «Tag der Achtsamkeit» angeboten, an dem Achtsamkeitsmeditation mehrere Stunden am Stück praktiziert wird. Dieser ist gleichzeitig auch Gelegenheit für Teilnehmer früherer Kurse, ihre Übung aufzufrischen oder zu intensivieren. Durch ein intensives Vorgespräch, bei dem die Motivation und Zielsetzung abgeklärt wird, wird in der Regel erreicht, dass nur solche Teilnehmer mitmachen, die sich auf die einzige wirkliche Voraussetzung für einen solchen Kurz einzulassen bereits sind: 8 Wochen lang an 6 Tagen in der Woche täglich mindestens 20 Minuten zu üben. Wer dies durchhält, ist in aller Regel auch bereit weiter zu üben und hat auch einen gewissen Erfolg zu verzeichnen.

Dieses Training wurde von Kabat-Zinn bewusst als verhaltensmedizinisches, also nicht als religiöses Programm gestaltet, damit Menschen aller religiöser Richtungen und auch atheistische oder agnostische Menschen teilnehmen können. Es verzichtet auch auf die Vermittlung buddhistisch religiöser Konzepte, wiewohl es seine Herkunft aus dieser Tradition nicht verleugnet.

Forschungsbeispiel Achtsamkeit

Neben den vielen Praxisbeispielen und Studien, die es aus den USA zu dieser Interventionsform gibt, hat sie sich nun auch im deutschen Sprachraum verbreitet und ist auch hier klinisch mit Erfolg einsetzbar [25–27]. Wir konnten in einer Meta-Analyse zeigen, dass MBSR beim derzeitigen Stand des Wissens eine robuste Effektstärke von d = 0.53 gegenüber Kontrollen unterschiedlicher Art hat und damit klinisch von erheblichem Nutzen ist (Tab. 1), bedenkt man, dass MBSR in diesen Studien grösstenteils bei chronisch Kranken und Personen angewandt wurde, die vom konventionellen medizinischen System nicht mehr angemessen versorgt werden konnten [28; 29]. Die vorliegenden Wirksamkeitsstudien decken ein breites Spektrum chronischer Krankheiten ab und belegen Wirksamkeit von MBSR vor allem bei chronischen Schmerzsyndromen, bei atopischer Dermatitis, bei Angst und Panikstörungen, bei Begleitsymptomen von Krebs, bei Stress und Bluthochdruck.

Tabelle 1 – Meta-Analyse klinischer Untersuchungen zur Wirksamkeit von MBSR (aus [Grossman, Schmidt, et al. 2004 [28]]); k = Anzahl Studien; N = Anzahl Patienten in den Studien; d = standardisierte Mittelwertdifferenz (Differenz der Mittelwerte/gemeinsame Standardabweichung), ein Effektstärkemass; 95 % Konfidenzintervall; assoziierter p-Wert

	k	N	*d*	95% CI	p
Psych. Gesundheit					
alle Studien	10	771	*0.54*	0.39–0.68	0.0001
Patienten	5	236	*0.56*	0.29–0.83	0.0001
andere	5	535	*0.53*	0.36–0.70	0.0001
randomisiert	7	434	*0.54*	0.35–0.74	0.0001
nicht-randomisiert	3	337	*0.54*	0.32–0.76	0.0001
Körperl. Gesundheit					
alle Studien	5	203	*0.53*	0.23–0.81	0.0004

Es ist im übrigen interessant, dass Studien, die kontrolliert sind im Vergleich zu solchen, die nur vorher-nachher-Effekte erfassen, etwa den gleichen Effekt gezeigt haben: prä-post-Vergleiche erbrachten Effekt von d = 0.50 für die psychische und d = 0.42 für die körperliche Gesundheit. Da die Effektstärken homogen waren, gingen wir davon aus, dass es keine inhaltlichen oder methodologischen Moderatorvariablen zu berücksichtigen hatte, etwa Effekte des Forschungsdesigns. Dies ist ein beachtlicher Effekt, bedenkt man, dass vor allem chronische und schwer behandelbare Patienten in diesen Stichproben untersucht wurden und die grösste bisher durchgeführte Meta-Analyse überhaupt, die Effekte aller psychosozialer Interventionen, von Psychotherapie bis zur Erziehung zusammenfasst, zusammen etwa 9400 Studien, einen Effekt von d = 0.50 isolierte [30].

Eine aus der Achtsamkeit abgeleitete Depressionstherapie hat sich ebenfalls als wirksam gezeigt [31; 32]. Teasdale, der diese Therapie eingeführt hat, weist darauf hin, dass sich das Ziel der kognitiven Verhaltenstherapie, dysfunktionale automatische Gedanken und andere Kognitionen aufzustöbern und zu verändern, mit dem Ziel der Achtsamkeitsmeditation deckt, sich seiner inneren mentalen Akte gewahr zu werden und schliesslich auch die Freiheit zu gewinnen diejenigen auszublenden, zu verändern oder sein zu lassen, die einen in seiner Freiheit behindern und in der Mitmenschlichkeit stören. Insofern kann gerade die moderne kognitive Therapie, etwa bei Depressionen, als ein Beispiel dafür gelten, wie Achtsamkeit unkompliziert in moderne Therapieansätze integrierbar ist. Ja mehr noch, sie zeigt, wie moderne therapeutische Aktivität und Begriffsbildung zu Einschätzungen gelangt ist, die denen der Achtsamkeitstradition verblüffend ähnlich sind. Daher vermutet Teasdale in seinem Modell, wie Verbesserung achtsamkeitsbasierter kognitiver Therapie bei Depression wirkt, dass eine Meta-Kompetenz wächst, seine eigenen Gefühle und Gedanken zu beobachten und dadurch auch Kontrolle über sie zu gewinnen, die dazu führt, störende und krankmachende Gedankenschleifen und Gefühlsengpässe zu vermeiden [33].

Die mittlerweile verbreitete Dialektische Verhaltenstherapie für Borderlinepatienten von Linehan hat viele Elemente aus der Achtsamkeitstradition des Zen übernommen und kann ebenfalls als empirisch validiert angesehen werden [34–36]. Linehan weist in ihrem Ansatz darauf hin, dass die Borderline-Störung durch ein rasches Gefühlswechselbad gekennzeichnet ist bei gleichzeitiger Unfähigkeit, die Auslöser und mentalen Begleiterscheinungen für den raschen Wechsel der Gefühle auszumachen. Dies führt wiederum zu den bekannten impulsiven Handlungen, die die negativen Gefühle intensivieren und zu einer Bedrohung der Integrität der Person führen. Dies alles ist mit einer Unfähigkeit verbunden, sowohl sich selber gegenüber, als auch anderen gegenüber eine Theorie dessen zu entwickeln, was wirklich innerlich vorgeht. Der Ansatzpunkt von Linehans Therapie beruht ebenfalls darauf, durch eine Schulung der Achtsamkeit die Patienten für die oft minimalen Veränderungen zu sensibilisieren – Kränkungen, Verletzungen des Selbstwertgefühls, Versagen, Uneinfühlsamkeit anderer –, die den Stimmungswechsel ausmachen. Schliesslich führt diese Sensibilisierung auch dazu, die Automatismen zu durchbrechen, mit der negative Gefühle normalerweise zu impulsiven Handlungen Anlass geben, die wiederum die Gefahr heraufbeschwören, diese negativen Gefühle zu verstärken, oder neue auszulösen. Ausserdem wird durch diese Schulung die fluktuierende und vorübergehende Natur von Emotionen deutlich, was wiederum dazu führt, dass Personen sie eher auszuhalten bereit und im Stande sind. Denn ein Gefühl der Wertlosigkeit oder Verlassenheit, das vermeintlich abgrundtief und ewig ist, lässt keine andere Wahl als ihm zu entfliehen, während ein Gefühl, von dem man weiss, dass es vorübergehender Natur ist, auch möglich erscheinen lässt es auszuhalten und den Wechsel zu einem erträglicheren Gefühl abzuwarten. Wir konnten in unserer Validierungsstudie zu dem von uns entwickelten Freiburger Fragebogen zur Achtsamkeit (FFA) zeigen, dass Personen, deren Achtsamkeitswerte höher sind, auch weniger psychische Belastungssymptome aufweisen [37].

Eine interessante Studie kann etwas Licht auf mögliche Mechanismen für die Vermittlung dieser Effekte werfen [38]. In dieser Studie erhielten 25 Personen aus einer Firma das MBSR Training und 16 Personen dienten als Wartekontrolle. Gleichzeitig erhielten alle eine Impfung. Bei den Teilnehmern des Trainings veränderte sich der EEG-Lateralitätsindex. Dies ist ein von Davidson eingeführtes Mass, das die unterschiedliche Basisaktivierung des Gehirns widerspiegelt und möglicherweise ein Korrelat fester Persönlichkeitsmerkmale darstellt [39]. Dieser Lateralitätsindex spiegelt auch die emotionale Grundbefindlichkeit wieder und die Tendenz, bei Belastung mit negativen Emotionen wie Panik, Angst oder Depression zu reagieren [40–42]. In der erwähnten Studie [38] erhöhte sich die frontale Linksasymmetrie, was sich als Zeichen für gesteigerte Plastizität im Umgang mit Stress und als gesteigerte positive Grundbefindlichkeit deuten lässt. Dieser Befund wird von unabhängigen Daten gestützt [43]. Zugleich war bei den Teilnehmern des Übungsprogramms der Antikörpertiter, der aufgrund der Impfung ohnedies zu erwarten war, höher als bei den Kontrollpersonen, was auf eine verstärkte Immunantwort schliessen lässt. Interessanterweise war die Differenz in der Asymmetrie, also eine mutmassliche Kennzahl für den Übungseffekt, hochsignifikant mit dem Anstieg der Antikörper ($r = .56$) korreliert. Damit haben wir einen weiteren Anhaltspunkt für die mögliche Vermittlung solcher Effekte. Die Achtsamkeitsmeditation scheint vor allem die kognitive Fähigkeit mit Belastung umzugehen positiv zu beeinflussen. Dies könnte durch das Einüben von innerem Abstandnehmen, durch das rechtzeitige Bemerken von Panikreaktionen und deren Steuerung, oder durch die allgemeine Senkung der Bereitschaft, auf Belastungsreize mit negativen Emotionen zu reagieren, geschehen. Dadurch könnte sich insgesamt die Fähigkeit des Organismus erhöhen, in belastenden, schmerzhaften oder bedrohlichen Situationen konstruktive Auswege zu finden. Durch die mittlerweile gut belegten Verbindungen zwischen zentralnervösem Geschehen und immunologischen und endokrinologischen Vorgängen [44] ist es durchaus plausibel, dass damit auch chronische Erkrankungen durch eine Veränderung der internen Regulationsvorgänge positiv beeinflusst werden.

Dass sich während und durch die Meditation veränderte Gehirnaktivitäten ergeben, ist schon seit geraumer Zeit bekannt [38]; [45–49]. Eine neue Studie mit optimierter Methodik und unter Zuziehung von wirklich in Meditation erfahrenen Personen hat diese älteren Daten teilweise eindrucksvoll bestätigt, teilweise korrigiert [50]. Sie zeigte vor allem, dass sich während einer bestimmten Meditationsmethode, der Metta-Meditation (Metta = Mitgefühl; eine Meditation, bei der mit Visualisierungsübungen Mitgefühl entwickelt werden soll), hochfrequente Gamma-Aktivität im Gehirn ausbreitet, die normalerweise mit höchster geistiger Aktivität assoziiert ist, dass das Verhältnis dieser Aktivität zu langsamen Wellen bereits im Ruhe-EEG anders ist bei Meditierenden im Vergleich zu Kontrollen, und dass eine weiträumige Synchronisierung des EEGs nur bei den Meditationserfahrenen auftritt. Damit wäre vielleicht ein neurophysiologisches Substrat von Achtsamkeit zumindest hypothetisch angedeutet: Die Kohärenz des EEGs. Während unser Gehirn normalerweise sehr modulär arbeitet, viele Prozesse gleichzeitig und parallel ablaufen, scheint es, zumindest phänomenologisch, Merkmal der Achtsamkeit zu sein, dass sich alle Aufmerksamkeit auf eine Sache richtet und diese das Feld unserer Aufmerksamkeit voll und ganz beherrscht. Möglicherweise ist die weitreichende EEG-Kohärenz, die Davidson [50] und früher auch andere Forscher [46; 47; 49] gefunden haben, eine neurobiologische Signatur der Achtsamkeit im tiefsten Wortsinn dergestalt, dass sich das Gehirn in vielen Bereichen und in unterschiedlichen Verarbeitungs- und Analyseeinheiten kohärent verhält.

Freiburger Fragebogen zur Achtsamkeit (FFA) Kurzversion (14 Items)

Freiburger Fragebogen zur Achtsamkeit (FFA)

Dieser Fragebogen soll Ihre Achtsamkeit erfassen. Bitte beziehen Sie dabei die Aussagen auf die letzten ___ Tage. Kreuzen Sie bitte bei jeder Frage die Antwort an, die am besten auf Sie zutrifft.
Wir möchten Sie bitten, so ehrlich und spontan wie möglich zu antworten. Es gibt keine «richtigen» oder «falschen» und keine «guten» oder «schlechten» Antworten.
Ihre persönlichen Erfahrungen sind uns wichtig.

Vielen Dank für Ihr Bemühen!

	fast nie	eher selten	relativ oft	fast immer
1. Ich bin offen für die Erfahrung des Augenblicks.	❑	❑	❑	❑
2. Ich spüre in meinen Körper hinein, sei es beim Essen, Kochen, Putzen, Reden.	❑	❑	❑	❑
3. Wenn ich merke, dass ich abwesend war, kehre ich sanft zur Erfahrung des Augenblicks zurück.	❑	❑	❑	❑
4. Ich kann mich selbst wertschätzen.	❑	❑	❑	❑
5. Ich achte auf die Motive meiner Handlungen.	❑	❑	❑	❑
6. Ich sehe meine Fehler und Schwierigkeiten, ohne mich zu verurteilen.	❑	❑	❑	❑
7. Ich bin in Kontakt mit meinen Erfahrungen, hier und jetzt.	❑	❑	❑	❑
8. Ich nehme unangenehme Erfahrungen an.	❑	❑	❑	❑
9. Ich bin mir selbst gegenüber freundlich, wenn Dinge schieflaufen.	❑	❑	❑	❑
10. Ich beobachte meine Gefühle, ohne mich in ihnen zu verlieren.	❑	❑	❑	❑
11. In schwierigen Situationen kann ich innehalten.	❑	❑	❑	❑
12. Ich erlebe Momente innerer Ruhe und Gelassenheit, selbst wenn äußerlich Schmerzen und Unruhe da sind.	❑	❑	❑	❑
13. Ich bin ungeduldig mit mir und meinen Mitmenschen.	❑	❑	❑	❑
14. Ich kann darüber lächeln, wenn ich sehe, wie ich mir manchmal das Leben schwer mache.	❑	❑	❑	❑

Bitte überprüfen Sie noch einmal, ob Sie auch keine Zeile ausgelassen haben.

Vielen Dank für Ihre Mitarbeit!

Literatur

[1] Latour B.: *Die Hoffnung der Pandora: Untersuchungen zur Wirklichkeit der Wissenschaften.* Suhrkamp, Frankfurt 2000.

[2] Fleck L.: *Entstehung und Entwicklung einer wissenschaftlichen Tatsache. Einführung in die Lehre vom Denkstil und Denkkollektiv.* Mit einer Einleitung herausg. v. L. Schäfer und T. Schnelle. Suhrkamp, Frankfurt 1980. (Original erschienen 1935).

[3] Martin B.: *Strategies for dissenting scientists.* Journal of Scientific Exploration 1998; 12: 605–616.

[4] Kuhn T.S.: *Die Entstehung des Neuen – Studien zur Struktur der Wissenschaftsgeschichte.* Suhrkamp, Frankfurt 1977.

[5] Kuhn T.S.: *Die Struktur wissenschaftlicher Revolutionen.* Suhrkamp, Frankfurt 1967.

[6] Walach H., Reich K.H.: *Science and spirituality: Towards understanding and overcoming a taboo.* Zygon 2004; in print.

[7] Bukow W.-D.: *Magie und fremdes Denken. Bemerkungen zum Stand der neueren Magieforschung seit Evans-Pritchard.* In: Heimbrock, H.-G., Streib, H. (eds.): Magie. Katastrophenreligion und Kritik des Glaubens. Eine theologische und religionstheoretische Kontroverse um die Kraft des Wortes, vol. 1. Kok Pharos, Kampen 1994, S. 61–103.

[8] Horkheimer M., Adorno T.W.: *Dialektik der Aufklärung. Philosophische Fragmente.* Fischer, Frankfurt 1969.

[9] James W.: *Die Vielfalt religiöser Erfahrung. Eine Studie über die menschliche Natur.* Walter, Freiburg & Olten 1979.

[10] Albert K.: *Die ontologische Erfahrung.* Henn, Ratingen/Kastellaun 1974.

[11] Hinze O.M.: *Tantra Vidya. Wissenschaft des Tantra.* Aurum, Freiburg 1983.

[12] Katz S.T. (ed.): *Mysticism and Religious Traditions.* Oxford University Press, Oxford & New York 1983.

[13] Douglas-Klotz N.: *Missing stories: psychosis, spirituality and the development of Western religious hermeneutics.* In: Clarke I. (ed.): Psychosis and Spirituality: Exploring the New Frontier. Whurr London 2001, S. 53–72.

[14] Reich K.H.: *The relation between science and theology: The case for complementarity revisited.* Zygon 1990; 25: 369–390.

[15] Reich K.H.: *The Chalcedonian definition, and example of the difficulties and the usefulness of thinking in terms of complementarity?* Journal of Psychology and Theology 1990; 18: 148–157.

[16] Kanitschneider B.: *Von der mechanistischen Welt zum kreativen Universum. Zu einem neuen philosophischen Verständnis der Natur.* Wissenschaftliche Buchgesellschaft, Darmstadt 1993.

[17] Larson E.J., Witham L.: *Leading scientists still reject god.* Nature 1998; 394: 313.

[18] Galton F.: *Statistical inquiry into the efficacy of prayer.* Fortnightly Review 1872; 68, New Series: 125–135.

[19] Buchheld N., Walach H.: *Die historischen Wurzeln der Achtsamkeitsmeditation – Ein Exkurs in Buddhismus und christliche Mystik.* In: Heidenreich, T., Michalak, J. (eds.): Achtsamkeit und Akzeptanz in der Psychotherapie. Ein Handbuch. dgvt-Verlag, Tübingen 2004, S. 25–46.

[20] Walach H.: *Hugh of Balma and multiple Kensho.* Journal of the History of Ideas 2005; submitted.

[21] Docket K.H., Dudley-Grant G.R., Bankart C.P. (eds.): *Psychology and Buddhism: From Individual to Global Community.* Kluwer Academic/Plenum Publishers, New York & Boston 2003.

[22] Aitken R.: *Zen als Lebenspraxis.* Diederichs, München 1988.

[23] Kabat-Zinn J.: Im Alltag Ruhe finden: *Das umfassende praktische Meditationsprogramm für alle Lebenslagen.* Herder, Freiburg 1998.

[24] Kabat-Zinn J.: *Gesund durch Meditation. Das große Buch der Selbstheilung.* Barth, München 1996.

[25] Majumdar M., Grossman, P., Dietz-Waschkowski B., Kersig S., Walach H.: *Does mindfulness meditation contribute to health? Outcome evaluation of a German sample.* Journal of Alternative and Complementary Medicine 2002; 8: 719–730.

[26] Majumdar M., Walach H.: *Achtsamkeitsmeditation und Gesundheit. Eine Outcome-Evaluation.* In: Belschner W., Galuska J., Walach H., Zundel E. (eds.): *Perspektiven Transpersonaler Forschung.* Jahresband 1 des DKTP. BIS-Verlag, Oldenburg, 2001, S. 87–88.

[27] Kabat-Zinn J.: *Commentary on Majumdar et al.: Mindfulness meditation for health.* Journal of Alternative and Complementary Medicine 2002; 8: 731–735.

[28] Grossman P., Schmidt S., Niemann L., Walach H.: *Mindfulness based stress reduction and health: A meta-analysis.* Journal of Psychosomatic Research 2004; 37: 35–43.

[29] Grossman P., Niemann L., Schmidt S., Walach H.: *Ergebnisse einer Metaanalyse zur Achtsamkeit als klinischer Intervention.* In: Heidenreich T., Michalak J. (eds.): Achtsamkeit und Akzeptanz in der Psychotherapie. Ein Handbuch. dgvt-Verlag, Tübingen 2004, S. 701–725.

[30] Lipsey M.W., Wilson D.B.: *Educational and behavioral treatment: confirmation from meta-analysis.* American Psychologist 1993; 48: 181–209.

[31] Segal Z.V., Williams J.M.G., Teasdale J.D.: *Mindfulness-based cognitive therapy for depression: a new approach to preventive relapse.* Guilford Press, New York 2002.

[32] Teasdale, J.D., Segal, Z.V., Williams, J.M.G., Ridgeway, V.A., Soulsby, J.M., Lau, M.A.: Prevention of relapse/recurrence in major depression by mindfulness-based cognitive therapy. Journal of Consulting and Clinical Psychology 2000; 68: 615–623.

[33] Teasdale J.D., Segal Z., Williams M.G.: *How does cognitive therapy prevent depressive relapse and why should attentional control (mindfulness) training help?* Behaviour Research and Therapy 1995; 33: 25–39.

[34] Bohus M., Haaf B., Simms T., Limberger M.F., Schmahl C., Unckel C., Lieb K., Linehan M.M.: *Effectiveness of inpatient dialectical behavioral therapy for borderline personality disorder: a controlled trial.* Behaviour Research and Therapy 2004; 42: 487–499.

[35] Bohus M., Haaf B., Stiglmayr C., Pohl U., Böhme R., Linehan M.M.: *Evaluation of inpatient dialectical-behavioral therapy for borderline personality disorder – a prospective study.* Behaviour Research and Therapy 2000; 38: 875–887.

[36] Linehan M.M.: *Dialektische Verhaltenstherapie bei Borderline-Persönlichkeitsstörungen.* In: Zielke M., Sturm J. (eds.): Handbuch stationärer Verhaltenstherapie. Psychologie Verlags Union, Weinheim 1994, S. 796–804.

[37] Walach H., Buchheld N., Buttenmüller V., Kleinknecht N., Grossman P., Schmidt S.: *Empirische Erfassung der Achtsamkeit – Die Konstruktion des Freiburger Fragebogens zur Achtsamkeit (FFA) und weitere Validierungsstudien*. In: Heidenreich, T., Michalak, J. (eds.): Achtsamkeit und Akzeptanz in der Psychotherapie. Ein Handbuch. dgvt-Verlag, Tübingen 2004; S. 727–770.

[38] Davidson R.J., Kabat-Zinn J., Schumacher J., Rosenkranz, M., Muller D., Santorelli S.F., Urbanowski F., Harrington A., Bonus K., Sheridan J.F.: *Alterations in brain and immune function produced by mindfulness meditation*. Psychosomatic Medicine 2003; 65: 564–570.

[39] Davidson R.J., Wheeler R.E., Kinney L.: *Psychometric properties of resting anterior EEG asymmetry: Temporal stability and internal consistency*. Psychophysiology 1992; 29: 567–592.

[40] Davidson R.J., Putnam K.M., Larson C.L.: *Dysfunction in the neural circuitry of emotion regulation – A possible prelude to violence*. Science 2000; 289: 591–594.

[41] Davidson R.J., Jackson D.C., Kalin N.H.: *Emotion, plasticity, context and regulation: perspectives from affective neuroscience*. Psychological Bulletin 2000; 126: 890–909.

[42] Davidson R.J.: *Affective style, psychopathology, and resilience: Brain mechanisms and plasticity*. American Psychologist 2000; 55: 1196–1214.

[43] Lou H.C., Kjaer T.W., Friberg L., Wildschiodtz G., Holm S., Nowak M.: *A ^{15}O-H_2O PET study of meditation and the resting state of normal consciousness*. Human Brain Mapping 1999; 7: 98–105.

[44] Ader R., Felten D.L., and Cohen N. (eds.): *Psychoneuroimmunology*. 3rd Edition. Academic Press, San Diego, CA, 2000.

[45] Jevnig R., Wallace R.K., Beidebach M.: *The physiology of meditation: A review. A wakeful hypometabolic integrated response*. Neuroscience and Biobehavioral Reviews 1992; 16: 415–424.

[46] Orme-Johnson D.W., Dillbeck M.C., Wallace R.K., Landrith G.S.: *Intersubject EEG coherence: Is consciousness a field?* International Journal of Neuroscience 1982; 16: 203–209.

[47] Orme-Johnson D.W.: *EEG coherence during transcendental consciousness* (Abstract). Electroencephalography and Clinical Neurophysiology 1977; 4: 581–582.

[48] Travis F., Wallace R.K.: *Autonomic and EEG patterns during eyes-closed rest and Transcendental Meditation (TM) practice: The basis for a neural model of TM practice*. Consciousness & Cognition: An International Journal 1999; 8: 302–18.

[49] Travis F.T., Orme-Johnson D.W.: *Field model of consciousness: EEG, coherence changes as indicators of field effects*. International Journal of Neuroscience 1989; 49: 203–211.

[50] Lutz A., Greischar L.L., Rawling N.B., Ricard, M., Davidson R.J.: *Long-term meditators self-induce high-amplitude gamma synchrony during mental practice*. Proceedings of the National Academy of Science of the USA 2004; 101: 16369–16373.

JOACHIM MÜLLER

Sakramente der Heilung – Erfahrungen der Zärtlichkeit und der Solidarität Gottes mit dem Menschen

Spiritualität ist als Fachausdruck von Tertullian (um 200 n Chr.) die Bezeichnung für christliche Existenz. «Spiritualité» im französischen Sprachraum ist die Lehre des geistig-religiösen Lebens, während im angelsächsischen Raum «spirituality» die Religiosität bezeichnet, die auf eine direkte, unmittelbare, persönliche Erfahrung von Transzendenz zurückgeht. Im deutschen Sprachraum taucht dieser Begriff nicht vor den 50er Jahren auf. Als Gegenbegriff zum «Glauben aus zweiter Hand» beinhaltet er die Ablehnung institutioneller wie dogmatischer Festlegung und die Hervorhebung der individuellen Glaubenserfahrung.

Wenn wir von christlicher Spiritualität sprechen, dann spielt Jesus Christus die zentrale Rolle; von ihm her ist christliche Spiritualität zu erschliessen. Für Christen ist in ihm Gott Mensch geworden, ist er Gottes Mitteilung in der Geschichte. Die Biographie Jesu als greifbare und begreifbare Wegweisung in das Geheimnis Gottes ist mitteilbar, ist Evangelium – Frohe Botschaft. So ist diese Spiritualität biographisch verortet, vom Menschen her vermittelbar, auf ganz konkrete Situationen bezogen.

Christliche Spiritualität zielt auf das Ganze des menschlichen Lebens, ist verbunden mit einer Selbstfindung, die sich von Jesus Christus her ereignet und sich auf ihn bezieht. Sie erhält ihre Dynamik im Engagement für den Anderen, ist Sendung für die Welt und ereignet sich im Dialog Gottes mit dem/den Menschen. Damit ist Spiritualität nicht Selbstzweck, Selbstentfaltung, sondern personale Beziehung: Gott will Menschen die ihn lieben. Im Lebensvollzug des Menschen, der in der Weggemeinschaft mit Jesus Christus lebt, ereignet sich diese Spiritualität. Nur wer in der Welt ist und lebt, kann Mystiker werden oder sein. Christliche Spiritualität ist Dialog Gottes mit dem Menschen und Dialog des Menschen untereinander und nicht: Gott und Seele und sonst nichts. So wird Kirche zur Trägerin von Spiritualität.

Wenn wir daher von der Spiritualität in der modernen Medizin aus der Sicht der römisch katholischen Kirche sprechen, so sollten wir zunächst in diesem Zusammenhang die Sakramente der Heilung ins Blickfeld nehmen.

Denn Sakramente im Christentum sind Zeichen der Nähe und der Zärtlichkeit des Gottes, der den Menschen liebt und solidarisch zu ihm steht. «Ich bin

Gott, der für dich da ist» – so lautet der Name Gottes, den dieser Moses im Dornbusch offenbart. Die Sakramente sollen als Zeichen des Heiles, der Hoffnung und der Liebe aufleuchten und erfahren zu lassen: Jesus Christus – der in diesen Sakramenten verkündigt wird – wird für den Menschen, der an Jesus Christus glaubt, zum Ereignis. In ihm ist «Gott mit uns» – Immanuel. Die Sakramente sollen ausdrücken: Christus ist mit euch; in ihm ist Einheit mit Gott; ihr seid eingeladen, Begegnung mit Gott zu erfahren. In Jesus Christus geschieht die Annahme des Menschen durch Gott. So ist Jesus Christus selbst das Ursakrament: In ihm wird die «Gotteskindschaft» des Menschen, in dessen Leben Heil geschieht, sichtbar.

So wie alle Sakramente in Christus gegründet sind, in seiner Menschheit *und* Gottessohnschaft, so wird in seinem Leben, in seinem Sterben und seiner Auferstehung sichtbar, dass *er* der ist, in dem die Menschen die Sorge Gottes für die Menschen erkennen und erfahren. Daher verkündet und vermittelt die Kirche als Gemeinschaft der Glaubenden die Sakramente als bleibende Zeichen von Gottes Nähe und Liebe in die konkreten Situationen des menschlichen Lebens. Die Sakramente werden damit Orte der Christusbegegnung, der Heil schaffenden und damit der heilenden Begegnung.

Drei Sakramente stehen in einem engen Zusammenhang, wurden ursprünglich auch – wie heute noch in den orthodoxen Kirchen Brauch – miteinander gespendet: *Taufe – Eucharistie – Firmung*. Es sind die Zeichen von Gott her und von der Gemeinschaft der Menschen, der Kirche her.

Gott sagt dem Menschen: du bist mein Kind, ich habe dich lieb – iss das Brot des Lebens und trinke aus dem Kelch des Heiles – ich gebe dir meinen Geist.

Und der Mensch gibt Antwort: ja, ich glaube.

Und so werden diese Sakramente zu Zeichen, ja zu Höhepunkten des gemeinschaftlichen Lebens: ich werde aufgenommen in die Gemeinschaft, in die Kirche – ich nehme teil an der Mahlgemeinschaft – ich bekomme und übernehme Verantwortung in der Kirche.

Erinnerungen – Konfrontationen

Es können sich Fragen ergeben: Wo stehen wir heute als Christen? In der Gemeinde? Was bedeutet uns Kirche? Verkünden wir – und wie? Jesus Christus, sein Evangelium? Erleben wir aktive christliche Familie – Gemeinde oder verdunstet (auch) bei uns die christliche Botschaft.

Treffen die Zeichen der Zärtlichkeit Gottes noch auf einen fruchtbaren Boden oder auf Wüste – bei mir? Wo und wie baue ich ein Dach, eine Heimat, wo meine Seele ruhen kann?

Sakramente als Höhepunkte – einmalig – immer wieder – Zeichen der Zärtlichkeit Gottes – auch heute, für mich!

In diesem Sinne enthält die Botschaft Jesu auch einen *Heilungsauftrag* für die Menschen, der in der heutigen Kirche neu zu entdecken und wahrzunehmen ist.

Vor allem wird im Kreuz, dem Zeichen des Leidens Gottes für uns Menschen, die Versöhnung Gottes und seine solidarische Liebe zugesagt; in ihm liegen Hoffnung und Zukunft, denn es ist der Durchgang zur Auferstehung und zu neuem Leben. Es ist das Wissen um die Gnade Gottes, die es möglich macht, uns Menschen auch in unserer Unvollkommenheit, als Sünder, als Schuldig gewordene anzunehmen.

Krankensalbung – Sakrament des Heiles

Solche Erfahrungen liegen dem Sakrament der Krankensalbung zu Grunde: auch in diesem Sakrament wird in der Situation der Krankheit, der Schwäche, der Hilflosigkeit und des Abschiednehmens das Heil Gottes zugesagt, wird Hoffnung in einer unheil erfahrenen Situation vermittelt. Es ist nicht einfach «Letzte Ölung», Sterbesakrament, wie sehr oft heute noch fälschlicherweise behauptet wird. Es ist Zeichen des solidarischen Gottes in jeglicher Situation der Krankheit und Schwäche und des Alters.

Krankheit – eine Bedrohung des Lebens oder eine Chance des Heils?

> Krankengottesdienst mit Krankensalbung – Nach dem Gottesdienst kommt eine Frau und sagt: Ich kam voller Angst und Unruhe in das Spital. Als sie mir die Hände aufgelegt haben und für mich gebetet haben, da bin ich ruhig geworden, habe wieder Vertrauen gefasst....

Krankheit bedeutet für uns Menschen immer Bedrohung des Lebens und des Lebensmutes und erschüttert die Fundamente von uns Menschen. Trotz aller Deutungsversuche bleibt Krankheit doch unverständlich und sinnlos, ein Übel, mit dem wir geschlagen sind. Jede Krankheit ist ein körperlich-geistliches wie soziales Ereignis, ein Wechselspiel im Menschen, von dem nicht nur der Körper, sondern auch der Geist wie die konkrete Umwelt des kranken Menschen betroffen ist. Krankheit ist ein deutlicher und warnender Ausdruck der Begrenztheit des menschlichen Lebens, in die wir zurückgeworfen werden. Wir bemerken – oft auf brutale Art – in der Krankheit, dass wir unser Leben nicht berechnen können.

Es entsteht der Wunsch nach Befreiung von Schmerzen und Leiden, nach Heilung von jeder Not, nach Überwindung der Begrenztheit – der Wunsch nach Erlösung.

Auch wird immer wieder deutlich, wie Krankheit oft im Zusammenhang mit Schuld erfahren wird - eingebunden in die Erfahrung des Menschen in seine konkrete Lebens-Geschichte, die immer auch Geschichte des Unheils und der Not sein kann. Gerade hier ruft der Kranke in seiner Schulderfahrung nach der heilenden Kraft der Versöhnungszusage und Erlösung zu Gott und zu den Mitmenschen. *(Zum Sakrament der Versöhnung als Sakrament des Heilens später...)*

Und doch kann gerade darin Krankheit als Chance eines Menschen wahrgenommen werden, zum Eigentlichen zu kommen – und damit auch zur Möglichkeit, einen Weg zu Gott zu finden, zu jenem liebenden Gott, der uns gerade in der existenzbedrohenden Situation der Krankheit oft so unverständlich, so fern erscheint, der uns fragen lässt: warum gerade ich? – warum jetzt? – warum? – und der uns doch gerade in dieser Situation, in dieser Not, so nahe sein möchte.

Denn hier wird die Verheissung Gottes deutlich: Gott selbst tritt aus der Ferne an das Krankenbett, er scheut die Situation der Krankheit und des Todes nicht, vielmehr teilt er ihm gerade in dieser Situation mit: ich bin bei dir, ich leide mit dir. Diese Erfahrung, die bereits im alten Israel gemacht wurde, wird durch das Sakrament der Krankensalbung in der katholischen Kirche vermittelt: Christus kommt zum kranken Menschen in der Situation der körperlichen und seelischen Schmerzen und hilft diesem, diese zu tragen, indem er sie in seine Liebe hinein nimmt.

Sie ist Auftrag geworden:, wie Jakobus (Jak. 5,14f.) formuliert: «Ist einer von euch krank? Dann rufe er die Ältesten in der Gemeinde zu sich: Sie sollen über ihn beten und ihn im Namen des Herrn mit Öl salben. Das Gebet aus dem Glauben wird den Kranken retten, und der Herr wird ihn aufrichten; wenn er Sünden begangen hat, werden sie ihm vergeben.»

Der «Heilungsauftrag» der Christen – Modelle zur Begleitung kranker Menschen

Mit dem Auftrag «Heilt die Kranken» (Mt 10,8) hat Jesus seine Sorge für die Kranken den Jüngern übertragen; in diesem Auftrag verstehen auch die Kirchen ihren Dienst für die Kranken. Das Sakrament der Krankensalbung, das als Heilszeichen auch in der Krankenbetreuung reformierter Seelsorger neu Anwendung findet, möchte dem Kranken Hoffnung und Heilung vermitteln, ihn vor allem aber die Nähe Gottes in dieser Situation erfahren lassen.

Krankenseelsorge als spirituelle «Dienstleistung» im Gesundheitswesen

Deutlich wird aus dieser neutestamentlichen Aussage im Jakobusbrief: die Krankensalbung ist nicht «letzte Ölung», ist kein Sterbesakrament oder eine Todesweihe, sie ist auch nicht einfach eine Eintrittskarte in den Himmel. Vielmehr soll die sakramentale Handlung den Kranken «retten» und «aufrichten». Daher sollte sie in jeder schweren Krankheit, vor jeder schweren Operation – möglichst bei vollem Bewusstsein – dem Kranken gespendet werden. Aber auch alte und schwache Menschen, Menschen mit seelischen Verwundungen und Verletzungen (und damit sind nicht nur Geisteskrankheiten gemeint!), sollten dieses Zeichen der Zärtlichkeit und Liebe Gottes gespendet bekommen – als Zeichen: Ich, dein Gott, bin jetzt, in dieser Situation, bei dir und stehe dir bei.

Jesus selbst geht aktiv gegen die Krankheit vor, sein Wirken zeigt uns dies deutlich: er heilt die Kranken, macht sie gesund – nicht ein wenig, sondern ganz. Krankheit darf deshalb nicht einfach als Prüfung Gottes, die man annehmen muss, gedeutet werden, zur «Krankheitsmystik» uminterpretiert werden, vielmehr ist Jesus der «Heiland», der die Kranken berührt, heil macht, der heilt – ganz konkret.

Krankenseelsorge ist persönliche emotionale Begleitung von (Schwer-)Kranken, Sterbenden, Trauernden, Geängstigte, von Patienten wie Angehörigen, Pflegepersonal und Ärzten. Dabei sollte der heilende Christus das Vorbild der christlichen Krankenseelsorge und der Spendung des Sakramentes der Krankensalbung sein.

Der Spender dieses Sakramentes, heute in der römisch-katholischen Kirche offiziell immer noch allein der Priester – obwohl dieses Sakrament ursprünglich nicht an das Weihesakrament gebunden war (denn bis 840 n. Chr. konnten dieses Sakrament auch Laien spenden) – sollte diesen therapeutischen Ansatz verwirklichen. Doch stellt sich hier die dringliche Frage, ob nicht Laien mit der Spendung dieses Sakramentes beauftragt werden sollten, ob nicht die, die mit der Krankenseelsorge beauftragt sind, diesen Auftrag der Verkündigung der Nähe Gottes in diesem Sakrament wahrnehmen dürften und müssten!

Das Beispiel Kantonsspital St. Gallen: Du bist nicht allein… die soziale Dimension der Krankenseelsorge

Die soziale Dimension der Sakramentenspendung darf gleichfalls nicht vergessen werden. Die Krankensalbung ist eine Feier, hat jenen Gemeinschaftscharakter, der zum Ausdruck kommt, wenn Jesus sagt: «wo zwei oder drei in meinem Namen versammelt sind, da bin ich mitten unter ihnen».

Die Angehörigen, das Pflegepersonal, die Ärzte und die Seelsorger sollten dem Kranken deutlich machen können: du bist nicht allein. Wir sind bei dir. So sollte die Nähe der Menschen, die an dieser Feier teilnehmen und stellvertretend sind für das Volk Gottes, erfahren werden; sie sollen in den zärtlichen Gesten und Zeichen der Zuneigung und Liebe ihren Ausdruck finden. Gerade diese körperlich erfahrbare Nähe in den heilenden Berührungen kommt ja in den Kreuzzeichen, die der Priester oder SeelsorgerIn mit dem Krankenöl dem Kranken auf die Stirne sowie auch die Handflächen macht, zum Ausdruck. Vergessen wir nicht, dass hinter der Angst der Menschen vor dem Kranksein viel häufiger die Angst vor der Erfahrung der Einsamkeit, vor dem Alleinsein, in das Krankheit so häufig hineinführt, kommt. Denn jeder Kranke muss letztlich seine Schmerzen alleine tragen, mitten in der Gesellschaft, die voller Leben ist.

Daher sind die Zeichen der Krankensalbung, das Gebet für den Kranken, Zusagen jenes Gottes, der auch die grösste Einsamkeit zerbrechen und sagen kann: ich bin bei dir, du bist nicht allein. Wir Mit-Menschen sind gerufen, diese ebenfalls zu vermitteln, weiterzuschenken im Auftrag Jesu Christi.

Dazu kommt, dass die SpitalseelsorgerInnen sehr häufig auch zu den Begleitern der Ärzte und des Pflegepersonals werden. Gespräche über Erfahrenes, Erlittenes, nicht Verarbeitetes finden statt in den Räumen der Spitalseelsorge, zwischen Besuchen auf den Gängen. Grenzerfahrungen werden ausgetauscht. Gebet, Begleitung im Glauben, im Mitleiden. Seelsorge am Patient wird so zur Begleitung der Menschen, die im Dienst der Patienten stehen. Spirituelle Suche, Erfahrungsaustausch finden statt.

So wird Spitalseelsorge Dienst der Kirche im Gesundheitswesen und spiritueller Dienst im weltlichen (multikulturellen) Spital.

Das Sakrament der Versöhnung als soziale Erfahrung des Heilens und als Fest der Befreiung

«Wenn er Sünden begangen hat, werden sie ihm vergeben» – Diese Aussage im Auftrag zur Krankensalbung nach Jakobus lässt fragen: warum diese Zusage der Sündenvergebung?

Die Aufforderung zu Umkehr und zur Busse und die Zusage der Versöhnung ist ein Hauptthema der biblischen Botschaft – sowohl der alttestamentlichen Schriften, als auch der Evangelien und der anderen neutestamentlichen Schriften. Es ist einerseits die Forderung, dass der Mensch von seinem bisherigen, von Schuld belasteten Leben umkehren und sich neu auf Gott hin orientieren soll. Es enthält andererseits das Angebot, dass dieser neue Anfang von Gott dadurch getragen wird, dass er immer wieder zur Versöhnung und zum Neuanfang bereit ist. Hierzu lädt er die Mitmenschen ein, Schuld zu vergeben und im Frieden untereinander zu leben.

Doch zunächst scheint Schuld wie Krankheit einmal etwas Bedrückendes, Unangenehmes zu sein, etwas, das man nicht gerne eingesteht und das daher das Sakrament der Versöhnung belastet. So etwas empfängt man nur notgedrungen. Das früher erfahrene bedrohliche Dunkel der Beichtstühle in der katholischen Kirche und die Erfahrungen vieler älterer Christen ist geprägt durch das Bild vom Richtergott, von jenem fordernden, drohenden, strafenden Gott, der die 'Furcht', die Angst vor dem Herrn lehrt, der Krankheiten, Leid als Strafe sendet.

Das Grundgefühl vieler Christen, zeitlebens nicht aus der eigenen Schuldhaftigkeit herauszukommen, nie wirklich zur Freiheit der Kinder Gottes zu gelangen, die Bilder von Hölle und Strafe, aber auch die unselige Praxis, die oft statt seelsorgerlichen Sorge für den Menschen die Vollmacht der Lossprechung zum Instrument der Unterordnung, der Abhängigkeiten und der Angst werden liess, prägen bis heute die Abneigung und den Zugang zu diesem Sakrament, das doch eigentlich Sakrament des Heiles und der Heilung sein soll. Ist es verwunderlich, dass gerade in der Schweiz die gemeinschaftlichen Bussgottesdienste mit anschliessender Absolution als Fest der Befreiung, betont durch diesen Gemeinschaftscharakter, eine derart hervorragende pastorale Bedeutung gewonnen haben?

Denn von dieser furchterfüllten Stimmung ist das Neue Testament weit entfernt. Busse bedeutet Befreiung, ist Ereignis, das Freiheit schafft, Frieden mit Gott, mit dem Bruder und der Schwester, und mit einem Fest gefeiert wird.

Im Gleichnis vom guten Vater, der seinen Sohn, der zu ihm zurückgefunden hat, mit Freuden aufnimmt (Lk 15,11 ff.), die Zachäusgeschichte (Lk 19,1 ff.), in der dieser Zöllner einen Neuanfang findet oder in der Erzählung von der Ehebrecherin (Joh 8,1ff.) wird die Chance eines Neuanfangs angenommen. Deutlich wird der personale Vorgang der Begegnung mit dem verstehenden und gütigen, ja liebenden Du des Gegenüber.

Durch die Zusage der Versöhnung rettet Jesus Christus Leben, schafft aus der Bereitschaft zur Umkehr und dem Versuch, neu anzufangen, einen Neubeginn. Statt der Verdrängung von Schuld im Lärm und der Betriebsamkeit des Alltags, in wortreichem Zerreden oder der wohltuenden Belastung anderer – man könnte hier z.B. von der Psychologie des Tratsches reden – wie sie besonders in der Geschichte von Jesus und der Sünderin (Joh 8,1–11) deutlich wird – wird durch die Begegnung ein Ort der Erkenntnis geschaffen.

Durch die Möglichkeit zur Aussprache geschieht die Einsicht: ich habe einen Fehler gemacht. Aus der Reue und dem Willen zur Wiedergutmachung entsteht die Wende zum Positiven, die von der Hoffnung auf Verzeihung getragen ist. Denn es ist ja nicht die Schuld, die uns Menschen unmündig macht, ja von sich, von der Gemeinschaft und Gott entfremdet, sondern vielmehr deren Tabuisierung und Verdrängung. Wenn ich Schuld jedoch eingestehe – vor mir, vor anderen, vor Gott – wird Befreiung möglich, da gerade das Eingeständnis nach Verzeihung und Vergebung ruft.

Die Frohbotschaft vom Sakrament der Busse

Diese Hoffnung wird jedoch nur dann als Heil, das Heilung schafft, erfahren, wenn Erlösung, Neuanfang geschieht. Daher ist es massgeblich, welches Bild von Gott ich verkündet bekomme – das eines liebenden Gottes, eines gütigen, verstehenden und sich erbarmenden Vaters oder das des Richtergottes, der mit strengem, angsteinflössenden Gesicht und dem erhobenen Drohfinger mir begegnen und mich strafen wird.

Vom Evangelium Jesu Christi her kann und darf es nur das erste sein, das Vertrauen auf den liebenden, versöhnungsbereiten Gott, der den Menschen wieder hochzieht, gleich wie tief er gesunken ist und in welcher Gefahr er lebt.

Daher sind die Gebote Gottes nicht als Verbote, sondern als Angebote zu entdecken, als Zusagen Gottes an den Menschen, der sich in einer unheilen Situation erfährt, in der er Wunden zugefügt oder erhalten hat. Nur so lässt sich der gebeugte Mensch aufrichten, nur so weiss er sich gehalten und gestützt in der Begegnung mit Gott. So wie Jesus durch die Zusage der Versöhnung Leben rettet, gibt er immer auch Neuorientierung: Geh hin und sündige nicht mehr. So führt Jesus Menschen durch heilende Versöhnung wieder zurück in die Gemeinschaft, heilt jene soziale Krankheit durch seine versöhnende Liebe.

Doch ebenso wichtig ist für die seelsorgliche Praxis des Sakramentes der Busse, dass der schuldig gewordene Mensch erfährt: ich werde von der Gemeinde, von meinen Brüdern und Schwestern wieder aufgenommen, denn auch sie verzeihen mir. Jesu Liebesgebot gilt eben auch für uns, ist eingebunden in die soziale Dimension des brüderlich/schwesterlichen Gespräches, das Verzeihung und Vergebung schenkt wie im Gebet für den Schuldig gewordenen, das hilft, diesen in einem neuen Licht, im Licht Gottes zu sehen.

Gerade hier sind die Bussgottesdienste Möglichkeiten, diese sozial bedeutsame Erfahrung wirksam zu erfahren, als Schuldiger unter Schuldigen für sich und füreinander zu beten und um Vergebung zu bitten. Hier kann heilende Berührung stattfinden.

So wichtig das persönliche seelsorgerliche Gespräch, die Beichte ist - denn auch hier ist Gemeinde in der kleinsten Einheit («wo zwei oder drei in meinem Namen versammelt sind, da bin ich mitten unter ihnen» – so lautet die Verheissung Jesu) zusammen – so wenig sollte sie gegen diese gemeinschaftliche Form der Busse ausgespielt werden. Denn Busse als 'Fest' der Befreiung lebt von dieser Gemeinschaft, die zum Herrn um Vergebung ruft und die durch Jesus mit ihm versöhnt wird.

Sakramente – Zeichen des Heiles, Zeichen der Heilung oder wie Kurt Koch sagt «Gottes zärtliche Gesten für die Menschen» [1]. Freuen wir uns, dass wir auch heute durch Jesus Christus Gottes heilende und heilbringende Liebe in den Sakramenten immer wieder neu erfahren dürfen. Denn so können wir einstimmen in das Gebet Bonhoeffers «Von guten Mächten wunderbar geborgen, erwarten wir getrost, was kommen mag. Gott ist mit uns am Abend und am Morgen und ganz gewiss an jedem neuen Tag».

Literatur

[1] Koch K.: *Erfahrungen der Zärtlichkeit Gottes*. Benziger, Zürich 1990.

André Thurneysen

Spirituelle Elemente in der Homöopathie

Die Homöopathie ist eine Heilkunst, die nach dem Prinzip der Ähnlichkeit mit potenzierten Arzneien die Lebenskraft zur Heilung des Organismus anregt. Mit der Lebenskraft bezeichnet man in der Homöopathie die Kraft im Organismus, die Leben bewirkt und unterhält. Sie ist geistiger (= spiritueller) Natur. Die Krankheit wird als Störung der Lebenskraft betrachtet. Symptome sind demnach lediglich Ausdruck dieser Störung. Diese Formulierung einer Arbeitsgruppe des SVHA (Schweizerischer Verein Homöopathischer Ärzte) fasst zusammen, was Hahnemann in den ersten 27 §§ seines Organons formuliert hat [1]. Wir wollen dies nun mit über 200-jähriger klinischer Erfahrung und geisteswissenschaftlicher Auseinandersetzung zum Thema im Rahmen dieser Vorlesungsreihe vertiefen:

Als erstes ist es angezeigt den Begriff der Gesundheit zu definieren, und zwar nicht wie von der WHO formuliert, als bio-psycho-soziales Wohlbefinden, sondern als die Fähigkeit, sich in einem symptomfreien Gleichgewicht halten zu können, was also einen aktiven dynamischen Prozess darstellt. Was bedeutet dies aus homöopathischer Sicht? Dazu sind als zweites noch einige Worte zur homöopathischen Arbeitsweise anzuführen: Ein Patient* kommt mit seinem Anliegen, seiner Störung, seiner Befindlichkeitsveränderung, seiner Krankheit oder womit auch immer zum homöopathischen Arzt. Er schildert mit Worten seine Sorgen, Fragen, dann auch seine Beobachtungen und seine Befindlichkeit. Der Homöopath* ist nun insbesondere interessiert zu erfahren, wie der Leib (und nicht nur der Körper) dieses Patienten ihn selbst und damit auch dem Homöopathen diese Störung mitteilt. Dabei gilt es, einiges methodologisch zu beachten, damit diese leibsprachliche Botschaft richtig verstanden werden kann [2] *(Abb. 1)*.

* Der Lesbarkeit halber wird die männliche Form verwendet.

I	KRANKHEIT Was liegt vor? Was kann verändert werden?
II	SYMPTOME Ausdruck der Unfähigkeit Harmonie zu halten
III	PERSON Biographie Individualität Modalitäten

Abb. 1

1. *Die eigentliche Krankheit und Diagnose*: Was liegt vor, was kann verändert werden? Diese objektiven Fakten (Blutdruck, Laborwerte, Narben etc.) sind für den Patienten, Arzt und auch eine 3. Person mehr oder weniger identisch *(hard data)*.
2. *Die Symptome* als Ausdruck der Unfähigkeit des Organismus, die Harmonie zu halten. Sie sind die Signale der Störung und sie werden in der subjektiven Wahrnehmung des betroffenen Patienten individuell geschildert und vom Arzt entsprechend subjektiv registriert *(soft data)*.
3. *Die Person*, welche mit ihrer Herkunft, Biographie, Individualität, ihren Modalitäten, d.h. ihrer Art zu reagieren, der Störung und ihrer Entwicklung ihre einmalige und unwiederholbare Prägung gibt.

Diese Wahrnehmung, Erfragung und Protokollierung der Krankheit, Symptome und Person des Patienten nennt man die Fallaufnahme. Sie führt zu einer Fülle von Informationen, die nach ihrer Bedeutung geordnet werden müssen, was man als Hierarchisation bezeichnet. Am (erfolgreichen) Schluss dieser zeitaufwändigen Arbeit wird der Homöopath vom betroffenen Patienten ein mehr oder weniger bruchstückhaftes Bild erhalten, welches ihm hoffentlich erlaubt, im Vergleich mit den bekannten Arzneimittelbildern aus der gesammelten Materia Medica das ähnlichste zu finden, welches dann dem Patienten als Arzneimittel abgegeben wird. Wenn dieses Arzneimittel gut gewählt ist, d.h. wenn die darin enthaltene Information richtig ist, wird diese Information die blockierte oder ungenügend arbeitende Lebenskraft des Patienten soweit beeinflussen oder erreichen können, dass der Selbstheilungsprozess, d.h. die Zurückfindung zum am Anfang beschriebenen gesunden Gleichgewicht wieder möglich wird.

Dieses Prozedere stellt den Idealfall dar und ist in seinem Ansatz noch der kausalanalytischen Denkweise der Newtonschen Physik und damit auch der naturwissenschaftlichen konventionellen Medizin verwandt, da eine zeitliche und räumliche Abhängigkeit noch nachvollziehbar ist, auch wenn wir bis heute nicht wissen, wie diese Lebenskraft beschaffen ist und wie homöopathische Hochpotenzen wirken.

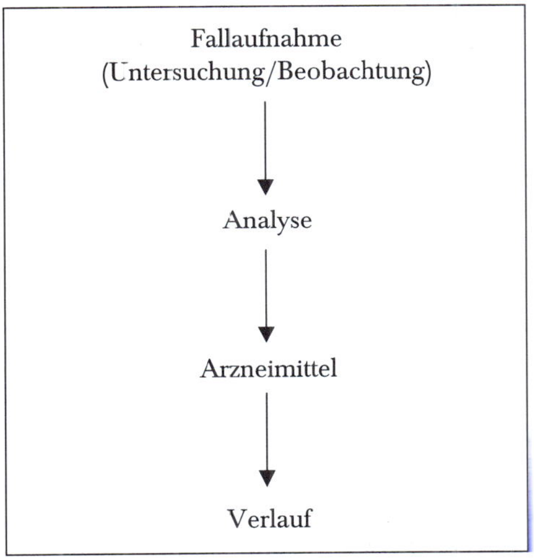

Abb. 2

Zudem muss festgehalten werden, dass die ersten Symptome einer Störung in der Regel eher Befindlichkeiten, Empfindungen, Gefühle usw. betreffen, die mit den heute verfügbaren Methoden noch nicht oder nur schlecht messbar oder erfassbar sind, d.h. unseren fünf Sinnen nicht direkt zugängliche Phänomene darstellen, welche oft auch schwierig in Worte zu fassen sind. Dazu gehören beispielsweise die Vorstellung, jemand stehe hinter einem oder ein Ungeheuer liege unter dem Bett oder die Empfindung, ein Käfer krieche im Bein aufwärts oder heisses Wasser fliesse den Rücken hinunter und derlei mehr, die Liste liesse sich beliebig verlängern. Auch die Träume (tags oder nachts) liessen sich dazu zählen, ebenso vermeintliche Wahrnehmungen von nicht vorhandenen Gerüchen oder Geräuschen. Dies leitet uns über in den Bereich der nicht materiellen Ebene oder Vorgänge und zu Beobachtungen in der homöopathischen Praxis und Forschung der letzten Zeit, die dieses relativ einfache Modell *(Abb. 2)* zur Diskussion stellen.

1. Das Resonanzphänomen [3]

Im Verlauf einer homöopathischen Fallaufnahme entwickelt sich meist eine intensive interaktive Dynamik, während der sich der betreffende Patient oft endlich wahrgenommen und verstanden fühlt. Er beginnt spontan zusätzlich ungefragte Einzelheiten zu erzählen. Während dieser Befragung schildert der Patient z. B. ein Verdauungssymptom mit einer gewissen Genauigkeit, die den Homöopathen spontan assoziativ oder intuitiv an ein bestimmtes Arzneimittel denken lässt. Von diesem Arzneimittel weiss er nun, dass es an der Haut und in den Träumen charakteristische Symptome aufweisen kann, von denen bisher in der Fallaufnahme nicht die Rede war, weil bisher weder über die Haut noch über den Schlaf respektive die Träume gesprochen wurde. Wenn nun der Homöopath bei nächster Gelegenheit im Interview diese Themen anschneidet, wird der Patient seine diesbezügliche Symptomatik (sofern vorhanden) erzählen, welche dann bestätigend oder nicht sein wird. Wenn nun ein Patient merkt, dass sein Homöopath von seinen Beschwerden etwas weiss, auch wenn er sie zum Teil noch gar nicht erwähnt hat, insbesondere auch, wenn es sich um immaterielle Gemütssymptome handelt, dann kann dies zwei Reaktionen auslösen: Entweder fühlt sich der Patient über soviel Nähe oder dieses Eindringen in seine Welt, seine Person, bedroht, und dann wird er sich aus Angst vor den gespürten anstehenden Konsequenzen verschliessen, was zwar auch wieder ein Symptom ist, aber die weitere Behandlung erschweren, wenn nicht gar verunmöglichen wird. Oder aber er wird dies als engagierte Empathie seines Homöopathen erleben und intuitiv in die Lage kommen, sich weiter zu öffnen, im Wissen und Spüren, dass sein Homöopath sich für jedes Detail interessiert, auch wenn dessen Bedeutung noch unklar erscheint. Er wird Dinge erzählen, die er noch nie jemandem geschildert hat. Im Verlaufe einer solchen Schilderung kann nun sogar – allerdings selten – ein eigenartiges Phänomen passieren, welches ich persönlich als *Resonanzphänomen* bezeichne. Ich spüre ein eigenartiges ziehendes Gefühl und *gleichzeitig*, und dies ist der springende Punkt, *gleichzeitig weiss* ich, dass das, was der Patient mir eben erzählt hat, von zentraler Bedeutung ist, ja mit der Kernfrage seines Konfliktes, seiner Störung zu tun hat. Ebenso gleichzeitig sehe und spüre ich, dass der Patient die Tragweite dieses Augenblickes auch realisiert (Änderung der Stimmlage, Körpersprache usw.). In diesem Moment geschieht also *gleichzeitig* etwas auf der materiell-leiblich-körperlichen Ebene wie auf der immateriell-geistig-seelischen und uns beiden ist dies ebenso gleichzeitig bewusst. Man kann für dieses Phänomen ausser dem Begriff der Resonanz auch denjenigen der *Synchronizität* (wie ihn C. G. Jung eingeführt hat) oder denjenigen der *Komplementarität*, wie er in der Quantenphysik formuliert wurde, verwenden.

2. *Verschreibungs- oder Wahrnehmungsdivergenz*

An homöopathischen Kongressen und Weiterbildungsseminaren werden von den Referenten meist erfolgreich behandelte Fälle, oft mittels Videopräsentation, also für die Teilnehmer gleich wahrnehmbar, dargestellt. Trotzdem werden in der anschliessenden Diskussion z.T. vielfältige Arzneimittelvorschläge formuliert, welche aufzeigen, dass eine für alle gleich verfügbare Präsentation unterschiedlich wahrgenommen, interpretiert und repertorisiert wird. Dies ist wieder Ausdruck der bereits erwähnten subjektiven Wahrnehmung des Homöopathen.

3. *Arzneimittelprüfungen*

In den letzten Jahren haben sich Meldungen zu häufen begonnen, wonach im Rahmen von Arzneimittelprüfungen an Gesunden auch in den Placebo-Gruppen Symptome bei Probanden exprimiert wurden. Nachdem dies auch in korrekt doppelt verblindeten Prüfungen beobachtet wurde [4], lassen sich daraus vorsichtige Schlussfolgerungen formulieren, welche uns an eine spirituelle Dimension der Homöopathie näher heranführen.

4. *Münchner Kopfwehstudie*

1997 publizierte eine Münchner Arbeitsgruppe hochqualifizierter Homöopathen [5] eine nach allen Regeln der gegenwärtigen Wissenschaftsmethodologie konzipierte randomisierte, placebokontrollierte doppelt verblindete Studie zur Behandlung von chronischen Kopfschmerzen mittels klassischer Homöopathie. Das Ergebnis war ernüchternd, weil die Placebogruppe, also die Patienten, welche gar keine homöopathische Arznei erhalten hatten, sogar besser abschnitt als die Verum-Gruppe, was natürlich intensive Diskussionen auslöste, die wir hier nicht im Detail erörtern können und wollen [6].

Diese vier Beispiele machen deutlich, dass wir zwei Themenschwerpunkte betrachten und diskutieren können, nämlich

1. die Verbindung/Beziehung zwischen Patient und Homöopath als zwischenmenschliche Interaktion
2. die Verbundenheit/Assoziation über/durch das in Frage kommende, angewandte Arzneimittel.

Die Semiotik als die Lehre der Zeichen und Symptome kann dies als Modell veranschaulichen *(Abb. 3)*.

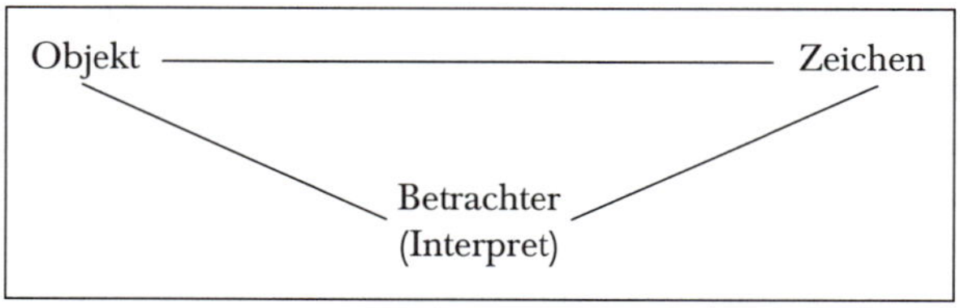

Abb. 3

Die erste Verbindung spielt sich zwischen Objekt und Betrachter, also in unserem Fall zwischen Arzt und Patient ab. Dies gilt Methoden unabhängig, also z.B. auch in der Chirurgie und in dieser durchaus dynamischen Verbindung findet auch der herkömmliche Placeboeffekt der konventionellen Medizin seinen Platz. Die den Homöopathen so wichtigen Symptome ermöglichen nun also dem Patienten und dem Homöopathen, die lineare Arzt-Patienten-Verbindung mittels dem gesuchten Arzneimittel als Katalysator/Code/Schlüssel zur gemeinsamen Ebene zu erweitern und damit zu einer tragfähigen Basis zu entwickeln. Dies geht weit über den gängigen, momentanen Placeboeffekt hinaus, weil die Verbindung durch die ideelle, geistige, spirituelle Koppelung über das Wesen des Arzneimittels um eine Dimension erweitert, entwickelt und verstärkt wird *(Abb. 4)*.

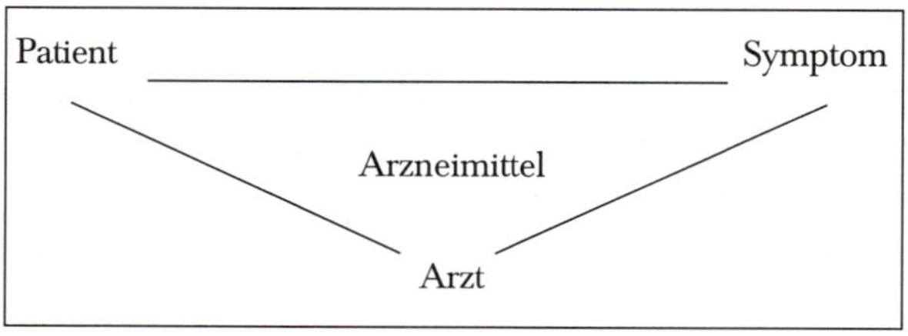

Abb. 4

Das beschriebene Resonanzphänomen stellt den wahrnehmbaren Höhepunkt für beide Beteiligten dar. Es hat ein gemeinsames, synchrones Bewusstsein ausgelöst und ermöglicht – und ein solches Erlebnis kann auch nicht mehr rückgängig gemacht werden. Das Geistige ist erlebbar, erfahrbar geworden (siehe Beitrag Peter Heusser). Durch die dabei erlebte Synchronizität wird die eindimensionale Beziehung (relation) zur zweidimensionalen Ebene, zur mehrdimensionalen Verbundenheit (connectedness, Nexus) und gar, wenn man den Betriff der Komplementarität aus der Quantenphysik zu Hilfe nimmt, zur Verstrickung (entanglement).

Das aktivierende Potential eines solchen erlebten Resonanzphänomens zeigt sich darin, dass der Heilungsprozess schon ohne Arzneimittelgabe in Gang kommen kann, wie ich und andere Homöopathen es schon mehrmals erfahren konnten.

Das synchrone Erreichen der gemeinsamen Ebene, ermöglicht durch das Bewusstsein/Bewusstwerden der Kernthematik, was dem Wesen des zu suchenden Arzneimittels entsprechen könnte, scheint stark genug zu sein, beim Patienten die heilende Entwicklung anzukurbeln, bis der Homöopath in der Zwischenzeit durch Hierarchisieren/Repertorisieren der Symptome den Namen des zu suchenden Arzneimittels überhaupt erst finden kann, um dem Patienten bei der nächsten Konsultation die ersehnten Kügelchen geben zu können. Die gemeinsame Ebene steht also schon, bevor sie dem ähnlichsten Arzneimittel zugeordnet werden kann, und die Erfahrung zeigt, dass dazu das Resonanzphänomen keine absolute Bedingung darstellt.

Auf dieser Grundlage kann nun das zweite, scheinbar widersprüchliche Beispiel besprochen werden, nämlich warum verschiedene Seminarteilnehmer dem gleichen Patienten ein unterschiedliches Arzneimittel verschreiben würden. Anhand des dargestellten semiotischen Modells wird ersichtlich, dass durch die Variabilität des Betrachters eine neue Situation entsteht. Die Chance, dass das Arzneimittel, durch welches der Referent und der Patient ihre gemeinsame Ebene erreichten, auch beim Seminarteilnehmer diese gemeinsame Ebene generieren kann, ist gegeben, aber nicht zwingend. Dies bedeutet, dass die gemeinsame Ebene jedesmal eine doppelt individuell eigene ist, die unter dem Code/Wesen/Thema eines Arzneimittels entwickelt werden kann, oder anders formuliert: Ein Patient kann theoretisch vom Homöopathen A mit dem Arzneimittel A und vom Homöopathen B mit dem Arzneimittel B erfolgreich behandelt werden. Entscheidend und Voraussetzung bleibt allerdings, dass eine gemeinsame Bewusstseinsebene, welche aber natürlich durch die Symptome mitbestimmt wird, erreicht und entwickelt wird. Daraus ergibt sich eine grosse bis unendliche Fülle von Möglichkeiten solcher Ebenen, insbesondere, wenn man dies für über 6 Milliarden Menschen anwendet respektive auszurechnen versucht. Die Homöopathie kennt und verwendet heute aber «nur» ca. 2500 verschiedene Arzneimittel, doch hat die Natur auch noch eine unendliche Reserve an Mineralien, Pflanzen, Tieren und Nosoden zur Verfügung, die bisher nicht geprüft und eingesetzt wurden. Dies bedeutet, dass die verwendeten Arzneien in den allermeisten Fällen ohnehin nur eine Annäherung, eine Ähnlichkeit mit der die gemeinsame Ebene bestimmenden oder erforderlichen Arznei darstellen, aber offensichtlich eine genügend starke Wirkung entwickeln können. Der Geist der zu findenden, verwendeten Arznei ist für das gemeinsame Bewusstsein und damit die Entstehung der gemeinsamen Ebene unabdingbar!

Die Frage, die nun offen bleibt ist die Folgende: Generiert das zu findende Arzneimittel die mögliche gemeinsame Ebene oder ist die gemeinsam zu entwickelnde Ebene die Bedingung für das zu findende Arzneimittel?

Dies entspricht der klassischen Huhn-Ei-Situation oder, wenn die Begriffe aus der Quantenphysik zu Hilfe genommen werden, einer Komplementarität oder einer akausalen oder non-lokalen Situation, weil beide Aussagen richtig sind und es keine eindeutige Antwort gibt.

Die Quantenphysik beschreibt hiezu zwei Phänomene:

1. Die Heisenberg'sche Unschärferelation, wonach ein subatomares Teilchen entweder bezüglich seiner Geschwindigkeit (= Zeit) oder aber seiner örtlichen Lokalisation erfasst werden kann, aber niemals für beide Qualitäten gleichzeitig.
2. Das EPR (Einstein-Podolsky-Rosen) Paradoxon, welches experimentell nachgewiesen wurde und besagt, dass zwei Photonen untrennbar miteinander gekoppelt und verbunden sind, wo immer sie sich je gerade befinden. Diese Koppelung ist derart, dass beide absolut synchron sich identisch verhalten, was und wo immer mit einem der beiden etwas geschieht. Zudem verändern wir diesen Zustand dauernd durch die Aufnahme solcher Quanten und Partikel durch die Nahrung, Atmung und sogar die Sonnenbestrahlung sowie deren Abgabe durch unsere Ausscheidungen. In vereinfachter Ableitung dieses Phänomens ergibt sich, dass alles und jeder in unserem Kosmos miteinander verbunden sind.

Die Tatsache, dass Raum und Zeit, entgegen den Prinzipien der Newton'schen Physik, nicht gleichzeitig definiert werden können, nennt man eben einen akausalen oder non-lokalen Zustand. Die Antwort auf die Huhn-Ei-Frage liegt also im Phänomen der Synchronizität oder eben Komplementarität. C.G. Jung hat neben diesem Begriff auch postuliert, dass die Synchronizität durch die von ihm Archetypen genannten Kräfte aktiviert wird. Dies führt zur Besprechung des dritten Beispiels.

Warum entwickeln Probanden, die im Rahmen einer Arzneimittelprüfung nicht die Prüfsubstanz (die Prüfungen finden mit der Potenz C30, also mit immateriellen Arzneien statt) erhalten, sondern das Placebo, also leeren Milchzucker, trotzdem Arzneimittel spezifische Symptome? Das semiotische Modell hilft wieder weiter: Offensichtlich entspricht die Prüfkonstellation der Ei-Situation, indem der Geist der zu prüfenden Arznei bei zumindest gewissen entsprechend empfänglichen Probanden die gemeinsame Ebene zu entwickeln vermag, oder sie auf die durch das Arzneimittel definierte Ebene zu holen vermag, so dass die Symptomenecke dargestellt/exprimiert werden kann. Dies tönt jetzt theoretisch und schön, hat aber durch seine Unerklärlichkeit auch etwas magisches: Schon Leibniz, der Zeitgenosse von Newton, bezeichnete den Raum als relativ.

Später hat Schopenhauer geschrieben, dass Magie frei von Zeit und Raum sein muss, womit wir wieder bei der non-lokalen oder akausalen Situation oder eben «Schwebe» sind. Jean Gebser hat dazu folgendes formuliert: «Magie ist ein gemeinsamer Zustand innerhalb einer allgemeinen Bewusstseinsebene. Bedingung dafür ist eine allgemeine menschliche Verbundenheit.» Walach hat in seinem Beitrag die Achtsamkeit, diesen durch Meditation zu erreichenden spürenden Zustand beschrieben. Dieser Zustand, diese Empfänglichkeit unterhalb der denkenden Ebene, eben diese «Schwebe», ist die Voraussetzung für das Erreichtwerden von geistigen, spirituellen Botschaften, archetypischen Aktivatoren oder möglicherweise eben homöopathischen Arzneimitteln (resp. ihrem Geist/Wesen).

Dieses dem Menschen eigene, bei Kindern und so genannt primitiven Völkern noch besser beobachtbare und auch erreichbare Potenzial ist allen Menschen gemeinsam und verbindet sie auch untereinander. Im Namen einer Arzneimittelprüfung befinden sich die Beteiligten in einer solchen gemeinsamen Verbundenheit durch die kollektive Bereitschaft, sich auf die Ebene des zwar unbekannten, aber dennoch prägenden Arzneimittels zu begeben. Anstatt wie beim zweiten Beispiel den Interpreten zu variieren, liegt in diesem Fall die Varietät beim unterschiedlichen Probanden. Wenn der Proband für das zu prüfende Arzneimittel genügend Affinität aufweist, dann sind die Voraussetzungen gegeben, die gemeinsame Ebene entstehen zu lassen und damit die Symptomenecke zu exprimieren, ob er jetzt das Arzneimittel tatsächlich bekommen hat oder nicht *(Abb. 5)*.

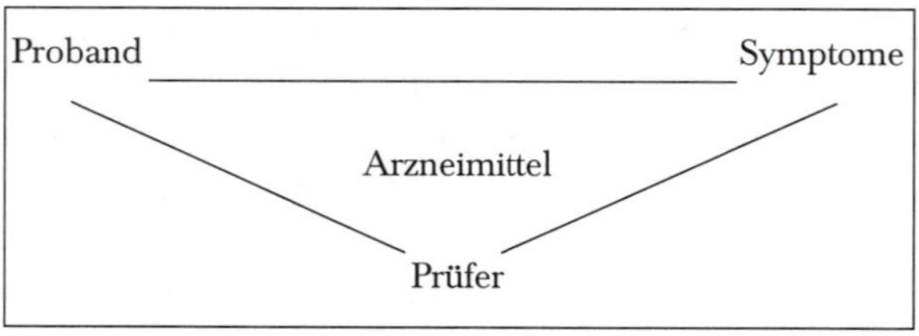

Abb. 5

Oder anders formuliert: Ein Proband, der sich auf der gemeinsamen, geprägten Ebene befindet, kann gar nicht anders, als Symptome zu entwickeln.

Es bleibt noch kurz zum vierten Beispiel, dem unerwarteten Resultat der Münchner Kopfweh-Studie etwas zu sagen, was allerdings, ich muss das hier ausdrücklich betonen, meine höchst persönliche Meinung darstellt und spekulativ bleiben muss, obschon es sich aus dem bisher Gesagten herleiten lässt: Die Patienten stellten mit Sicherheit eine so genannt negative Selektion dar, was ein Faktum, aber kein Argument sein muss. Sie wurden über die Medien für die Studie rekrutiert. Es waren Patienten mit z.T. langjährigen Krankheitsgeschichten bisher erfolglos behandelter Kopfschmerzen. Die jeweilige Fallaufnahme wurde von einem der Homöopathen der Münchner Gruppe erhoben, worauf dann im Gruppenkonsens das zu verabreichende Arzneimittel bestimmt wurde. Anhand des semiotischen Modells bieten sich verschiedene Möglichkeiten an: Wenn der die Fallaufnahme durchführende Homöopath mit seinem Patienten die gemeinsame Ebene erreicht hat und dies für seine Kollegen in der Konsenskonferenz nachvollziehbar übermitteln kann, so dass diese seiner Wahl beipflichten, dann wird die Sache gut laufen, wie bereits dargestellt wurde. Wenn der Homöopath und sein Patient aber selber die Ebene nicht erreicht haben, dann kommt in der Konsenskonferenz die rationale Interpretation der anderen Homöopathen ins Spiel – wie bei der Seminarsituation im zweiten Beispiel – und es wird eine zwar vertretbare, argumentativ beste Ebene definiert, die aber weder das Wesen der Arznei noch den Patienten erreicht, sondern irgendwo in einem Zwischenbereich schwebt. Dies ist, neben dieser speziellen Studienkonstellation, eine auch in der Praxis sehr häufige Situation und es braucht manchmal zum Teil Jahre, um endlich eine gemeinsame Ebene zu erreichen. Die Limitierung der Beurteilung und Behandlung in dieser Studie auf drei bis sechs Monate hat diese Langzeitentwicklungsmöglichkeit gar nicht erst zugelassen.

Zusammenfassung

Unser Leben wird von einer Kraft, einer Lebenskraft gesteuert und bestimmt, die allen Menschen eigen, aber auch gemeinsam ist und sie miteinander verbindet. Diese Kraft ist geistiger Natur und ermöglicht uns, uns in einem gesunden individuellen Gleichgewicht zu halten, sowie im Kollektiv geborgen zu sein. Jeder einzelne Mensch ist gleichzeitig einmalig und einzigartig und eine mögliche Art/Form des Menschen überhaupt.

Wenn nun ein Mensch aus irgend einem Grund in seiner Harmonie gestört wird, wird ihm seine Lebenskraft dies mittels geistigen und körperlichen Symptomen mitteilen, er wird zum Patienten. Diese Symptome können einem Arzneimittelbild zugeordnet werden. Die Sammlung der bisher bekannten und beschriebenen Symptome und Arzneimittel nennt man die Materia Medica. Sie ist zwar noch sehr unvollständig, aber sie repräsentiert den der Menschheit gegenwärtig bekannten Wissensschatz der Möglichkeiten, solche Störungen zu exprimieren und mitzuteilen *(Abb. 6)*.

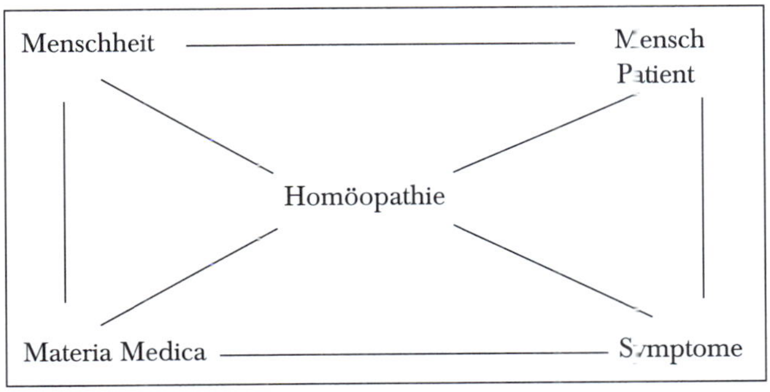

Abb. 6

Links haben wir die Unendlichkeit der Möglichkeiten in der Geborgenheit des Kollektivs und des Kosmos, rechts die individuelle Einmaligkeit in ihrer gesunden, aber auch in ihrer gestörten und damit speziell wahrnehmbaren Form. Das Krankwerden ermöglicht dem Menschen, sich individuell wahrzunehmen, allerdings auf der Basis des gemeinsamen menschlichen, von der Lebenskraft bestimmten Reaktionsmusters, dessen sich die Leibsprache bedient. Die Krankheit ist der Preis, der bezahlt werden muss, um die Individualität zu entwickeln, das Gesundwerden führt das Individuum in die Geborgenheit des Menschseins und der Menschheit zurück.

Die Homöopathie ist die Methode, welche ebenfalls auf dieser vom Universum zur Verfügung gestellten geistig-spirituellen Basis therapeutisch das Potential hat, die Verbindung zwischen diesen beiden Polen, welche akausal oder nonlokal in einer Komplementarität mit einander verstrickt sind (entanglement), zu beleben, zu aktivieren, bewusst werden zu lassen und ihrer dialektischen Dynamik zuzuführen. Inwieweit ein oder mehrere synchron gekoppelte Quanten oder Partikel in zwei verschiedenen Menschen notwendig sind, um überhaupt eine Beziehung entstehen zu lassen, ist eine spekulative Frage, ebenso wie diejenige nach der Möglichkeit, zwischen Patienten und/oder Homöopathen und z. B. einer Pflanze, einem Tier oder einem Mineral eine mögliche Affinität zu einem Arzneimittel entstehen zu lassen, wie sie die Erfahrung immer wieder bestätigt. Dies ist ein spiritueller Prozess, in welchem der Homöopath als Dolmetscher dieser spirituellen Botschaften wirkt. Das Erreichen dieser Ebene, wo die Wahrnehmung nicht messbar ist, wo aber ein Kanal zum Patienten besteht, kann bis zu einem gewissen Punkt erlernt werden. Die Möglichkeit, ja das Geschenk des Realisierens, dass man sich als Homöopath auf diese Ebene versetzen kann, ist als Berufung zu verstehen. Oder mit anderen Worten: Die Homöopathie eröffnet den Zugang zum Bewusstsein der Dialektik und Komplementarität des Menschseins.

Literatur

[1] Hahnemann S.: *Organon der Heilkunst.* 6. Aufl., Haug, Heidelberg 1987.

[2] Thurneysen A.: *Die Bedeutung der Leibsprache für die Homöopathie.* In: A. Thurneysen (Hrsg.), Der Leib – seine Bedeutung für die heutige Medizin. Peter Lang, Bern 2000.

[3] Thurneysen A.: *Das Resonanzphänomen.* Forschende Komplementärmedizin 1998: (S1, Sonderband 5): 15–17.

[4] Walach H. et al. (2004): *Homeopathic proofing symptoms, result of a local, non-local or placebo process?* A blinded, placebo-controlled pilot study. Homeopathy 1993; 4: 179–185.

[5] Walach H. et al. (1997): *Classical homeopathic treatment of chronic headaches.* A double-blind, randomized placebo-controlled study. Cephalalgia 1997; 17: 119–126.

[6] Walach H. et al. (2001): *The long term effects of homeopathic treatment of chronic headaches: one year follow-up and single case time series analysis.* British Homeopathic Journal, 2001 90: 63–72.

Weiterführende Literatur

Walach H.: *Magic of signs: a non-local interpretation of homeopathy.* British Homeopathic Journal, 2000, 89: 127–140.

Gallasch C.: *Subjekt, Begehren, Synergie.* Allgemeine Homöopathische Zeitung 2004, 3: 134–146.

Milgrom L. R.: *Patient-practitioner-remedy (PPR) entanglement.* Part 1–4. Homeopathy 2002, 91: 239–248; 2003, 92: 152–156; 2004, 93: 34–42.

Ursa Neuhaus

Pflege zwischen Wissenschaft, Handlung und Spiritualität

Dieses Referat ist eingebettet in die Ringvorlesung der Kollegialen Instanz für Komplementärmedizin der Universität Bern zum Thema «Spiritualität in der modernen Medizin». Ich freue mich hier die Pflege, im Besonderen die Anthroposophische Pflege vertreten zu dürfen. Vielen Dank Peter Heusser für die Einladung an die Pflege.

Was ist Spiritualität in der Pflege? Ich möchte hier von drei Annahmen ausgehen:

- Das Spirituelle kommt in der Pflegepraxis im Dasein für den andern zum Ausdruck.
- Das Spirituelle zeigt sich in der werktätigen Liebe der pflegerischen Beziehung. «Werktätige Liebe» ist ein Ausdruck, der vom Begründer der Anthroposophie, Rudolf Steiner, entwickelt wurde. Er bedeutet die Liebe zur und in der alltäglichen Handlung.
- Spirituell sein ist dann möglich, wenn ich immer mehr Mensch werde.

Die Spiritualität in der Pflege ist einerseits ganz alltäglich und menschlich. Andererseits ist sie unsichtbar und komplex. Sie beinhaltet alles und doch nichts. Diesem scheinbaren Widerspruch möchte ich nachgehen. Ich werde in meinem Referat deshalb drei Fragen genauer betrachten:

1. Was ist Pflege?
2. Wo sind die Quellen des Wissens in der Pflege?
3. Wie finde ich das Spirituelle in der Pflege?

Auf der Suche nach den Quellen des Wissens werde ich auf einzelne pflegewissenschaftliche und philosophische Zusammenhänge zurückgreifen. An einem Fallbeispiel aus der Praxis, das von einer Pflegeexpertin zur Verfügung gestellt wurde, werde ich die Schritte zur Spiritualität in der Pflege aufzeigen.

Was ist Pflege?

Die Pflege hat sich in der Schweiz in den letzten 20 Jahren stark verändert. Sie entwickelte sich aus dem Status des Hilfsberufes heraus zu einer eigenständigen Profession. Die pflegerische Tätigkeit wandelt sich zurzeit auch durch die laufende Bildungsreform. Mit der Überführung des Pflegeberufes aus dem Gesundheitsdepartement in das Erziehungsdepartement gehen alte Traditionen des Schweizerischen Roten Kreuzes verloren und neue Chancen eröffnen sich. Mit der Wandlung der Rahmenbedingungen zeigt sich immer deutlicher, dass die Kernaufgabe der Pflege in Zukunft zwar gleich bleibt, aber die Arbeitsabläufe sich verändern werden. Der neue Beruf der Fachangestellten Gesundheit und der Einbezug von Personal aus der Hotellerie bedeuten ein Umdenken bei der Organisation der zu bewältigenden Arbeit im Alltag. Die Pflege als solches bleibt aber im Verantwortungsbereich der diplomierten Pflegefachperson. Sie wird als Hauptverantwortliche die Arbeiten organisieren, abdelegieren und überwachen. Diese Tätigkeit der Managerin (oder des Managers) ist eigentlich nichts Neues. Neu dabei ist, dass die Arbeiten nicht nur unter Pflegenden mit unterschiedlichen Kompetenzen verteilt werden, sondern dass auch andere Berufe in den Arbeitsablauf integriert werden.

Was heisst denn genau «Pflegen»? «Pflegen» ist ein Ausdruck, der nicht nur für den Beruf der Pflege benutzt wird. Sobald wir etwas pflegen, entwickeln wir gewisse Fähigkeiten zum Beispiel im Pflegen des Gartens, im Pflegen der Kinder oder im Pflegen von Menschen, die krank sind. Die Herkunft des Wortes «Pflegen» ist nicht genau geklärt. Seit dem Mittelalter bedeutet es «für etwas einstehen, sich für etwas einsetzen». Daraus entwickelten sich die Begriffe «sorgen für, betreuen, hegen» [1]. Meines Erachtens spiegelt sich darin ein wesentlicher Teil der pflegerischen Kernaufgabe.

Die Pflegewissenschafterin Silvia Käppeli beschreibt die primäre Aufgabe der Pflege als «präventive und pflegetherapeutische Auseinandersetzung mit Leidenszuständen» [2]. Die Definition von professioneller Pflege des Institutes für Pflegewissenschaft an der Universität Basel lautet:

> Professionelle Pflege fördert und erhält Gesundheit, beugt gesundheitlichen Schäden vor und unterstützt Menschen in der Behandlung und im Umgang mit Auswirkungen von Krankheiten und deren Therapien. Dies mit dem Ziel, für betreute Menschen die bestmöglichen Behandlungs- und Betreuungsergebnisse sowie die bestmögliche Lebensqualität in allen Phasen des Lebens bis zum Tod zu erreichen [3].

Beide Definitionen beschreiben die Kernaufgabe der Pflege aus einer etwas andern Perspektive, widersprechen sich jedoch nicht. In der ersteren geht es um die Auseinandersetzung mit den Leidenszuständen und in der zweiten um Förderung, Erhaltung, Vorbeugung und Unterstützung von Menschen mit dem Ziel der bestmöglichen Lebensqualität. Für die Anthroposophische Pflege bleibt die Pflege als solches die Gleiche. Es ändert sich jedoch das 'Wie ich etwas tue'. Am Beispiel des Gesundheits- und Krankheitsbegriffes aus der anthroposophischen Medizin [4] möchte ich diese Sichtweise etwas genauer aufzeigen.

In der anthroposophischen Medizin wird der Gesundheitsbegriff unter drei Annahmen betrachtet:

- Gesundheit ist nicht allgemein, sondern individuell definiert.
- Die Gesundheit entsteht in der Harmonie von leiblichen, seelischen und geistigen Wirklichkeiten. Jede Wirklichkeit weist eine eigene Gesetzmässigkeit auf und demzufolge gibt es viele disharmonische Prozesse.
- Die Gesundheit ist ein dynamisches Geschehen. Ein dauerndes Werden der Gesundheit im Organismus wird durch das Gleichgewicht von Kräften ausbalanciert.

Der Krankheitsbegriff beruht auf folgenden drei Annahmen:

- Die Ursache der meisten Krankheiten ist im Menschen selbst zu suchen. Äussere Einflüsse sind sekundärer Natur.
- Krankheiten sind verlagerte physiologische Prozesse am falschen Ort.
- Die Krankheit hat auch einen persönlichen biographischen Aspekt.

Gesundheit und Krankheit sind nicht statisch sondern dynamisch. Gesundheit ist ein Ideal [5], das der Mensch durch Selbstverwirklichung und Sinngebung anstreben kann. Hinter diesen Annahmen steckt die Weltanschauung der Anthroposophie, die den Menschen ins Zentrum setzt, die dem Menschen aber auch die volle Verantwortung über sein Tun zuspricht. Es ist jedoch notwendig, dass die oben vorgestellten Annahmen diskutierbar bleiben, damit in der modernen Medizin der Diskurs weitergeht. Wenn die oben erwähnten Annahmen ernst genommen werden, dann hat das für die anthroposophische Sichtweise in der Pflege Konsequenzen. Ein Beispiel aus der Gesundheitsberatung einer Pflegefachfrau bei Schnupfen soll dies erläutern. Beim Schnupfen wird zuviel Schleim in der Nase produziert. Diese Überproduktion von Schleim ist «nur» ein verlagerter Stoffwechselprozess. Denn der Stoffwechsel sollte eigentlich im Magen-Darm-Trakt und in der Muskulatur stattfinden. Mit einem heissen Fussbad mit Meersalz ist es jedoch möglich, den Stoffwechsel wieder an seinen Ort zu bringen. Es ist auch möglich, die Nase mit Salzwasser zu spülen, so dass sich die Schleimhäute wieder zusammen ziehen können. Das ist ein kurzes Beispiel, wie man sich in der anthroposophischen Medizin an gesundheitliche Beeinträchtigungen annähern kann.

Doch Pflegen ist mehr als nur die Auseinandersetzung mit Gesundheit und Krankheit. Ein Grossteil der Pflegetätigkeiten bezieht sich auf Situationen, in denen zwischen gesundmachenden und krankmachenden Faktoren balanciert werden muss. Die gesundheitlichen Beeinträchtigungen sind nicht nur physisch zu denken. Eine Krankheit betrifft den Menschen als Ganzes. Alltägliche Gewohnheiten, anerkennende Arbeit, verantwortungsvolle Aufgaben des Lebens werden unterbrochen und es heisst, dem Menschen die notwendige Unterstützung zukommen zu lassen, damit er die Fähigkeit erlangt, sich selbst wieder zu heilen. Damit der Mensch mit dem Schnupfen sich selber heilen kann, braucht er von den Pflegenden mehr als nur das Wissen «was man tun könnte». Er braucht genaue Anweisungen zu den Voraussetzungen und zur Durchführung der Therapie.

Pflegen bedeutet demnach aktiv etwas zu tun und gleichzeitig da zu sein für mögliche Krisen und Notfälle, was die pflegerische Tätigkeit sehr anspruchsvoll macht.

Wo sind die Quellen des Wissens in der Pflege?

Das Wissen zum Pflegen wurde im Beruf der Pflege lange Zeit nicht mit der Wissenschaft in Verbindung gebracht. Historische Zeugnisse vor hundert Jahren belegen, dass eine gute Pflege nicht mit eigenständigem Denken verbunden wurde. In den Ausbildungsbestimmungen der ersten Pflegeschule des Roten Kreuzes in Bern wurde u. a. Folgendes ausgeführt – ich zitiere: «Die Krankenschwester sollte körperlich und geistig gesund sein, mit Opferfreudigkeit ausgestattet sein und sich freiwillig den Zielen der Schule und der pflegerischen Tätigkeit unterordnen. Gleichzeitig muss sie eine 'verständnisvolle Gehülfin des Arztes' sein und ihn voller Stolz als Autorität anerkennen» [6]. Diese Kompetenz würde heute kaum mehr ausreichen, um die Pflegeversorgung in Spitälern, Kliniken, Pflegeheimen, Ambulatorien und zu Hause aufrecht zu erhalten. Es braucht mehr Kenntnisse und Wissen, um heute den pflegerischen Anforderungen gerecht zu werden. So ist mittlerweile ein wissenschaftlicher Diskurs zur Pflege entstanden, der in der Schweiz in den letzten 10 Jahren intensiviert wurde.

Bereits 1978 formulierte die Pflegewissenschafterin Barbara Carper aus den USA vier Quellen des Wissens [7], die von ihren Kolleginnen Peggy Chinn und

Mae Kramer 1996 neu aufgegriffen wurden [8]. Die vier Dimensionen des menschlichen Wissens, die als Quelle des Wissens für die Pflege dienen, sind:

- Empirisches Wissen,
- Ethisches Wissen,
- Persönliches Wissen und
- Intuitives Wissen.

Das empirische Wissen [9] beinhaltet im Kern die Beschreibung, Erklärung und Prognose von Aussagen über die Wirklichkeit. Damit diese Wirklichkeit nicht nur ein subjektiv orientiertes Wissen bleibt, sind Forschungen mit unterschiedlichen Methoden notwendig. Die Pflegeforschung ist vielfältig [10], weil das Feld der Pflege nicht nur naturwissenschaftliche Fragen aufweist. Es gilt auch geisteswissenschaftliche Fragen zur Sinnfindung und Biographie und sozialwissenschaftliche Fragen zur Lebenswelt und zum Lebenskontext zu erforschen. Der Diskurs innerhalb der Pflegewissenschaft ist noch jung und nur zaghaft beginnen sich gültige Theorien aus dem Diskurs der unterschiedlichen Forschungen heraus zu kristallisieren.

Das ethische Wissen handelt von Verpflichtungen, Normen und Werten. Es zeigt auf, was gut und richtig ist und was getan werden soll. Dieses Wissen ist in widersprüchlichen und ungelösten Situationen bedeutsam, denn es geht darum, aus einem pflegerischen Ethos heraus Entscheidungen zu treffen. Das ethische Wissen ist da, um die eigene Meinung überprüfen zu können und aus einer pflegerischen Haltung heraus entscheiden zu können.

Zum persönlichen Wissen möchte ich Brandenburg und Dorschner zitieren: «Das persönliche Wissen beinhaltet die Erfahrungen im privaten und beruflichen Kontext. Es kann religiöses, spirituelles oder metaphysisches Wissen umfassen. 'Sich öffnen', 'Nachdenken' und 'Verwirklichen' sind die Prozesse, die zur Entstehung und Veränderung des persönlichen Wissens beitragen» [11]. Die persönliche Lebensgeschichte gibt demnach den Erfahrungen eine spezifische Bedeutung. Das heisst, dass unser tägliches Handeln stark durch das persönliche Wissen geprägt wird.

Schliesslich ist das intuitive Wissen ein wichtiger Bestandteil im pflegerischen Wissen. Die bekannte Pflegefachfrau bzw. Krankenschwester, wie man früher sagte, Florence Nightingale, beschrieb bereits 1859, dass die pflegerische Praxis einen kreativen Gestaltungsaspekt beinhaltet [12]. Dieser kreative Aspekt wird mit Kunst zusammengebracht und als Intuition verstanden. Es sind die beiden Pflegetheoretikerinnen Patricia Benner und Jane Watson, die die Pflege wieder als Kunst darzustellen begannen [13, 14].

Die vier Wissensquellen haben eine Stimmigkeit in sich, die wir aus den Alltagserfahrungen bestätigen können. Sind das also die vier Quellen des Wissens?

Wenn ja, dann verführt dies zu der Annahme, dass wir das Wissen für eine gute Pflege aus vier Quellen anzapfen können. Doch Wissen und Erkenntnisse lassen sich nicht einfach in vier Arten auftrennen. Es sind vielmehr dynamische Gebilde, die ineinander verflochten sind. Erkenntnisse müssen immer wieder mit dem vorhandenen Wissen vernetzt, entwickelt und neu geschöpft werden. Wenn wir den pflegerischen Alltag betrachten, dann bemerken wir, dass das Wissen im pflegerischen Alltag auf unterschiedliche Weise angewendet werden kann. So kann z. B. Fachwissen direkt mit pflegerischen Situationen verglichen werden. In Bezug auf eine ethische Pflege können wir Überlegungen anstellen, um Argumente für diese Pflege zu finden. Oder wir bringen das persönliche wie auch das intuitive Wissen auf eine individuelle Art und Weise ein. Hier ist entscheidend, ob die Pflegeperson über kommunikative Fähigkeiten und über ein Selbstbewusstsein verfügt, um ihre Position und Haltung einbringen zu können. Nach der Pflegewissenschafterin Patricia Benner können bestimmte Fähigkeiten erst mit der Erfahrung errungen werden [15].

Etwas ganz anderes erfahren wir, wenn wir Patientinnen und Patienten befragen wie es die Pflegewissenschafterin Astrid Elsbernd [16] es getan hat. Eine gelungene Pflege wird von ihr folgendermassen beschrieben:

- wenn ein Wunsch einfach in Erfüllung geht,
- wenn Pflegende Anteil am alltäglichen Leben haben,
- wenn die Patientinnen Anteilnahme bekommen und spüren, dass sie gesund werden,
- wenn Patientinnen nach draussen gehen können und spüren, dass sie gesund werden,
- wenn «Aufpassen» und «Beruhigen» wichtige Elemente in der Pflege sind.

Wissen und Erkenntnisse sind nur dann gut, wenn ich, etwas überspitzt ausgedrückt, die Wünsche der Patientinnen und Patienten von ihren Augen ablesen kann und erst anschliessend mit meinem Wissen vernetze. Daraus schliesse ich, dass es vor dem «Anzapfen» der Wissensquellen noch etwas anderes braucht. Mit dem Wissen alleine sind wir noch nicht handlungsfähig.

Was braucht es nun, dass die Wissenschaft der Praxis dient?

Es braucht «die werktätige Liebe». Der Begriff der werktätigen Liebe ist ganz alltäglich gedacht und doch ist er komplex. Ich bin überzeugt, dass wir den andern Menschen lieben müssen um ihn gut pflegen zu können, um ihn angepasst berühren, begleiten, unterstützen und beraten zu können.

Was ist aber Liebe? Eine eindrückliche pflegewissenschaftliche Dissertation, eine phänomenologische Studie von Romy Mahrer zum Thema «Couples' Daily Experiences after the Onset of Cardiac Disease» [17], beschreibt die Erlebnisse von Ehepaaren nach Ausbruch einer kardialen Krankheit eines Partners. In dieser Arbeit geht Mahrer u. a. dem Phänomen der Liebe nach. Ausgehend von den alten griechischen Philosophen werden die drei Begriffe zur Liebe, *eros*, *philia* und *agape* erläutert. *Eros* wird als «starker Wunsch nach Etwas» beschrieben. Bei den alten Griechen bedeutete dies, die Form der Schönheit zu lieben. Im heutigen Sinne wird *eros* häufig auf physische Bedürfnisse reduziert. *Philia* bedeutet die Freundschaft und beinhaltet das «Sich-Gefallen». Diese zwei Arten der Liebe sind für die Profession der Pflege nicht angebracht. Bedeutsamer ist der Begriff *agape*, der in der Philosophie über die Jahrhunderte viel diskutiert wurde. *Agape* ist die Brüderlichkeit oder Schwesterlichkeit. Sie zeichnet sich aus durch «Liebe deinen Nächsten wie dich selbst». Diese Liebe ist unteilbar und zeigt sich als Empfindung gegenüber bestimmten Menschen. Sie ist kaum als allgemeines Gefühl für alle Menschen zu denken. Sie kann entwickelt werden und bezieht sich auf spezielle Bedürfnisse eines andern Menschen. Sie beruht jedoch nicht auf Wechselseitigkeit. Diese Liebe, *agape*, zeigt sich im pflegerischen Sinne im Caring, einem wesentlichen Konzept der Pflege. Caring wird nach Swanson durch fünf Prozesse charakterisiert: 1. Den Glauben und die Hoffnung aufrechterhalten, 2. Wissen und erkennen, 3. Präsent sein, da sein, 4. Für jemanden etwas tun und 5. Jemanden befähigen [18]. Diese fünf Prozesse decken sich mit der Liebe im Sinne von *agape*.

Auch im anthroposophischen Sinn wird die Liebe als nicht gegenseitige Empfindung beschrieben. Lieben ist wie Schulden abzahlen [19]. Die Voraussetzung, dass wir heute lieben können ist, dass wir im jetzigen oder in einem vorherigen Leben bereits etwas bekommen haben. Ich kann also keine Gegenleistung erwarten. Weiter wird in der anthroposophischen Menschenkunde der Ätherleib als Träger der Liebe beschrieben. Der Ätherleib ist unser Lebensleib, der Leib, der das Leben in sich trägt. Gleichzeitig ist er auch Träger der Liebefähigkeit. Lieben basiert demnach auf einer Lebendigkeit, die sich nur im Prozesshaften, im «Sich-Entwickeln» zeigen kann.

Diese Liebe von der ich spreche, ist «einfach etwas gerne tun» im Interesse für den andern ohne Gegenleistung. Es ist ein dynamisches Geschehen, das sich entwickelt und immer weiter wächst. Wäre die Liebe nicht mehr lebendig, dann würde die Empfindung aufhören, Gefühl zu sein.

Wie finde ich die Spiritualität?

Mit Hilfe des anthroposophischen Willensprozesses [20], ein Prozess in sieben Schritten, möchte ich meine Ausführungen zur Liebe und zur Spiritualität in der Pflege erläutern. Die sieben Schritte sind Stufen zur Willensentwicklung und können folgendermassen genannt werden: Die Realität, die Sinnsuche, das Aufwachen, die Authentizität, das prozesshafte Handeln, die Fähigkeitsbildung und die Lebensdankbarkeit.

Willensentwicklung heisst als erstes, eine Realität wahrzunehmen. Tatsachen und Beschreibungen der Realität können jedoch erst durch eine Sinnzuschreibung an Bedeutung gewinnen. Weiter muss der Mensch am Sinn der Situation, durch die Sinnsuche aufwachen. Er muss sich betroffen fühlen, um verbindlich zu werden. Die Verbindlichkeit erreicht er durch das Authentischsein. Daraus kann er schrittweise handeln, um die Lösung zu finden. Das «Wie» wird hier entscheidend. Aus diesem schrittweisen Handeln entwickelt der Mensch Fähigkeiten. Er bildet sich und lernt eine Handlung immer besser durchzuführen. Nach und nach wird er zum Experten und erlebt dies in einer Lebensdankbarkeit.

Wie könnte das in der Wirklichkeit aussehen? Ich erzähle Ihnen nun eine Fallgeschichte:

> Frau Meier ist seit mehreren Tagen in der orthopädisch-traumatologischen Klinik hospitalisiert. Sie wurde notfallmässig vom Alters- und Pflegeheim, indem sie seit mehreren Jahren lebt, ins Spital eingeliefert, weil sie gestürzt war und sich eine Schenkelhalsfraktur zugezogen hatte. Sie ist 96-jährig und hat keine Angehörigen mehr. Die Leiterin des Heimes wurde als Bezugsperson angegeben. Eine weitere wichtige Person ist eine langjährige Freundin.
>
> Am Tag nach dem Spitaleintritt wurde sie operiert. Nach der Operation erwachte Frau Meier nicht mehr richtig. Sie war kaum ansprechbar, reagierte auf Ansprache höchstens mit dem Öffnen der Augen und ungezielten Abwehrbewegungen. Beim Umlagern, Waschen und Betten reagierte sie oft mit Stöhnen. Sie erhielt regelmässig Schmerzmedikamente und die Flüssigkeit wurde ihr per Infusion zugeführt. Sie wurde von zwei jungen Pflegenden gepflegt. Da diese den möglichen Krankheitsverlauf nicht abschätzen konnten und eine Verlegung auf eine medizinische Abteilung geplant war, holten sie Hilfe bei einer Pflegeexpertin (diplomierte Pflegefachfrau mit Höherer Fachausbildung Stufe II).
>
> Die Pflegeexpertin besucht die Patientin in den nächsten Stunden. Anschliessend befragt sie die beiden zuständigen Pflegenden, wie auch die Stationsleiterin, die die Patientin bereits einige Tage gepflegt hat. Sie spricht mit

dem Stationsarzt, der ihr mitteilt, dass die Patientin auf eine medizinische Station verlegt und dort maximal therapiert werden soll. Er hat aus der Krankengeschichte erfahren, dass die Patientin bereits einige Jahre zuvor einen Sturz erlitten hat, sich nach der Operation nur langsam erholt hat und erst nach einigen Monaten wieder ihre Gehfähigkeit erlangt hat. Man müsse es auf diese Weise erneut versuchen, meint er.

Die beteiligten Pflegenden sind mit diesem Vorgehen nicht einverstanden. Sie finden, man solle Frau Meier ihren Bedürfnissen entsprechend sehr gut pflegen, damit sie keine weiteren Schäden erleide. Gleichzeitig müsse man aber auch mit ihrem Sterben rechnen. Die Pflegenden schlagen vor, sie ins Heim in die gewohnte Umgebung zurückzuverlegen. Sie sehen jedoch keine Möglichkeit dies mit den zuständigen Ärzten zu diskutieren. Sie meinen, «die machen ja doch nur was sie wollen».

Die Pflegeexpertin bittet den zuständigen Assistenten um etwas Aufschub mit der Verlegung, weil sie von Seiten der Pflege gerne noch weitere Informationen im Heim einholen möchte. Schauen wir uns nun die ersten vier Schritte des Willensprozesses an.

Wie sieht die Realität aus?

Aus der Beschreibung der Situation können wir entnehmen, dass es sich um eine alte Frau handelt, die 96jährig ist und nach einem Sturz sich eine Schenkelhalsfraktur zugezogen hat. Sie wurde notfallmässig operiert und erwachte eigentlich nicht mehr richtig aus der Narkose. Zwei junge Pflegefachfrauen waren für die Pflege zuständig. Diese holten bei einer Pflegeexpertin Hilfe, da sie über den weiteren therapeutischen Verlauf unsicher waren. Genaue Angaben, warum sie verunsichert waren, haben wir nicht. Das Reagieren der Frau mit Stöhnen, das Kaum-mehr-Ansprechbar-Sein und die ungezielten Abwehrbewegungen weisen jedoch auf eine anspruchsvolle und intensive Pflege hin. Die pflegerischen Handlungen mussten abgewogen werden, mögliche Schmerzen vorausgedacht werden, um die Patientin so gut wie möglich pflegen zu können.

Was ist mit der Sinnsuche der Pflegenden?

Aus diesen kurzen Erläuterungen wird uns klar, dass sich die Pflegenden die Frage nach der Sinnhaftigkeit ihrer Arbeit im Hinblick auf eine Verlegung stellen müssen. Durch ihre Unerfahrenheit können sie den möglichen Krankheitsverlauf nicht abschätzen. Sie bemerken nur, dass eine Verlegung nicht mehr sinnvoll ist. Sie können dies jedoch noch nicht begründen und holen Hilfe bei einer Pflegeexpertin. Auch haben sie Respekt vor dem Erstentscheid des Arztes. Er stützt seine Beurteilung auf die Krankengeschichte der alten Frau. Beide Seiten, Arzt und Pflegende, wollen die bestmögliche Pflege für Frau Meier. Beide Seiten kennen jedoch den Willen der Patientin nicht. Die Pflegeexpertin übernimmt nun die Aufgabe, etwas über den Willen der Patientin in Erfahrung zu bringen. Sie versucht sich über die Situation ins Bild zu setzen.

Wie wachen die Pflegenden auf?

Die Pflegenden sind daran aufgewacht, dass sie mit dem Vorgehen des Arztes nicht einverstanden waren. Ihre Erlebnisse mit der Patientin während des Pflegens führten zu einem andern Empfinden, was in dieser Situation nun richtig sein könnte. Ethisch betrachtet könnten hier noch einige Argumente für und gegen die Verlegung aufgeführt werden, die ich jedoch an dieser Stelle nicht weiter erläutern möchte. Ich möchte das Engagement der jungen Pflegenden betrachten. Durch ihre Anteilnahme, durch ihr Interesse am Wohle der Patientin war ihnen der weitere therapeutische Verlauf bei Frau Meier nicht gleichgültig. Möglicherweise war es die werktätige Liebe, die bewirkte, dass die jungen Pflegenden ein ungutes Gefühl in sich bemerken und handeln konnten.

Wie kommt es zur Authentizität?

Mit der Bitte die Verlegung aufzuschieben, drückten die Pflegenden ihren wahren Wunsch aus. Das, was sie dachten, konnte durch die Pflegeexpertin ausgesprochen werden und sie waren erleichtert darüber.

Wie geht nun die Geschichte weiter?

Im Auftrag der Pflegenden telefoniert die Pflegeexpertin mit den zuständigen Personen, mit dem Pflegepersonal im Heim und mit der Heimleiterin und befragt sie über Lebensgewohnheiten und Wünsche von Frau Meier bezüglich ihrer Behandlung. Sie fand heraus, dass die einzige Freundin auch im Heim wohnt. Und in der Folge findet ein interessanter Austausch von wichtigen Informationen statt. Die zuständigen Personen im Heim bieten an, die Frau bei ihnen weiter zu pflegen, weil sie sich sicher sind, dass dies ihrem Willen entsprochen hätte. Sie verfügen über das notwendige Pflegewissen und können ab dem nächsten Tag auch die notwendige Pflegekapazität zur Verfügung stellen. Die Pflegeexpertin informiert nun die Pflegenden und den Assistenten über die Gespräche. Bei den Pflegenden lösen die Informationen Erleichterung aus. Der Assistenzarzt reagiert ungehalten: «Wenn man nun die Patientin sterben lassen wolle, dann hätte man sie auch nicht operieren müssen». Er ist aber bereit, dies mit dem zuständigen Oberarzt zu besprechen. Später gibt der zuständige Oberarzt sein Einverständnis zur Rückverlegung ins Heim. Die Pflegeexpertin nimmt wiederum mit den Verantwortlichen im Heim Kontakt auf und einigt sich auf einen Rücktransport mit der Ambulanz für den nächsten Mittag. Anschliessend bespricht sie mit den Pflegenden die Übergabe, die möglichst gut gestaltet werden soll. Die Pflegenden schlagen vor, dass jemand von ihnen die Patientin begleiten und sie persönlich übergeben soll. Eine Pflegende möchte dies gerne übernehmen und ihre Vorgesetzte ist damit einverstanden.

Am Tag nach der Verlegung erzählt die Pflegende dem Team, wie sie die Übergabe erlebt hat. Die Frau sei von den Pflegenden sehr herzlich begrüsst worden und sie habe dabei äusserst ruhig und entspannt gewirkt. Etwa zwei Stunden später wurde der Expertin von der Heimleiterin telefonisch mitgeteilt, dass Frau Meier gerade eben ruhig verstorben sei. Die Pflegeexpertin informiert alle Beteiligten. Spontan äussern alle Pflegenden Befriedigung über den Situationsverlauf. Auch der Assistenzarzt schliesst sich dieser Meinung an. Am nächsten Tag ruft die Heimleiterin nochmals an und bedankt sich für die gute Zusammenarbeit mit dem Akutspital. Sie sei sich dies sonst eigentlich nicht so gewohnt. Eine Nachbesprechung dieser Patientensituation mit dem Pflegeteam hat später stattgefunden.

Wie sieht die Durchführung, das prozesshafte Handeln aus?

Das Telefongespräch mit den Verantwortlichen aus dem Heim von Frau Meier bringt neue, sehr wichtige Informationen zu Tage. Das Pflegepersonal und die Heimleiterin können, weil sie Frau Meier seit Jahren kennen, den Willen der Patientin beschreiben. Dadurch und durch schnelles und kreatives Handeln, erhält Frau Meier die Pflege, die für sie stimmt.

Diese Situation ist eine aussergewöhnliche, die sich hoffentlich noch viele Male wiederholen wird. Nicht immer können in schwierigen Situationen gute Lösungen gefunden werden. Deshalb benötigen Pflegende Fähigkeiten und Kompetenzen, um erfahren und professionell im pflegerischen Alltag handeln zu können.

Was ist mit der Fähigkeitsbildung gemeint?

Die Fähigkeitsbildung erwerben sich die Pflegenden schliesslich durch die Handlung selbst. Dieser Fähigkeitsbildung gehen auch immer Lern- und Übungsstunden in der Aus- und Weiterbildung voraus, um im richtigen Moment auch die notwendigen Fertigkeiten und Kenntnisse zur Verfügung zu haben.

Wie kommt es zur Lebensdankbarkeit?

Die Lebensdankbarkeit zeigt sich nach der abgeschlossenen Situation. Die Pflegenden wie auch der Stationsarzt waren schliesslich über den Verlauf der Situation zufrieden. Der Dank der Heimleiterin ist ein weiterer Hinweis für diese Lebensdankbarkeit, die sich an Situationen anschliesst, die von fähigen Menschen gemeistert wurden. Diese pflegerische Situation ist geschehen, weil Menschen für einen andern Menschen das Beste wollten. Es ist die alltägliche Liebe, die *agape*, die dies möglich machte. Mit der Lebensdankbarkeit kann es jedoch nicht aufhören. Aus der Lebensdankbarkeit entwickelt sich Mut.

Warum erhalten wir Mut zu Neuem?

Wenn wir einmal diese Lebensdankbarkeit kennen, dann kann sich der Mut zu Neuem entwickeln. Diese erlangten Fähigkeiten sind nun in unserem Besitz und wir können sie für weitere Taten einsetzen.

Mut braucht es auch, um immer mehr Mensch zu werden. Es bedeutet, dass ich mich selbst schule. Denn Mut zum Aussergewöhnlichen muss geübt werden. Die eigene Schulung beinhaltet Selbsterziehung, Überwindung der eigenen Widerstände, wie auch die notwendige Zeit zur inneren Ruhe. Ich denke, fünf bis zehn Minuten täglich sich selbst zu schenken ist nicht übertrieben. In diesen Minuten kann ich mir eine Pause im Alltag nehmen. Eine Pause in der ich Innenschau halte. Ich kann zum Beispiel meine Gefühle betrachten oder zusehen, wie meine Gedanken fortlaufend durch den Kopf schwirren oder bemerken, dass ich die Ruhe beinahe nicht aushalte. Rudolf Steiner gab sehr viele

Anweisungen für solche alltägliche Übungen [21]. Wenn ich über mehrere Tage, Wochen und Monate übe, kann ich eine Veränderung bemerken. Ich lerne mich immer besser kennen und werde so immer mehr Mensch. Eine weitere Übung von Rudolf Steiner möchte ich allen hier anwesenden Pflegenden zum Schluss schmackhaft machen:

Wir können eine welkende Pflanze während einigen Tagen beobachten. Dabei nehmen wir unsere Gefühle und Empfindungen wahr, die beim Beobachten entstehen. In einem weiteren Schritt beobachten wir eine aufblühende Pflanze über einige Tage und achten auf die aufkommenden Gefühle und Empfindungen. Durch die Übung schärfen wir unsere Wahrnehmung und unser Empfinden, ob etwas am Verwelken oder am Aufblühen ist. Oder in der pflegerischen Sprache ausgedrückt, ob ein Organismus am krank werden oder am gesund werden ist.

Mit meinem Beitrag war es mir wichtig, meine eingangs erwähnten Annahmen zur Spiritualität in der Pflege auszuführen:

- Das Spirituelle kommt in der Pflegepraxis im Dasein für den andern zum Ausdruck.
- Das Spirituelle zeigt sich in der werktätigen Liebe der pflegerischen Beziehung.
- Spirituell sein ist dann möglich, wenn ich immer mehr Mensch werde.

Das Spirituelle ist etwas Lebendiges, das immer am Werden ist. Dieses Werden erleben wir in einfachen Situationen im Alltag. Die Auswirkungen sind jedoch vielfältig und komplex.

Mit den Worten von Hilde Domin möchte ich mein Referat schliessen.

Bitte
Wir werden eingetaucht und mit dem Wasser der Sintflut gewaschen
wir werden durchnässt bis auf die Herzhaut.
Der Wunsch nach der Landschaft diesseits der Tränengrenze taugt nichts,
der Wunsch, den Blütenfrühling zu halten,
der Wunsch, verschont zu bleiben, taugt nichts.
Es taugt die Bitte,
dass bei Sonnenaufgang die Taube den Zweig vom Ölbaum bringe.
Dass die Frucht so bunt wie die Blüte sei,
dass noch die Blätter der Rose am Boden eine leuchtende Krone bilden.
Und dass wir aus der Flut,
dass wir aus der Löwengrube und dem feurigen Ofen
immer versehrter und immer heiler
stets von neuem
zu uns selbst entlassen werden [22].

Literatur

[1] Drosdowski G. (Hrsg.): *Das Herkunftswörterbuch, Duden Band 7.* Dudenverlag, Mannheim 1989.

[2] Käppeli S.: *Was für eine Pflegewissenschaft braucht die Pflege?* Pflege 1999; 12: 153–157.

[3] Institut für Pflegewissenschaft, Universität Basel: *Pflege als Beruf.* Zugriff am 20. Dezember 2004. www.unibas.ch/nursing/ins/deut/stellungnahmen/headlines/inhalte/inhalte-4.html.

[4] Fintelmann V.: *Intuitive Medizin. Einführung in eine anthroposophische ergänzte Medizin.* Hippokrates, Stuttgart 1995, S. 64ff.

[5] Fintelmann V.: *Intuitive Medizin. Einführung in eine anthroposophische ergänzte Medizin.* Hippokrates, Stuttgart 1995, S. 67.

[6] Dätwyler B.: *«Die Rot-Kreuz-Pflegerinnenschule 'Lindenhof' in den ersten Jahren».* In: Valsagiacomo E. (Hrsg.): Zum Wohle der Kranken. Schwab & Co., Basel 1991, S. 93–126.

[7] Carper B.: *Fundamental Patterns of Knowing in Nursing.* Advances in Nursing Science, 1 (1), 13–23. In: zitiert nach Nicoll, L. H.: Perspectives on Nursing Theory, 3. ed. Lippincott, Philadelphia 1978, S. 221–228.

[8] Chinn P. L., Kramer M. K.: *Pflegetheorie. Konzepte – Kontext – Kritik.* Ullstein Mosby, Berlin 1996.

[9] Brandenburg H., Dorschner S. (Hrsg.): *Pflegewissenschaft 1. Lehr- und Arbeitsbuch zur Einführung in die Pflegewissenschaft.* Huber, Bern 2003, S. 41ff.

[10] Käppeli S.: *Was für eine Pflegewissenschaft braucht die Pflege?* Pflege 1999; 12: 153–157.

[11] Brandenburg H., Dorschner S. (Hrsg.): *Pflegewissenschaft 1. Lehr- und Arbeitsbuch zur Einführung in die Pflegewissenschaft.* Huber, Bern/Göttingen/Toronto/Seattle 2003, S. 43.

[12] Nightingale F.: *Notes on Nursing.* Harrison, London 1924.

[13] Benner P., Tanner, C., Chesla C.: *Pflegeexperten. Pflegekompetenz, klinisches Wissen und alltägliche Ethik.* Huber, Bern 2000.

[14] Watson J.: *Pflege: Wissenschaft und menschliche Zuwendung.* Huber, Bern 1996.

[15] Benner, P., Hoop-Kyriakidis, P., Stannard D.: *Clinical Wisdom and Interventions in Critical Care.* Saunders, Philadelphia 1999.

[16] Elsbernd A.: *Pflegesituationen.* Huber, Bern 2000, S. 180.

[17] Mahrer-Imhof R.: *Couples' Daily Experiences after the Onset of Cardiac Disease: An Interpretive Phenomenological Study.* Eigenverlag, Basel 2003, unveröffentlicht.

[18] Swanson K. M.: *Nursing as Informed Caring for the Well-Being of Others.* Image: Journal of Nursing Scholarship 1993; 4: 351–357.

[19] Engel T.: *Self-knowledge and Love – Foundations of Nursing Ethics.* Referat am 3. Internationale Pflegekongress, Dornach 29.4.2004, unveröffentlicht.

[20] Steiner R.: *Die Philosophie der Freiheit.* [1894] Steiner, Dornach 1995.

[21] Steiner R.: *Wie erlangt man Erkenntnisse der höheren Welten?* [1904] Steiner, Dornach 1993.

[22] Domin H.: *Ich will dich.* Fischer, Frankfurt am Main 1995.

Peter Selg

Die ideellen Beziehungen des Christentums zur Heilkunde und die Anthroposophische Medizin

Einleitung

> Kaum dass die christliche Lehre staatliche Duldung erlangt hatte und mit allen ihren Einrichtungen aus dem Dunkel der Katakomben heraus in das prüfende Licht des Tages treten konnte, wurden die bevölkerten Länderstriche des römischen Weltreichs mit Krankenhäusern, Armenanstalten und Pilgrimsherbergen förmlich übersät.[1]

Die Beziehungen des Christentums zur Medizin waren von Anfang an existent, in ihrer ideellen wie spirituellen Dimension, aber auch im Bereich der sichtbaren zivilisatorischen Wirksamkeit. Die von August Stöhr skizzierte Etablierung von Spitälern, von Orten und Weisen der Krankenbehandlung und -pflege – aber auch der Behindertenbetreuung –, verstand die urchristliche Gemeinschaft ganz offenbar als Teil ihrer innersten Pflichtaufgabe, der sie mit Unbedingtheit nachzukommen suchte. Als die Christen im 4. Jahrhundert nach der überwundenen Illegalität und damit Aufgabe eines weitgehend verborgenen, in den Katakombensphären beheimateten Daseins endlich beginnen konnten, öffentlich zu wirken, entstanden medizinische und soziale Stätten nicht nur in grosser Zahl, sondern mit einem spezifisch spirituell-therapeutischen Ethos. Basilius erbaute im Jahre 379 eine ganze Hospitalstadt in Caesarea, die in ihrem monumentalen Ausmass geradezu als ein «Weltwunder» bestaunt, aber auch in ihrem inneren Duktus bewundert wurde:

> Die Krankheit wurde hier voll geduldiger Haltung überwunden; so konnte das Unglück sich als beglückt betrachten. Das Mitgefühl mit dem fremden Leid bestand hier seine Prüfung.[2]

Viele christliche Krankenhäuser und Pflegeeinrichtungen wurden in den kommenden Jahrhunderten in der Nähe der Klöster errichtet und befanden sich

1 August Stöhr: *Handbuch der Pastoralmedizin.* Freiburg 1900, S. 19.

2 Gregor von Nazianz: *In laudem Basilii,* zit. n. Pedro Lain Entralgo: *Heilkunde in geschichtlicher Entscheidung*. Salzburg 1950, S. 120.

unter der Leitungshoheit der Priester, die nicht selten eine ärztliche Ausbildung hatten und – bis zum Eintritt eines entsprechenden kirchlichen Verbotes – medizinisch praktizierten. Ausstrahlend wirksam und damit auch für die Nicht-Christen wahrnehmbar imponierte die therapeutisch-soziale Kraft dieser Orte, die Ausdruck eines besonderen Verständnisses von Krankheit und Heilung, Leiden, Sterben und Tod war und einen anderen inneren Umgang mit den Grenzerfahrungen der menschlichen Existenz ermöglichte. Als die grosse Pest des 3. Jahrhunderts Karthago und Alexandrien erreichte und unzählige Menschen unter katastrophalsten Umständen starben, schrieb Dionysos von Alexandrien über die dortige Lage und die Haltung der christlichen Gemeinde:

> Alles ist jetzt nur noch Jammer, alles trauert trostlos, und in der ganzen Stadt erschallt das Weinen wegen der Menge der Toten und all derer, die Tag für Tag sterben. Denn so, wie es von den Ahnen der Ägypter geschrieben steht, so gilt es auch jetzt: ein überlauter Schrei des Schmerzes bricht aus [...], gibt es doch kein einziges Haus, darin nicht ein Leichnam anzutreffen wäre [...].
>
> Die Krankheit hatte mit uns kein Erbarmen, wenn auch in den Reihen der Heiden die Verwüstung eine noch grössere war. [...]
>
> Die Mehrzahl unserer Brüder, die ihre überaus starke Liebe zu den Mitmenschen antrieb, hat nicht auf die eigene Person geachtet; sie haben im Zusammensein ausgeharrt. Furchtlos besuchten sie die Kranken, mit liebevoller Betreuung pflegten sie um der Liebe willen, und schieden freudig mit ihnen zugleich aus dem Leben. Auf diese Art gingen die edelsten unserer Brüder zugrunde, mehrere Presbyter und Diakone und die in hohem Ansehen stehenden Männer in der Gemeinde. – Im Unterschied dazu verhielt es sich unter den Heiden genau umgekehrt. Diese verjagten die Erkrankten aus ihrer Nähe, entflohen vor den Menschen, die sie am meisten geliebt hatten, schleuderten die Sterbenden auf die Gassen und liessen die Toten unbeerdigt. So war ihr Bestreben dieses, sich aus dem Bereich der Ansteckung herauszuhalten und aus der allgemeinen Massensterblichkeit. Aber sie vermochten ihr, obwohl sie so handelten, doch nicht zu entrinnen.[3]

3 Eusebius: *Kirchengeschichte* VII, 22. – Während der in Karthago tätige Bischof Cyprian in seiner Schrift *An Demetrian* im Hinblick auf die Pestfolgen in Karthago nicht nur die Phänomene der Krankenaufgabe unter den «Heiden», sondern auch Formen der habsüchtigen Bereicherung in einer apokalyptischen Situation detailliert beschrieb («Durch die Pest und die Seuche sind die verbrecherischen Gesinnungen und Taten Vieler teils aufgedeckt, teils gesteigert worden. Den Kranken wird keine Barmherzigkeit erwiesen und den Sterbenden lauern Habsucht auf und Raub. Dieselben, die feige sind, wo es einen Liebesdienst gilt, werden verwegen, wo es sich um ruchlosen Gewinn handelt; fliehend vor dem Todeskampfe der Sterbenden greifen sie gierig nach der Habe der Verstorbenen, so dass die Unglücklichen in ihrer Krankheit wohl deshalb im Stiche gelassen worden sind, damit sie nicht, wenn sie gepflegt worden wären, wieder genesen. Denn der hat den Untergang des Kranken gewollt, der über das Vermögen des Dahinscheidenden herfällt. Selbst dieser entsetzliche Schrecken der Verheerungen vermag nicht

Die frühen Christen, so das Zeugnis des Dionysos, fürchteten weder die Ansteckung noch den Tod und pflegten aus ihren spirituellen Gemeinschaftskräften[4] – in selbstloser, hingabevoller Liebe[5].

---

ein reines Leben zu erzeugen [...].» zit. n. Harnack, a. a. O., S. 100f.), verfasste er für seine eigene christliche Gemeinde zur selben Zeit das eindrucksvolle Traktat *Von der Sterblichkeit*. In ihm hiess es u.a.: «Der Umstand, dass der Leib in der heftigsten Kolik die Kräfte ausfliessen lässt, dass in dem wunden Schlund ein tief innerlich entzündetes Feuer aufbrennend tobt, dass durch fortwährendes Erbrechen die Gedärme geschüttelt werden, dass durch Blutandrang die Augen sich entzünden, dass Einigen die Füsse, Anderen andere Körperteile, weil von der verderblichen Fäulnis angesteckt, abgenommen werden müssen, dass in Folge des Verlustes oder der Einbusse der Leibeskräfte Lähmung eintritt und nun die Beine bewegungslos werden oder das Ohr taub, das Auge blind wird – dies dient zur Erweisung des Glaubens. Wider so viele Angriffe der Verheerung und des Todes mit unerschütterlicher Glaubenskraft zu streiten, welche Seelengrösse ist das! Wie erhaben ist es, unter den Trümmern des Menschengeschlechts aufrecht zu stehen und nicht mit denen, die keine Hoffnung auf Gott haben am Boden zu liegen!» Weiter schrieb Cyprian – der die Christen auch mit Nachdruck dazu aufrief, sich pflegend um ihre bisherigen Feinde und Verfolger zu kümmern – im Hinblick auf das notwendige soziale Verhalten in der gegenwärtigen Situation: «Wie wichtig ist es, geliebteste Brüder, wie vortrefflich, wie gelegen, wie notwendig, dass die gegenwärtige Pest und Seuche, die so schrecklich und verderblich erscheint, die innere Beschaffenheit eines Jeden an den Tag bringt und die Gesinnungen des Menschengeschlechts prüft, ob die Gesunden den Kranken Dienste leisten, ob die Verwandten ihren Angehörigen liebevoll zugetan sind, ob sich die Herren ihrer leidenden Sklaven erbarmen, ob die Ärzte die flehenden Kranken nicht verlassen [...].» (ebd., S. 99f.).

4 Die frühchristlichen Zeugnisse belegen eindeutig, dass die Krankenpflege und -behandlung trotz der individuell zu leistenden Aufgabe als eine reale *Gemeinschafts*-Verpflichtung betrachtet wurden. «Tröstet die Kleinmütigen, nehmt euch der Kranken an», schrieb Paulus an die Gemeindemitglieder von Thessaloniki (I, 5,14) – «Ist Jemand krank, der rufe zu sich die Ältesten der Gemeinde», hiess es im Jakobusbrief (5, 14).

5 «Das ist mein Gebot, dass Ihr einander liebt, wie ich Euch geliebt habe.» (Joh. 14, 12) Das besagt: mit einer Liebe *(Agápê)*, die sich von der hellenischen Liebe (*Éros*, aus Sehnsucht oder aus Begehren entsprungene Liebe) darin unterscheidet, dass sie eine grosszügige Selbsthingabe, ein Ausströmen des seine Fülle habenden Seins ausdrücke, eine Ausströmung in der Richtung zu dem im Zustand des Mangels oder der Beraubtheit befindlichen Seins.» (Pedro Lain Endralgo, a. a. O., S. 88) – Gerhard Kienle machte in einem Vortrag vor Krankenpflegeschülern des Gemeinschaftskrankenhauses Herdecke 1981 darauf aufmerksam, dass das Liebes-Gebot des Evangeliums («Liebe deinen Nächsten wie dich selbst.») eine reale *Willens*-Aufforderung zur Ausweitung des eigenen Daseins in Richtung des Anderen bedeutete, eine Willensbewegung, die nicht nur zur Voraussetzung der sozial-karitativen Tätigkeiten der Jünger, sondern auch jener esoterischen Gemeinschaftsbildung wurde, die ihre Aktivitäten trug und substantiierte: «Und nun ist da die Aufforderung: Lebe mit den Daseinsbedingungen des Anderen, das heisst, ziehe den

Dabei ist jedoch zu berücksichtigen, dass der karitative Geist des Urchristentums nicht lediglich auf die Form einer – von einem hohen inneren Ethos getragenen und bestimmten – Krankenpflege und Sterbebegleitung beschränkt war, sondern auch konkrete therapeutische Handlungen in unbedingt heilender Ausrichtung vollzog. Nicht nur die Evangelienberichte über die Wirksamkeit des Christus Jesus sprachen von medizinischen Heilungen, sondern auch die Apostelgeschichte machte Gleiches – oder zumindest Verwandtes – für die Handlungen der nachfolgenden Jüngerschaft geltend. In ihr (wie auch in den apokryphen Apostelzeugnissen) wurde von der erfolgreichen Behandlung von Lahmen und Gichtbrüchigen, von der Therapie körperlich wie seelisch Erkrankter berichtet, in Einzelgeschichten und in grösseren, zusammenfassenden Darstellungen oder Andeutungen – «Schon trug man überall die Kranken auf die Strassen hinaus auf Betten und Bahren, damit, wenn Petrus vorüberginge, sein Schatten auf sie fiele. Es strömten auch viele zusammen aus den Städten im Umkreis von Jerusalem, um Kranke herbeizubringen und solche, die von unreinen Geistern geplagt waren; und alle wurden geheilt.» (Apg 5, 15–16). Der aus Antiochia in Syrien stammende und mit Paulus reisende Evangelist Lukas war selbst Arzt («Es grüsst Euch Lukas, der geliebte Arzt.» Kol. 4, 14) und verfasste sein Evangelium in christlich-therapeutischer Ausrichtung[6].

---

eigenen Willen heraus, wolle das Sein des anderen, tauche ein in die Existenzbedingungen des anderen! Dieses Sich-Ausweiten, das Mit-Sein des Seins des anderen ist ein Motiv, das durch das ganze Neue Testament hindurchgeht. Es bedeutet, dass im Menschen ein Willensleben auftauchen kann, das sich nicht nur von der Leiblichkeit loslösen kann – dies wäre reine Askese –, sondern das eintauchen kann in die Seins-Bedingungen des anderen. Das weitet sich über die eigene Person hinaus. Dies ist ganz wichtig: Der Wille soll sich ausweiten! Wenn dieses Ausweiten den anderen Menschen und sein Geistiges, das, was sozusagen von Gott kommt, mit einbezieht, dann geschieht das Folgende: «Wenn zwei oder drei in meinem Namen zusammen sind, bin ich unter Euch.» Das heisst: wenn zwei oder drei Menschen zusammen sind, deren Wille sich auf das Geistige miterstreckt, dann kommen sie heran an die Sphäre, wo der andere anwesend ist. Nur so kann man verstehen, wenn es heisst: «Ich werde bei Euch sein bis an der Tage Ende», das ist gemeint mit der Ausweitung des Willens über die Person hinaus.» (Gerhard Kienle: *Christentum und Medizin*, Stuttgart 1986, S. 61).

6 Bereits Eusebius wies in seiner *Kirchengeschichte* vom Anfang des 4. Jahrhunderts nicht nur auf die ärztliche Profession Lukas', sondern auch auf die durch die ärztliche Perspektive geprägte Ausrichtung seines Evangeliums und seiner Apostelgeschichte hin («Lucas, seiner Wissenschaft nach Arzt, hinterliess uns als Beweise der Seelenheilkunde, die er von den Aposteln gelernt hatte, zwei Bücher.» III, 4) Auf den inneren Bezug von Lukas zur Medizin machte Ende des 19. Jahrhunderts dann erstmals Hobart in einer grossen Arbeit erneut aufmerksam (*The medical language of St. Luke*. Dublin 1882), die von Adolf von

Als eine *«Religion für Kranke»* wurde das Christentum in diesem Sinne früh bezeichnet und geachtet, zugleich aber auch denunziert. Indirekt – durch die

---

Harnack 1906 positiv aufgegriffen und um weitere Textbelege ergänzt wurde (*Lukas, der Arzt. Der Verfasser des dritten Evangeliums und der Apostelgeschichte.* Leipzig 1906, v.a. Anhang 1, S. 122ff.). Rudolf Steiner wies seit seinem grossen Basler Kurs über das Lukas-Evangelium vom September 1909 (Gesamtausgabe [GA] Band 114) unter geisteswissenschaftlich-esoterischen Gesichtspunkten wiederholt auf den therapeutischen Geist des Lukas-Evangeliums hin – und sagte noch am 24.4.1924 vor Medizinstudenten und Ärzten: «Das, was nicht verstanden worden ist, dessen Verstehen heute vollständig verdunkelt worden ist, das ist, dass durch Christus ausgesandt worden sind zunächst vier, um das Christentum der Welt zu verkünden: der Theologe Matthäus, der Jurist Markus, der Arzt Lukas und der Philosoph Johannes. In diesem Zusammenhang, der etwas ganz Tiefes ist, wurzelt, was einmal heraufkommen muss. Es sind die Dinge nur in den Keimen vorhanden, blühen und Früchte tragen müssen sie noch. Das, was tief wurzelt im Geistesleben, das ist, dass die Evangelien nicht übereinstimmen können dem Wortlaute nach, weil das eine vom Standpunkte des Theologen, das andere vom Standpunkt des Philosophen, das dritte vom Standpunkt des Juristen und das vierte vom Standpunkt des Arztes geschrieben ist. Das ist etwas, was durchaus verstanden werden muss; und weil das Lukas-Evangelium überhaupt noch nicht in Wirklichkeit als eine innere Anweisung für den Heilerwillen genommen worden ist – es ist die Sache nicht verstanden worden –, deshalb ist es gekommen, dass eigentlich innerhalb unserer heutigen Denkweise gar nicht ein christlicher Heilerwille lebt [...].» (*Meditative Betrachtungen und Anleitungen zur Vertiefung der Heilkunst.* GA 316. Dornach [4]2003, S. 191f.; Rudolf Steiner machte im selben Vortragskontext auch auf die grundlegende Bedeutung der vier Evangelisten bzw. Evangeliendarstellungen für die ursprüngliche Ausbildung des Universitätswesens aufmerksam [«Es gab früher traditionell vier Fakultäten: die Philosophie, Theologie, Jurisprudenz und Medizin. Was dann noch angereiht worden ist, ist eigentlich nur auf Grundlage des äussersten finstersten Missverständnisses geschehen» ebd., S. 191] – ein Zusammenhang, den Adolf von Harnack noch 1892 in polemisch-entwertender und zudem inhaltlich entstellender Weise mit den Worten angeführt hatte: «Ist dieser [Lukas] der Verfasser des dritten Evangeliums, so haben wir unter den vier Evangelisten nach der Tradition nicht nur einen «Theologen» – den Johannes, der diesen Ehrentitel führt –, sondern auch einen «Mediciner». Marcus als der Dolmetscher des Petrus wäre der «Philologe», und der «Zöllner» Matthäus müsste zusehen, ob er bei den Juristen eine Unterkunft fände. Man hat die vier Evangelisten mit allem Möglichen verglichen, was vierfach in der Welt resp. über der Welt vorkommt und eine Universitas bildet, mit den vier Himmelsgegenden, den vier Winden, den vier Cherubim u.s.w. Ob Einer schon bei diesen Vergleichen, die man einst sehr ernst genommen hat [!], auf die vier Fakultäten verfallen ist, weiss ich nicht. Es sollte mich aber wundern, wenn es nicht geschehen wäre.» Adolf von Harnack: *Medicinisches aus der ältesten Kirchengeschichte.* In: Oscar von Gebhardt und Adolf von Harnack (Hrsg.): *Texte und Untersuchungen zur Geschichte der altchristlichen Literatur.* VIII. Band. Leipzig 1892, S. 39) Vgl. bzgl. Lukas als Arzt im übrigen die ausgezeichnete Studie von Dieter Beck: *Lukas.* In: Friedrich-Husemann-Klinik 2002, S. 5–14.

Antwort des Origines – der Nachwelt überliefert ist das entschiedene Votum des hochgebildeten Römers Celsus, der die christlichen Bemühungen um die seelisch wie körperlich Kranken, aber auch um die geistig Unvorbereiteten, in seiner gegen Ende des zweiten nachchristlichen Jahrhunderts verfassten Schrift über das «Wahre Wort» *(alēthēs legos)* kritisch hinterfragte, und im Hinblick auf die von christlicher Seite praktizierte Integration von Bedürftigen in die kultisch-sakramentalen Vollzüge bemerkte:

> Jene, die zu den religiösen Feierlichkeiten anderer, nichtchristlicher Mysterien Einladungen ausgehen lassen, tun dies mit der folgenden Verkündigung: «Wer reine Hände hat und mit Vernunft spricht, der möge kommen» – oder auch mit dieser: «Wer von jeder Schuld rein ist und keine Sündenmakel in seiner Seele fühlt, und zudem ein reines, gerechtes Leben lebt, der finde sich ein.» Und dies sagen sogar jene, die das Versprechen geben, man werde bei ihren Kulten von den Sünden gereinigt.
>
> Hören wir nun, des Kontrastes halber, was diese Leute [die Christen] behaupten: «Wer ein Sünder, ein Tor, ein Einfaltspinsel, oder, um es mit einem Wort zu sagen, wer ein Unglücklicher ist, dem wird das Reich Gottes entgegenkommen ...» Wenn jemand eine Räuberbande zusammenrufen wollte, dann könnte er es auf diese Weise tun, dass er sich an solche Leute wendete.

Origines schrieb in seiner Erwiderung auf Celsus, der selbst intensiv dem Äskulap-Kultus anhing, siebzig Jahre später:

> Wenn ein Christ die gleichen Leute einlädt, wie dies ein Räuberhauptmann tut, so macht er das auf Grund einer ganz anderen Absicht als jener. Er tut es, damit er mit Hilfe seiner Lehre ihre Wunden heile, damit er das Fieber ihrer seelischen Leidenschaften sänftige – auf Grund der heilenden Arzneien, die der Glaube hergibt, und die dem Wein und dem Öl und allen anderen Arzneien gleich gelten, welche die Heilkunde zur Linderung der Schmerzen des Körpers in Anwendung bringt.[7]
>
> Nicht zu den Mysterien und zur Teilnahme an der Weisheit, die im Geheimnis verborgen liegt, rufen wir den Ungerechten, den Dieb, den Einbrecher u.s.w., sondern zur Heilung. Denn ein Doppeltes bietet unsere göttliche Lehre. Sie reicht dem Kranken Heilmittel dar und darauf bezieht sich das Wort: «Nicht die Gesunden bedürfen des Arztes, sondern die Kranken», und sie eröffnet denen, die rein an der Seele und am Leibe sind, das Geheimnis, das seit ewigen Zeiten verschwiegen war, nun aber durch die prophetischen Schriften offenbart worden ist und durch die Erscheinung unseres Herrn Jesu Christi. [...] Gott das Wort ist demnach als Arzt gesendet für die Sünder, als Lehrer der göttlichen Geheimnisse aber für die, welche bereits rein sind und nicht mehr sündigen.[8]
>
> Plato und die anderen weisen Männer unter den Griechen sind mit ihren schönen Aussprüchen jenen Ärzten ähnlich, die nur den höheren Ständen ihre Aufmerksamkeit

7 Origines: *Contra Celsum* III, 59–61; zit. n. Pedro Lain Entralgo, a. a. O., S. 90f.
8 Ebd., III, 61f., zit. n. Adolf von Harnack, a.a.O., S. 141.

schenken, den gemeinen Mann aber verachten, während die Jünger Jesu dafür zu sorgen bemüht sind, dass die grosse Menge der Menschen gesunde Nahrung erhalte.[9]

Origines, der Philosoph, Theologe und geweihte Priester, argumentierte in sozialer Diktion und in jener Spannung zwischen Heilung und Heiligung, die die ersten nachchristlichen Jahrhunderte und ihr Schrifttum prägen sollte. Immer wieder war in den Aufzeichnungen der «Kirchenväter», in den Schriften und Veröffentlichungen von Ignatius von Antiochien, von Tertullian, Cyprian von Karthago, Clemens von Alexandrien und Origines von «Christus, unserem Arzt» die Rede, von der «heilsamen» Lehre und der «heilsamen» Gnade des Christus-Ereignisses bzw. – bei Ignatius – vom sakramentalen Abendmahl als *«Pharmakon der Unsterblichkeit»*. Manche der später bekannt gewordenen urchristlichen Ärzte (wie das in Syrien ausgebildete und in Sizilien arbeitende Märtyrer-Brüderpaar Cosmas und Damian) lehnten es vor diesem Hintergrund und in prinzipieller Wendung geradezu ab, überhaupt noch mit physischen Heilsubstanzen zu therapieren[10] und wirkten – ganz offensichtlich medizinisch erfolgreich – ausschliesslich durch geistige Mittel, Methoden und Wege (und ohne jede Bezahlung).

Obwohl die nur noch spärlich vorhandenen Dokumente der ersten Jahrhunderte nach der Zeitenwende keineswegs erlauben, zu einem umfassenden Bild der ursprünglich vorhandenen und immanent praktizierten Beziehungen zwischen dem Christentum und der Medizin zu gelangen, so verdeutlichen bereits

9 Ebd., VII, 60, zit. n. Adolf von Harnack, a. a. O., S. 140.

10 Vgl. hierzu ebenfalls die gesammelten Zeugnisse bei Harnack, a. a. O., auch in ihrer folgenreichen Tendenz zur – letztlich alttestamentarisch-hebräischen – Naturabwendung und Preisgabe der gesamten Naturwissenschaft. So hiess es bei Tatian in der Mitte des zweiten Jahrhunderts: «Die Arzneiwissenschaft in allen ihren Formen stammt aus derselben betrügerischen Kunst; denn wenn Jemand von der Materie geheilt wird, indem er ihr vertraut, um wie viel mehr wird er, wenn er sich auf die Kraft Gottes verlässt, geheilt werden? […] Weshalb will der, welcher sein Vertrauen auf die Eigentümlichkeit der Materie setzt, nicht Gott vertrauen? Warum gehst du nicht zu dem mächtigeren Herrn; statt dessen ziehst du es vor, dich zu heilen wie der Hund durch Kräuter, der Hirsch durch Schlangen, das Schwein durch Flusskrebse, der Löwe durch Affen? Warum vergöttlichst du irdische Dinge? Warum lässt du dich einen Wohltäter nennen, wenn du deinen Nächsten heilst? Folge der Macht des Logos!» (ebd., S. 55) Obwohl zugleich urkundlich belegt ist, wie intensiv viele christlichen Ärzte und Therapeuten mit Arzneien, Bädern und diätetisch-hygienischen Massnahmen behandelten (und in verschiedener Hinsicht die Substanzerkenntnisse der griechischen Heilkunst aufnahmen und weitertrugen), ist offenkundig, dass die spezifische Christus-Intention einer Durchdringung und Verwandlung des Erdenprozesses in den auf Golgatha folgenden Jahrhunderten von den Urchristen kaum erkannt und realisiert wurde.

die einleitend zitierten Zeugnisse, dass das Christentum von Anfang an medizinische Implikationen mit sich brachte, die den Bereich einer – psychologisch eng gefassten bzw. interpretierten – «Seel-Sorge» mit Nachdruck überschritten und die Gesamtexistenz des Menschen – als eines *geistig-physischen* Wesens – in heilender Intention betrafen. Ganz offensichtlich ermöglichte das Christentum resp. die konkrete Wirksamkeit des Christus Jesus nicht nur ein neues anthropologisches Denken im Hinblick auf die Fundamentalkategorien von Gesundheit, Krankheit und Heilung sowie eine diesen Kategorien immanente Ethik der Behandlung und Pflege, sondern auch konkrete therapeutische Optionen, die den Patienten zu gute kamen und die Konnotation einer «Religion für Kranke» gerechtfertigt erscheinen liessen – und dies sowohl im somatischen wie auch seelisch-geistigen Bereich («Der gute Pädagog aber, die Weisheit, der Logos des Vaters, der Schöpfer des Menschen, kümmert sich um das ganze Gebilde und heilt es nach Leib und Seele [...].»[11]

Bemüht man sich vor diesem Hintergrund um eine medizingeschichtlich orientierte Aufarbeitung der damit skizzierten Entwicklungen, so greifen die unternommenen Untersuchungen jedoch ganz überwiegend aus methodischen Gründen zu kurz. Zwar ist es in begrenzter Weise möglich und auch sinnvoll, anhand der noch zugänglichen Schriftdokumente die ideellen «Systeme» der vor- und nachchristlichen Heilkunde versuchsweise zu rekonstruieren und zu vergleichen; zugleich aber muss für ein umfassendes Verständnis der inhaltlichen Beziehungen des Urchristentums zur Medizin aus christologischer Perspektive berücksichtigt werden, dass die Heilswirksamkeit des Christus Jesus eine reale, weiterwirksame und ausstrahlende *Tat* und keine ideelle Lehre war – und insofern die spezifischen Kategorien ihrer Beurteilung erst immanent (d.h. aus einer subtilen Phänomenologie der Christus-Heilungen) aufgefunden und entwickelt werden müssen – sofern dies aus den zur Verfügung stehenden Evangelien-Berichten überhaupt noch möglich ist. Berücksicht und bedacht werden aber muss auch, dass die Zeitenwende der Christus-Wirksamkeit in einen geschichtlichen Raum eintrat, dessen geistige Vor-Geschichte über lange Epochen durch die noch von Celsus gekannten und mitthematisierten Mysterien-Zusammenhänge bestimmt gewesen war. Dies aber bedeutet: Eine Würdigung des medizinisch bedeutsamen «Christus-Impulses», ja der originär christlichen Heilkunst muss nicht nur aus der spezifischen Therapie-Charakteristik des Neuen Testaments, sondern auch vor einem spirituellen Hintergrund erfolgen, der die philosophisch-anthropologischen Entwicklungen und Denkformen der unmittelbar vorchristlichen Jahrhun-

11 Zit. n. Harnack, a.a.O., S. 135.

derte überschreitet und den Blick auf jene spirituelle Mysterienkultur zentriert, deren – realiter schwacher, jedoch zivilisationsprägender – «Abglanz» in den philosophisch-anthropologischen und medizinischen «Systemen» der vorchristlichen Jahrhunderte Gestalt gewonnen hatte. Erst eine solche methodische Annäherung kann ansatzweise den umfassenden Horizont eröffnen, innerhalb dessen der christlich-therapeutische Einschlag der «Zeitenwende», aber auch sein Wiederaufgreifen durch Rudolf Steiner unter den bewusstseinsgeschichtlichen Prämissen des endenden 19. und beginnenden 20. Jahrhunderts im Sinne einer «geisteswissenschaftlich erweiterten» und in sich christologisch orientierten Heilkunst einem vertieften Verständnis zugänglich wird. – Nachfolgend werden in drei kurzen Skizzen medizinische Aspekte des vorchristlichen Mysterienwesens sowie Entwicklungslinien der hellenisch-hebräischen Medizin in den Jahrhunderten vor Eintritt des Christentums beschrieben[12], nachfolgend dann in jeweils umfänglicheren Darstellungen die christologischen Charakteristiken der Evangelien-Medizin und der Anthroposophischen Heilkunst des 20. Jahrhunderts.

1. Die alte Mysterien-Medizin in den Schilderungen Rudolf Steiners[13]

> Diese Konkordanzen [zwischen den Metallen und Planeten] werden in einer unglaublich oberflächlichen Weise [heute] behandelt, während sie auf den minutiösesten Untersuchungen, die in den alten Mysterien gepflogen worden sind, beruhen. [...] Die Angaben, die heute darüber noch in dilettantischen Büchern zu finden sind, sind wirklich aus dem Grunde wahr, weil sie die Menschen nicht verderben konnten, weil sie nicht wissen, woher sie kommen [...]. Die bleiben richtig, weil die Menschen die Wissenschaft verloren haben, aus der sie stammen.[14]

12 Die polaren Entwicklungstendenzen der assyrisch-babylonisch-hebräischen und der hellenistischen Heilkunde im Hinblick auf Personalismus und Naturalismus arbeitete Lain Entralgo erstmals prägnant heraus (a. a. O., S. 23–78); meine Darstellung folgt in wesentlichen Zügen seinen entsprechenden Darlegungen, im Hinblick auf den alttestamentarischen Raum darüber hinaus der bemerkenswerten Studie von Adolf Allwohn: «Die Krankenheilungen im Alten Testament», in: Adolf Allwohn: *Evangelische Pastoralmedizin: Grundlegung der heilenden Seelsorge.* Stuttgart 1970, S. 21–27.

13 Vgl. hierzu auch die von mir veröffentlichte Sammlung von entsprechenden Vortragspassagen Rudolf Steiners «Zur alten Initiatenmedizin», in: Peter Selg (Hrsg.): *Rudolf Steiner. Quellentexte für die Wissenschaften. Texte zur Medizin. Band 4. Teil II. Pathologie und Therapie.* Dornach 2004, S. 509–533.

14 Rudolf Steiner: *Meditative Betrachtungen und Anleitungen zur Vertiefung der Heilkunst*, S. 182.

Die medizingeschichtliche Literatur zum Krankheits- und Heilungsverständnis sowie zu konkreten Therapieweisen in den alten spirituellen Hochkulturen Indiens, Persiens, Mesopotamiens, Ägyptens und Griechenlands, aber auch Asiens und Südamerikas ist vielfältig und – partiell – eindrucksvoll[15]. Unzweifelhaft aber ist, dass diese, ganz überwiegend auf Textfunden basierende Literatur lediglich die schriftgewordenen Ausdrucksformen bzw. einzelne Spuren der medizinischen Praktik einer originären Erkenntnisarbeit zu erfassen vermag, die als solche die jeweilige Mysterienkultur fundierte, d.h. ihren geistigen Gehalt und ihre zivilisatorische Wirksamkeit bestimmte. Von dieser spezifischen, nicht durch Textdokumente rekonstruierbaren, sondern nur spirituell zugänglichen Forschungspraktik der Mysterienstätten sprach der Geisteswissenschaftler Rudolf Steiner seit dem Jahre 1901, beginnend mit einer Berliner Vortragsfolge über «Das Christentum als mystische Tatsache» und in konsequent methodischer Ausrichtung («[...] Im Geistesleben wird man sich an den Geist und nicht an seine äusseren Dokumente zu halten haben.»)[16]

15 Vgl. u. a. die Übersichtsarbeiten von Karl Sudhoff: «Vor- und frühgeschichtliche Anfänge heilenden Tuns und Denkens» (In: *Geschichte der Medizin.* Berlin 1922), Paul Diepgen: «Die Heilkunde bei den Kulturvölkern der alten Welt» (In: *Geschichte der Medizin.* 1. Band. Berlin 1949), Henry E. Sigerist: *Anfänge der Medizin* (Zürich 1963), Kurt Pollak: *Wissen und Weisheit der alten Ärzte. Die Heilkunst der frühen Hochkulturen* (Düsseldorf/ Wien 1968) und Heinrich Schipperges/Eduard Seidler/Paul U. Unschuld (Hrsg.): *Krankheit, Heilkunst, Heilung.* Teil I: «Kulturen und Epochen» (Freiburg, München 1978) – sowie insbesondere zahlreiche Einzelstudien zu Aspekten der «Priestermedizin» innerhalb der einzelnen Hochkulturen.

16 Am Ende des einleitenden Kapitels («Gesichtspunkte») seiner schriftlichen Ausarbeitung der genannten Vortragsfolge (die 1910 unter dem erweiterten Titel *Das Christentum als mystische Tatsache und die Mysterien des Altertums* in zweiter Auflage erschien) schrieb Steiner im Hinblick auf die notwendige geisteswissenschaftliche Weiterentwicklung naturwissenschaftlicher Erkenntniswege zur Erforschung geschichtlicher Zusammenhänge: «Man handelt nur im Sinne der Naturwissenschaft, wenn man den geistigen Werdegang des Menschen ebenso unbefangen betrachtet, wie der Naturforscher die sinnliche Welt beobachtet. Man wird dann allerdings auf dem Gebiete des Geisteslebens zu einer Betrachtungsart geführt, die sich von der bloss naturwissenschaftlichen ebenso unterscheidet wie die geologische von der bloss physikalischen, die Untersuchung der Lebensentwicklung von der Erforschung der blossen chemischen Gesetze. Man wird zu höheren Methoden geführt, die zwar nicht die naturwissenschaftlichen sein können, doch ganz in ihrem Sinne gehalten sind. [...] Solche Methoden allein können dazu führen, in geistige Entwicklungen wie in diejenige des Christentums oder anderer religiöser Vorstellungswelten wirklich einzudringen. [...] Über die blosse geschichtliche Erforschung der Dokumente des Geisteslebens muss ein also Forschender hinausschreiten. Er muss es gerade wegen seiner aus der Betrachtung des natürlichen Geschehens geschöpften Gesinnung.

Wiederholt wies Steiner in seinen entsprechenden Darstellungen darauf hin, dass die Mysterienstätten der alten spirituellen Hochkulturen nicht nur in allgemeiner Orientierung kultur- (und kultus-) bestimmend, sondern stets eng mit anthropologisch-medizinischen Fragestellungen und Handlungsmöglichkeiten verbunden gewesen seien[17]. Die vorchristlichen Mysterienstätten, so Steiner, konfi-

---

Es hat für die Darlegung des chemischen Gesetzes wenig Wert, wenn man die Retorten, Schalen und Pinzetten beschreibt, die zu der Entdeckung des Gesetzes geführt haben. Aber genau so viel und genau so wenig Wert hat es, wenn man, um die Entstehung des Christentums darzulegen, die geschichtlichen Quellen feststellt, aus denen der Evangelist Lukas geschöpft hat; oder aus denen die «Geheime Offenbarung» des Johannes zusammengestellt ist. Die «Geschichte» kann da nur der Vorhof der eigentlichen Forschung sein. Nicht dadurch erfährt man etwas über die Vorstellungen, welche in den Schriften des Moses oder in der Überlieferung der griechischen Mysten herrschen, dass man die geschichtliche Entstehung der Dokumente verfolgt. In diesen haben doch die Vorstellungen, um die es sich handelt, nur einen äusseren Ausdruck gefunden. Und auch der Naturforscher, der das Wesen des Menschen erforschen will, verfolgt nicht, wie das *Wort* «Mensch» entstanden ist, und wie es in der Sprache sich fortgebildet hat. Er hält sich an die Sache, nicht an das Wort, in dem die Sache ihren Ausdruck findet. Und im Geistesleben wird man sich an den Geist und nicht an seine äusseren Dokumente zu halten haben.» (Rudolf Steiner: *Das Christentum als mystische Tatsache und die Mysterien des Altertums.* Gesamtausgabe [GA] Band 8. Dornach [9]1989, S. 15ff.; zur methodischen Ausbildung übersinnlicher Erkenntnisorgane und zur Möglichkeit der spirituellen Erforschung geschichtlicher Vorgänge vgl. insbesondere Rudolf Steiners grundlegende Publikationen der Jahre 1904–10: *Theosophie. Einführung in übersinnliche Welterkenntnis und Menschenbestimmung* [GA 9]; *Wie erlangt man Erkenntnisse der höheren Welten* [GA 10]; *Aus der Akasha-Chronik* [GA 11]; *Die Stufen der höheren Erkenntnis* [GA 12]; *Die Geheimwissenschaft im Umriss* [GA 13]).

17 Aus detailliertesten sprach Rudolf Steiner über die griechischen (ephesischen, eleusinischen und samothrakischen), hybernischen (irischen) und mittelalterlichen Mysterienstätten und -forschungen im November und Dezember 1923 (*Mysteriengestaltungen* [GA 232] bzw. *Die Weltgeschichte in anthroposophischer Beleuchtung und als Grundlage der Erkenntnis des Menschengeistes* [GA 233]); weitere zentrale Darstellungen finden sich u.a. in den Kursen vom Sommer 1923 (*Initiations-Erkenntnis* [GA 227] bzw. *Initiationswissenschaft und Sternenerkenntnis* [GA 228]) sowie in den Vortragsfolgen vom Frühjahr und Sommer 1924 (*Mysterienstätten des Mittelalters* [GA 233a] bzw. *Das Initiaten-Bewusstsein* [GA 243]). Während Rudolf Steiner zumindest für die genannten griechischen Mysterienstätten ihren expliziten Bezug zur Heilkunde wiederholt geltend machte, sprach er in seinem Breslauer Vortrag vom 8.6.1924 dezidiert von – spezifischen – «Merkur-Mysterien», und betonte, dass diese «im wesentlichen im Dienste der alten Heilkunde gestanden» hätten («[...] Das, was in diesen alten Zeiten Heilkunde war, das wurde durchaus in den Merkur-Mysterien [...] entgegengenommen»), ohne sie jedoch näher geographisch zu charakterisieren (*Esoterische Betrachtungen karmischer Zusammenhänge.* Band V. GA 239. Dornach [3]1996, S. 139).

gurierten – neben den Kulten und «Weihen», um deren Zugang man bei geeigneten Vorbedingungen nachsuchen konnte – reale Zufluchtsorte für Kranke und Leidende aller Art, die an ihnen Rat und Hilfe erbaten, und sich selbst oft in ihrem Umkreis ansiedelten. In Berlin sagte Rudolf Steiner in einer Schilderung vom 7.12.1922:

> Denn nehmen Sie einmal an: irgendeine alte Mysterienstätte versorgte mit den Angelegenheiten der Mysterien eine umliegende Gegend. Da erstreckte sich die Sorge dieser Mysterienstätte auf alle Angelegenheiten der Menschen, die umher wohnten, auf alle diejenigen Angelegenheiten, die eben nur durch den Zusammenhang des Erdenlebens mit der geistigen Welt erfüllt, geordnet werden konnten. Nehmen wir an, es trat bei einem Menschen eine Krankheit auf. Da fragte man in jenen älteren Zeiten nun nicht: Was haben wir für Stoffe probiert, die eine Wirkung auf den Menschen nach dieser oder jener Richtung geäussert haben? – Am wenigsten fragte man sich nach der Wirkung von Stoffen, die man ausprobiert hat auf Tiere und so weiter. Das alles muss der Mensch heute durchmachen. Es ist jetzt nicht etwa eine abfällige Kritik der Medizin damit gemeint, sondern nur eine Einordnung in den richtigen Ort der Erden- und Menschheitsentwickelung. Aber in den älteren Zeiten suchte ein Kranker, der mit irgend etwas behaftet war, eben seine Zuflucht in den Mysterienstätten; denn die Priester waren auch zugleich Künstler und Ärzte. Kunst, Religion und Wissenschaft waren eines; das wurde in den Mysterien gepflegt. In jenen alten Zeiten gab es noch eine Gesamtanschauung des Menschen.[18]

In den spezifischen, auf geistigen Initiationswegen basierenden Forschungsarbeiten der vorchristlichen Mysterienstätten wurde nach Steiner der Inkarnationssituation des Menschen eine umfassende Aufmerksamkeit zuteil. Im einzelnen erforscht – und sekundär auch gelehrt – wurde die humane Inkarnationsrealität im Hinblick auf die Welt- und Menschheitsentwicklung bzw. die Verbindung kosmischer und irdischer Einflüsse und Wesenselemente, damit aber auch die anthropologisch fundamentalen Grundgegebenheiten der Gesundheit und des Erkrankens. Rudolf Steiner zufolge wurde dabei u. a. herausgearbeitet, dass die gesamte Konstitution, in die der Mensch auf Erden hineingeboren wird, potentiell pathogen ist und einer prophylaktischen Behandlung bedarf – einer salutogenetischen Bemühung zur Restitution der ursprünglichen Gesundheit der – sekundär in einen Erdenleib inkarnierten – Geistseele, einer Restitution bzw. gezielten Ermöglichung eines Inkarnationsgleichgewichtes, die methodisch nicht zuletzt in einer konsequenten pädagogischen Führung der Kindes- und Jugendentwicklung gesehen und in den Mysterienstätten auch bereits zivilisatorisch ver-

18 Rudolf Steiner: *Geistige Zusammenhänge in der Gestaltung des menschlichen Organismus.* GA 218. Dornach ^{3}1992, S. 295f.

anlagt wurde («Der Mensch fühlte sich hier auf dieser Erde so, dass er in sich finden musste die Überwindung der Krankheit. Deshalb kam immer mehr und mehr das Bewusstsein über diese älteren Seelen: Wir brauchen als Erziehung etwas, was Heilung ist. Die Erziehung ist Medizin, die Erziehung ist Therapie.»[19]).

Akribisch, so Steiner, wurde in den Initiationsstätten der Inkarnationsweg des Menschen untersucht – darunter seine präinkarnatorischen Schritte und Erfahrungen im planetarischen Geistkosmos und die später eingegangene Beziehung seiner übersinnlichen Wesensglieder zu den irdischen Elementen, deren sich die Geistseele im Sinne leiblicher Inkarnationsstrukturen bedient. Exakte Forschungsstudien zur Wirksamkeit differenzierter Erdsubstanzen – mit durchaus experimenteller Gabe – seien dabei, so Steiner, unternommen worden, um die richtungsweisende Bedeutung der einzelnen, in übergeordneten Wirkzusammenhängen stehenden Substanzen für die therapeutische Förderung einer je gegebenen Inkarnationssituation herausarbeiten zu können. Der Weg der Substanzen im Organismus, aber auch die Veränderungen der Erdensubstanzen im Jahreslauf und damit unter differenzierten kosmischen Einflüssen wurden in diesem Kontext analysiert und menschenkundlich ausgewertet. In einer exemplarisch-skizzierenden Schilderung der insgesamt – d. h. unter Berücksichtigung der gesamten kosmisch-irdischen Zusammenhänge – praktizierten Diagnose- und Therapiesituation in den alten Mysterienstätten sagte Rudolf Steiner in der zuvor genannten Berliner Darstellung vom 7.12.1922:

> Kam also ein hilfesuchender Kranker im Alter von vierzehn bis einundzwanzig Jahren – die Dinge sind approximativ – zu einem Mysterienarzt, so wusste dieser: es gibt eine Anzahl von Erkrankungen, die einfach etwas zu tun haben mit dem Durchgange des Menschen durch die Sonnensphäre bei seinem Heruntersteigen aus der Planetenwelt in die physische Welt. War der Kranke im Alter von fünfunddreissig bis zweiundvierzig Jahren, so wusste der Mysterienpriester, welche Krankheiten etwas zu tun haben mit dem Durchgange des Menschen durch die Saturnsphäre bei seinem Herabsteigen. Also er fragte sich vor allem nach dem Zusammenhang des Erdenlebens mit den Erfahrungen und Erlebnissen des Menschen im Dasein zwischen Tod und neuer Geburt: dann kannte

19 Rudolf Steiner: *Das Geheimnis der Trinität.* GA 214. Dornach ³1999, S. 160. – In einer mantrischen Niederschrift für Medizinstudenten und junge Ärzte formulierte Rudolf Steiner diesen Zusammenhang mit den Worten: «Es war in alten Zeiten, / Da lebte in der Eingeweihten Seelen / Kraftvoll der Gedanke, dass krank / Von Natur ein jeglicher Mensch sei. / Und Erziehen ward angesehen / Gleich dem Heilprozess, / Der dem Kinde mit dem Reifen / Die Gesundheit zugleich erbrachte / Für des Lebens vollendetes Menschsein.» (Rudolf Steiner: *Meditative Betrachtungen und Anleitungen zur Vertiefung der Heilkunst*, S. 223).

er das, was hier auf der Erde wiederum vom Aussenwesen in Beziehung steht zu den Wesenheiten der höheren Hierarchien beziehungsweise ihren physischen Abbildern, den Sternen. Nun stehen gewisse Pflanzen auf der Erde in einem innigeren Verhältnis zur Sonne als andere, und andere wiederum stehen in einem innigeren Verhältnis zum Saturn und so weiter. Den spriessenden, sprossenden Blütenpflanzen zum Beispiel werden Sie durch einen gesunden Instinkt ansehen können, dass sie in einem anderen Verhältnis zur Sonne stehen als ein Pilz oder eine Flechte an einem Baume. Und jemanden, der zwischen seinem vierzehnten und einundzwanzigsten Jahre beispielsweise von einer Erkrankung seines Magens oder seines Herzens befallen wird, den werden Sie ganz gewiss nicht mit Kramperl-Tee kurieren, wie ihn der alte Mysterienarzt nicht mit Kramperl-Tee behandelt hätte, sondern mit einem sonnenverwandten Pflanzensaft; aber dies aus der Erkenntnis des Zusammenhanges des Menschenlebens mit dem Weltenall heraus.[20]

Neben der differenzierten, in sich ausserordentlich komplexen und von echter Spiritualität gekennzeichneten Substanztherapie[21] wurden nach Steiner in den Mysterienstätten (bzw. den an sie assoziierten Heilstätten) jedoch auch verschiedene Weisen einer rein geistigen Förderung und Behandlung praktiziert, die dem je vorliegenden Inkarnations- und damit Konstitutionsgefüge des Erkrankten

20 Rudolf Steiner: *Geistige Zusammenhänge in der Gestaltung des menschlichen Organismus*, S. 295ff.

21 «Alte Heilmittel waren [...] aus den Mysterien heraus entnommen; aber sie haben alle eine sehr merkwürdige Eigentümlichkeit. Wenn Sie [...] ein altes Rezept in die Hand nehmen: das ist ungeheuer kompliziert, das erfordert – um es darzustellen, und zu dem anzuwenden, wovon einem gesagt wird nach der Tradition, dass es angewendet werden soll – ausserordentlich viel. Wenn Sie nun in die alten Mysterien gegangen wären und einen Mysterienarzt gefragt hätten, wie solch ein Rezept zustande kommt, der würde Ihnen nie geantwortet haben: Da mache ich chemische Versuche, da probiere ich zuerst einmal, ob die Stoffe miteinander sich so und so verhalten, und dann wende ich das bei den Kranken an und sehe, was sich da ergibt. – Das würde ihnen der alte Mysterienarzt nie geantwortet haben, ihm wäre das nicht eingefallen. Die Menschen wissen nur nicht, wie das in früheren Zeiten war. Der hätte Ihnen geantwortet: Ich lebe in dem Laboratorium – wenn wir es so nennen wollen –, das mir im Sinne des Mysteriums eingerichtet worden ist, und wenn ich zu einem Heilmittel komme, so haben mir das die Götter gesagt. – Denn er war sich klar darüber: Durch die ganze Stimmung, die in seinem Laboratorium erzeugt worden ist, kam er in lebendigen Verkehr mit der geistigen Welt. Da wurden geistige Wesen so gegenwärtig für ihn, wie es sonst die Menschen sind. Und da wurde er sich bewusst: Durch den Einfluss der geistigen Wesen in der geistigen Welt kann er mehr sein als ohne solchen Einfluss. Und er setzte seine komplizierten Rezepte zusammen. Nicht mit Naturerkenntnis, nach Götterart setzte er sie zusammen. Man wusste innerhalb dieser Mysterien selber: Will man an den Menschen herankommen, dann darf man nicht in der Illusion stehen bleiben, dann muss man zur Wahrheit der göttlichen Welt dringen.» (Rudolf Steiner: *Das Initiatenbewusstsein*. GA 243. Dornach [5]1993, S. 20f.).

angemessen waren, d.h. dieses in gezielter Weise verändern konnten. So beschrieb Steiner in exemplarischer Weise u.a. die praktizierte Meditation vorgegebener Mantren in einer spezifisch astronomisch-kosmologischen Situation zur gezielten Einflussaufnahme auf überstarke planetarische Affinitäten innerhalb des präinkarnatorischen Lebensweges, sprach von einer spirituellen «Diätetik» – und sagte dabei:

> [...] Die alten Führer in den Mysterien, die in dieser Beziehung auch Ärzte waren, gaben Anweisungen darüber, wie man, wenn man unter diesen oder jenen Gebrechen litt, sein Verhältnis zur Venus oder zum Saturn zu verbessern hatte. Das bestand dann darin, dass sie den Leuten gewisse seelische Anweisungen gaben. Sagen wir zum Beispiel, solch ein alter Arzt in den Mysterien fand: Der Mensch, der Heilung bei ihm suchte, hat eine zu starke Anziehung zu seinem physischen Leib; dieser ist ihm nicht genug Kleid bloss, sondern er lebt zu stark mit seinem physischen Leib. – So ungefähr, wie wenn ein Mensch der heutigen Zeit immer in seinen Kleidern schliefe, so kam einem solchen Arzt ein Mensch vor, der ein gewisses Gebrechen hatte, wodurch er stark an seinen physischen Leib gebunden war. Dann sagte ein solcher Arzt zu einem solchen Kranken: Versuche, wenn des Abends der Vollmond aufgeht, dich ein wenig zu ergehen im Vollmonde, und während du dich ergehst, dies oder jenes Mantram zu sagen.
>
> Warum tat das der Arzt der alten Mysterien? – Er tat es aus dem Grunde, weil er wusste: Wenn der Mensch nun im Mondenlichte spazierengeht und Mantrams aufsagt, so wirkt das der Saturnkraft entgegen; der Saturn gewinnt weniger Macht über diesen Menschen. Und es wusste dieser alte Arzt in den Mysterien, dass dieses Haften am physischen Leibe, dieses volle Drinnenstecken im physischen Leibe die Ursache davon ist, dass der Mensch sich zu stark an den Saturn gehalten hat, als er von der geistigen Welt durch die Sternenwelt ins irdische Dasein hereingegangen ist. Von dieser zu starken Sympathie mit dem Saturnleben hat der Mensch dieses Gebrechen erhalten. Mond und Saturn sind einander entgegenwirkende Himmelskörper. Also kurierte ein alter Arzt durch die Mondenkräfte die Schäden der Saturnkräfte.[22]

Die vorchristlichen Mysterienstätten waren nach Rudolf Steiner auf diese Weise Orte umfassender therapeutischer Prozesse. Die in ihnen in kleinen, sozialen Forschungsgemeinschaften[23] vollzogenen Erkenntnisprozesse ermöglichten dabei nicht nur die Entstehung einer initiierten Heilkunde und einer fundierten anthropologisch-kosmologischen Lehre, sondern kamen im weiteren Sinne der gesamtzivilisatorischen Entwicklung zugute. Die Mysterienstätten – oder vielmehr

22 Rudolf Steiner: *Geistige Zusammenhänge in der Gestaltung des menschlichen Organismus*, S. 136f.

23 Vgl. hierzu Rudolf Steiners ausführlicher Schilderung einer in Ephesus praktizierten Forschungsgemeinschaft zwischen Lehrer und Schüler zum Erwerb einer vertieften Substanzerkenntnis in seinem Torquayer Vortrag vom 14.8.1924 (*Das Initiatenbewusstsein.* GA 243)

die in ihnen tätigen Priester – vereinten noch die erst später ausdifferenzierten (und damit voneinander gesonderten) kultisch-religiösen, medizinischen und pädagogischen Aspekte einer umfassenden kulturellen Wirksamkeit. Im Hinblick auf die Heilkunde sagte Steiner am 20. März 1920 in Dornach noch einmal verdeutlichend:

> Immer hatten mit irgendeiner Art des Heilens die geistigen Wissenschaften etwas zu tun. So dass man damals in älteren Zeiten nicht sagen konnte: Medizin ist *eine* Wissenschaft unter vielen –, sondern dass man sagte in diesen älteren Zeiten, in denen höchstens das rein Intellektuelle nicht zu dem Okkulten gerechnet worden ist: In aller Wissenschaft, in aller Erkenntnis muss etwas gesucht werden, das zuletzt abzweckt auf ein Heilen des ganzen Menschen.[24]

2. *Griechenland und der Beginn der naturwissenschaftlichen Medizin westlicher Prägung*

> Für den, der unbefangen gerade auf die Anschauungen des Hippokrates hinschaut, [...] sind diese Anschauungen nicht ein blosser Anfang [der Medizin], sondern sie sind zugleich, und zwar in einem sehr bedeutenden Masse, ein Ende alter medizinischer Anschauungen.[25]

Innerhalb der spätgriechischen Kulturentwicklung gab es noch vereinzelte Therapeutengemeinschaften spiritueller Orientierung, die im Sinne des alten Mysterienwesens zu wirken versuchten oder aber zumindest einzelne Elemente der alten Initiatenmedizin weiter tradierten und pflegten – wie die Angehörigen der pythagoräischen Schule, die in klosterartigen Gemeinschaftskonventen lebten

24 Rudolf Steiner: *Heilfaktoren für den sozialen Organismus.* GA 198. Dornach [2]1984, S. 11.

25 Rudolf Steiner: *Geisteswissenschaft und Medizin.* GA 312. Dornach [6]1985, S. 16. – Wiederholt machte Rudolf Steiner in ärztlichen und naturwissenschaftlichen Darstellungen geltend, dass Hippokrates in seinen medizinischen Anschauungen und Handlungen noch auf dem Boden der alten Mysterienmedizin stand, zugleich jedoch eine neue Zeitepoche eröffnete («dass Hippokrates der letzte ist, der auf Grundlage der alten Mysterienmedizin heilte» *Meditative Betrachtungen und Anleitungen zur Vertiefung der Heilkunst*, S. 193). In Hippokrates, so Steiner am 21.3.1920 in Dornach, lebte noch ein «letzter filtrierter Rest von uralten medizinischen Anschauungen» (*Geisteswissenschaft und Medizin,* S. 16), in einer «Abenddämmerung» des esoterisch fundierten Wissens – er wusste unter anderem noch von den Beziehungen der leiblichen Organisationsstufen («Säften») zu den Wesensgliedern des Menschen (Vortrag vom 23.10.1922, GA 218).

und den diätetisch-moralischen Aspekten von Krankheit und Heilung unter Inkarnations- und Reinkarnationsgesichtspunkten eine hohe Aufmerksamkeit zukommen liessen. Obgleich die Pythagoräer[26] in dieser Weise von einer «Pädagogik der Krankheiten» sprachen, die menschliche Physiologie und Pathologie vor dem Hintergrund der kosmischen Gesamtordnung betrachteten und nicht zuletzt die Relevanz der Krankheitsprozesse für körperliche und seelisch-geistige Umwandlungsvorgänge betonten, entwickelte sich die «offizielle» griechische Heilkunst jedoch immer mehr in Richtung eines konsequent naturalistischen Welt-, Menschen- und Krankheitsverständnisses – und entfernte sich damit sukzessive von den einst in den Mysterienstätten erforschten Einsichten in das Bedingungsgefüge der menschlichen Leiblichkeit als Inkarnationsinstrument einer überleiblich verstandenen und mit den kosmischen Realitäten verbundenen Geistseele. Immer eindeutiger richtete sich nun der aufmerksame Blick der fortschrittlichen Mediziner und Naturwissenschaftler auf die sinnlich wahrnehmbaren Natur- bzw. Erdenvorgänge selbst, ihre gegenseitigen Gleichwichte und Ordnungen, in deren ausschliesslichem Horizont man zunehmend dachte und – in Physiologie und Pathologie – forschte: «Die vielfältigen im Körper steckenden Stoffe verursachen Krankheiten, wenn sie sich gegenseitig naturwidrig erhitzen oder abkühlen, austrocknen oder feuchtmachen. [...] Der Körper des Menschen enthält in sich Blut, Schleim, gelbe und schwarze Galle, und diese machen die Natur des Körpers aus, und wegen dieser ist er krank bzw. gesund.»[27] Der «Logos» der menschlichen Physis – als ein zuvor hoch geachtetes übersinnliches Phänomen des geistig-physischen Inkarnationsgefüges – wurde so immer mehr zum alleinigen Mass des menschlichen Körpers, seinen essentiellen Kräften und «Säften» – in einem sich in feiner Differenziertheit ausbildenden Vermögen zur typologischen Wahrnehmung und Durchdringung der somatischen Elemente – auch in ihrer umweltlichen Abhängigkeit und Bezogenheit –, jedoch unter einer immer radikaleren Abschattung der Jahrhunderte zuvor erfahrenen kosmologischen Dimensionen und damit der faktischen Inkarnationsrealität der menschlichen Geistseele, ja der gesamten Inkarnationfrage überhaupt. Kulminierend

26 Zu Pythagoras und der pythagoräischen Medizin vgl. u.a. die Darstellungen von Joseph Schumacher: *Antike Medizin.* Berlin ^{2}1963, S. 34–85 und *Die Anfänge abendländischer Medizin in der griechischen Antike.* Stuttgart 1965, S. 38–63. Rudolf Steiner schilderte Pythagoras wiederholt als einen zentralen Initiaten der vorchristlichen Zeit; vgl. bereits *Die Rätsel der Philosophie.* GA 18. Dornach ^{9}1985, S. 46ff.

27 Polybos: *De natura hominis.* Zit. n. Willem F. Daems: *Streifzüge durch die Medizin- und Pharmaziegeschichte.* Dornach 2001, S. 28.

in der hippokratischen Medizin und Denkweise etablierte sich solchermassen die selbstbewusste Kunst einer differenzierten Körperbetrachtung sowie einer «Diagnose» und «Therapie», die als gezielte Veränderung der vorliegenden somatischen Naturbeschaffenheit auf der Basis einer ausgebildeten Sinnesempirie sowie eines weitgehend rational-kausalen Wirkverständnisses aufgefasst und zum technischen Handwerk weitergebildet wurde.

Die Geschichte des medizinischen Denkens in Griechenland[28] bildet den solchermassen charakterisierbaren und im Kontext des erwachenden menschlichen Selbstbewusstseins bzw. der Rationalitätsentwicklung stehenden Prozess wenn auch nicht in seinen einzelnen Stufen, so doch in literarischen Zeugnissen ab, die ihn als Vorgang einer sukzessiven Entspiritualisierung und «Verweltlichung», aber auch progredienten Individualisierung deutlich werden lassen. Waren noch Homers «Schriften» von der Anschauung der göttlich-geistigen Dimension von Krankheitsvorgängen sowie von therapeutischen Methoden der «Besprechung» und kultischen Reinigung durchdrungen, und kannte noch Empedokles den «heilenden Spruch» (εὐήκεα βάξιν), den ein weiser, kraft seiner «Sophia» über die Sterblichen hinausgehobener, mit den Göttern verbundener Arzt zu spenden vermochte, so vollzog insbesondere das hippokratische Schriftencorpus im fünften vorchristlichen Jahrhundert den Schritt zur Lehre einer naturalistisch-somatischen Auffassung der Krankheit und ihrer «rein natürlichen» und weitgehend kausal verstandenen Bekämpfung. In der furiosen Einleitung seiner Schrift über die «Heilige Krankheit», aber auch im weiteren Fortgang seiner Monographie, verwahrte sich der Autor mit Nachdruck gegen die Sakralisierung der beschriebenen Anfalls-Krankheit bzw. gegen jede Form der pseudoreligiösen oder magischen Heilkunst[29], und betonte den konsequent «natürlichen»

28 Vgl. die Darstellung dieser Entwicklungstendenz u. a. durch Max Pohlenz: *Hippokrates und die Begründung der Wissenschaftlichen Medizin.* Berlin 1938; Fridolf Kudlien: *Der Beginn des medizinischen Denkens bei den Griechen.* Zürich 1967; Owen Temkin: Griechische Medizin als Wissenschaft und Handwerk. In: Hellmut Flashar (Hrsg.): *Antike Medizin.* Darmstadt 1971, S. 1–28; Huldrych M. Koelbing: *Arzt und Patient in der antiken Welt.* Zürich, München 1977 und Jacques Jouanna: Die Entstehung der Heilkunst im Westen. In. Mirko D. Grmek: *Die Geschichte des medizinischen Denkens.* München 1996.

29 Wobei diesbezüglich zu berücksichtigen ist, dass die Kritik der Schrift sich in erster Linie mit jener Form der – gefallenen, popularisierten und verzerrten – «Mysterien»-Medizin auseinander setzte, die in der Zeit des 5. und 4. vorchristlichen Jahrhunderts noch real existierte und von der Qualität der einstigen Weihestätten und -forschungen nur noch wenig aufwies: «Mir aber scheinen diejenigen, die zuerst diese Krankheit für heilig erklärt haben, Menschen solcher Art zu sein, wie es auch jetzt Zauberer, Sühnepriester, Bettler und Schwindler gibt, die sich den Anschein geben, als wären sie ganz besonders gottes-

Ursprung ihrer Pathologie *und* Therapie[30], wenn auch im – hellastypischen – Sinne einer Identität des Sinnlichen mit dem Übersinnlichen, des Natürlichen

---

fürchtig und wüssten mehr als die gewöhnlichen Menschen. Diese nun nehmen die Gottheit zum Vorwande für ihre Ohnmacht, um etwas zu besitzen, was sie anwenden könnten, um den Menschen zu helfen, damit sie ihrerseits nicht als Menschen entlarvt werden, die überhaupt nichts wissen. Diese Menschen sind es, die behauptet haben, dass diese Krankheit heilig wäre. Sie haben sich nämlich alle möglichen glaubhaften Gründe ersonnen und so ihre angebliche Heilung für sich selber gefahrlos gemacht. Sie wandten Sühnungen und Besprechungen an, verordneten, keine Bäder zu nehmen und mancherlei Speisen zu meiden, die für kranke Menschen schädlich wären [...]. Man dürfe auch keine schwarze Kleidung tragen – denn Schwarz sei die Farbe des Todes – und auch nicht in einem Ziegenfell schlafen oder ein solches tragen und nicht einen Fuss vor den anderen setzen und nicht eine Hand auf die andere legen; denn all diese Dinge seien Hindernisse. [...] Mit solchen Reden und Machenschaften geben sie sich den Anschein, als ob sie ein tieferes Wissen besässen, und betrügen die Menschen, indem sie ihnen Reinigungen und Entsühnungen vorschreiben. Und vor allem zielt ihre Rede auf die Einwirkung der Gottheit und der Dämonen! Wahrhaftig! Mir wenigstens scheinen sie ihre Reden nicht über Gottesfurcht zu halten, wie sie wähnen, sondern vielmehr über Gotteslästerung, und dass es keine Götter gibt. Denn ihre angebliche Frömmigkeit und ihre Gottesfurcht ist in Wahrheit Gotteslästerung und der Tod aller Religion, wie ich zeigen werde. Denn wenn sie behaupten, sie könnten den Mond herabziehen, die Sonne verfinstern und Sturm und gutes Wetter machen und Regen und Dürre und Land und Meer mit Unfruchtbarkeit schlagen und Teufelswerke solcher Art vollbringen – sei es, dass die Menschen, die so etwas betreiben, behaupten, durch geheime Weihen oder vermittels einer anderen Erkenntnis oder Praktik so etwas fertig zu bringen –, dann scheinen sie mir Gott zu lästern und überhaupt nicht an Götter zu glauben, oder doch, wenn es sie gäbe, anzunehmen, dass sie überhaupt keine Macht haben und dass sie nicht imstande sind, irgendetwas von diesen unheimlichen Dingen zu verhindern. Und wenn sie solches tun, sind sie Todfeinde der Götter. Denn wenn ein Mensch durch Zauberei und Opfer den Mond herabzöge, die Sonne verfinsterte und Sturm und gutes Wetter machte, dann wäre meines Erachtens nichts von diesen Dingen göttlichen Ursprungs, sondern nur Menschenwerk, wenn die Macht der Gottheit durch Menschenwitz überwältigt und geknechtet wäre.» (*Von der Heiligen Krankheit*. In: Hippokrates: *Fünf auserlesene Schriften.* Eingeleitet und neu übertragen von Wilhelm Capelle. Zürich ²1984, S. 65ff.; bzgl. des realiter dramatischen Verfalls alter Weihestätten – und der realen Verkehrung ihrer ursprünglichen Wirkensintention – in den unmittelbar vorchristlichen Zeiten vgl. u.a. exemplarische Rudolf Steiners Schilderungen in *Das fünfte Evangelium.* GA 148).

30 «Wer es aber versteht, unter den Menschen einen solchen Wandel hervorzubringen, und es vermag, den Körper des Menschen durch die von ihm verordnete Diät feucht und trocken, warm und kalt zu machen, der könnte wohl auch diese Krankheit heilen, wenn er die rechtzeitige Anwendung der erforderlichen Mittel erkennte, ohne Entsühnungen und Zauberkünste und allen anderen solchen Schwindel.» (*Von der Heiligen Krankheit*, S. 84).

mit dem Geistigen («Diese sogenannte Heilige Krankheit entspringt aus denselben Ursachen wie die übrigen, aus den Stoffen, die dem Körper zugeführt und entzogen werden, aus Kälte und Sonnenwärme und den wechselnden, niemals ruhenden Luftströmungen. All das ist göttlich.»[31]) Zahlreiche der dem hippokra-

31 Ebd., S. 68 – In diesem Zusammenhang sollte auch die Relevanz der 1938 von Max Pohlenz zurecht thematisierten «Pneuma»-Lehre Alkmaion von Krotons für das Seelen- und «Göttlichkeits»-Verständnis der hippokratischen Medizin berücksichtigt werden; in Pohlenz' zusammenfassender Darstellung hiess es hierzu: «Die Seele ist kein Sonderwesen, das als konstante Grösse sich mit dem anders gearteten Leibe verbindet. Sie ist nichts anderes als das durch Ein- und Ausatmung sich ständig erneuernde innermenschliche Pneuma, das dem ganzen Organismus Bewegung und Leben verleiht und in seiner konzentrierten Form die geistige Einheit und das Ich des Menschen konstituiert. Von der rechten Zirkulation des Pneumas durch den Organismus hängt dessen Leben und Gesundheit ab. Darin liegt aber auch, dass jede Störung dieser Zirkulation das Leben hemmen muss und zerstören kann. Diese Störungen zu beseitigen und den naturgemässen Zustand herzustellen ist die Aufgabe des Arztes.» (Max Pohlenz: *Hippokrates und die Begründung der wissenschaftlichen Medizin.* Berlin 1938, S. 84f.) Zur originär hippokratischen Leib-Seelen-Wahrnehmung bzw. zur Bewusstseinsverfassung des griechischen Menschen dieser Zeit vgl. im übrigen Rudolf Steiners eindrucksvolle Vortragsdarstellung vom 5. Juni 1921 (*Perspektiven der Menschheitsentwickelung*; GA 204), in der es unter dezidierter Bezugnahme auf Hippokrates u.a. hiess: «[...] Wir würden ganz fehlgehen, wenn wir glauben wollten, dass in dem griechischen Bewusstsein dieses Geistig-Seelische so lebte, wie wir es heute im Bewusstsein haben. Bedenken Sie nur, wie arm für den heutigen Menschen, wie abstrakt arm für den heutigen Menschen dasjenige ist, was er Seele nennt. Denken, Fühlen, Wollen – es sind recht nebelhafte Gebilde, die sich der Mensch vorstellt, wenn er von Denken, Fühlen, Wollen spricht. Es ist etwas, was gar nicht mehr inhaltsvoll auf den Menschen wirkt. Bei dem Griechen hat es inhaltsvoll gewirkt, weil er ein Bewusstsein davon hatte, dass dieses Geistig-Seelische eigentlich die Elemente des Leibes zusammenhält, durcheinander brodeln macht. Er hatte gar nicht ein solches abstrakt Seelisches im Auge, wie der Mensch es heute hat, sondern er hatte im Auge ein recht vollinhaltliches Kräftesystem, das namentlich das flüssige Element formt, das dem flüssigen Element die Menschenform gibt. [...] Der Grieche sagte sich: Dasjenige, was ich bewusst erlebe, dieses Seelische, das gibt dem Wasser die Form, das ist dasjenige, was sein Bedürfnis nach Luft hat und was die Zirkulationsorgane dann einformt, was die Wärmeverhältnisse des Körpers bewirkt, und was auch Salz und sonstiges Irdische im Körper ablagert. – So stellte sich der Grieche die Seele eigentlich nicht getrennt vom Körper vor, sondern er stellte sich vor, wie sie den wässerigen Leib bildet, wie sie in dem Leib die Luft, das Ein- und Ausatmen macht, wie sie in dem Leib die Wärmeverhältnisse bewirkt, dieses Warm- und Kaltwerden des Leibes, dieses Atmen, dieses überhaupt Bewegen der Säfte, dieses Durchsetzen der Säfte mit den festen Bestandteilen, die ja nur etwa acht Prozent im menschlichen Leibe ausmachen – das stellte sich der Grieche in voller Lebendigkeit vor. [...] Das alles stellte sich der Grieche so vor, dass für ihn die Stoffe nicht gesondert waren vom Seelischen. Es war gewissermassen ein halb Seelisches,

tischen Schriftkorpus angehörenden Texte hoben zwar hervor, dass übernatürlich-göttliche Kräfte zumindest verschiedenen Krankheitsverläufen immanent und daher zu berücksichtigen seien, ja das unerklärlich Göttliche *(theion)* ganz offenbar in das Schicksal des Menschen eingreife und dessen Geschicke mitunter zwingend präge – und daher auch zu respektieren sei («Vor allem ist die Kenntnis des göttlichen Wesens selbst [des Arztes] Geist tief eingeprägt; denn man findet, dass die ärztliche Kunst auch bei anderen Heimsuchungen und Ereignissen, in den meisten Fällen wenigstens, den Göttern ehrfurchtsvoll begegnet.»[32]); deutlich aber ist, dass die Tendenz der ganzen hellenischen Rationalitätsentwicklung – und der von ihr geschaffenen oder ermöglichten rationalen Medizin – in Richtung einer konsequent innerweltlich-naturgesetzlichen Krankheitsauffassung und -korrektur zielte und jener Entwicklungshöhe entsprach, «die dem griechischen Geist die Ausarbeitung einer Theorie von der physischen Wirklichkeit ermöglichte, eines für die Belange der Physis, der «Naturtatsächlichkeit» ausreichenden Wissens»[33]. Methodisch ausgebildet und vorbildlich gelehrt wurde die

---

das Blut, der Schleim, und ein halb Körperliches die Seele selbst in ihren Kräften, wie sie da die Säfte bewegte. […] [Hippokrates] sagte sich, das Geistig-Seelische des Menschen, wie es sich äussert zwischen Geburt und Tod, bewirkt so diese Mischungen und Entmischungen des Säftesystems; wenn das nun nicht so weit geht, wie es das Geistig-Seelische will, so ist die Krankheit da. Aber das Geistig-Seelische, das hat eigentlich immer das Bestreben, normal diesen Gang zu gestalten. Daher hat der Arzt die besondere Aufgabe, dieses Geistig-Seelische in seinem Kräfteeinfluss auf die Säftewirkungen zu studieren und die Krankheit zu beobachten. Ist irgendwie die Bestrebung im menschlichen Leibe, die Säftemischung unnormal zu machen, dann greift das Seelische ein, greift ein bis zur Krisis, wo es auf der Kippe steht, ob das Leibliche oder das Seelisch-Geistige siege. Der Arzt muss die Sache so wenden, dass es zu dieser Krisis kommt. Dann zeigt sich das an irgendeiner Stelle, dass heraus will, was schlechte Säftemischung ist. Dann muss man in der Krisis, die man eingeleitet hat, in der richtigen Weise eingreifen, entweder dadurch, dass man die Säfte, die sich in dieser Weise zusammengezogen haben, und die nicht dulden den Einfluss von Seiten des Geistig-Seelischen, dass man diese entweder durch Purgieren entfernt, oder durch Aderlass im richtigen Moment herausbringt. – Es war ein ganz besonderes, eben mit dieser Anschauung des Menschen zusammenhängendes Heilen des Hippokrates, und es ist interessant, wie da ein inniges Zusammendenken von Geistig-Seelischem, wie es sich äussert zwischen Geburt und Tod, und dem Säftesystem, als Anschauung da war.» (Dornach [1]1979, S. 301 ff.; vgl. a. Rudolf Steiners diesbezügliche Ausführungen in *Die Rätsel der Philosophie,* S. 37 ff.).

32 *Über den Anstand.* Zit. n. Alfred Längler: *Die Beziehung zwischen Kranken und ihren Ärzten im Corpus Hippocraticum.* Hannover 1993, S. 79.

33 Pedro Lain Endralgo, a. a. O., S. 48 f.

genaue Sinnesbeobachtung und -erforschung des Krankheitsverlaufes und erstmals auch seine differenzierte Dokumentation in Form von detaillierten Krankenblättern – im Vollzug einer sich ausbildenden Kunstfertigkeit der Medizin als einer *techne iatrike*, die sich an zentraler Stelle unter den im fünften Jahrhundert zahlreich ausgebildeten technischen Künsten spezifisch bewähren und durch ihr Fachwissen und -können öffentlich rechtfertigen musste.

Der so verstandenen und auch gegenüber der Naturphilosophie zunehmend auf ihre methodische Autonomie bedachten wissenschaftlich-hippokratischen Heilkunst gehörte die Zukunft; gleichwohl existierten auch im fünften und vierten vorchristlichen Jahrhundert neben den pythagoräischen Gemeinschaften noch immer Krankheitsauffassungen und Therapieweisen in der griechischen Bevölkerung – sowie an speziellen Heil-Orten –, die den Denkvoraussetzungen des sich stetig durchsetzenden Paradigmas zumindest in weiten Teilen widersprachen. Entgegen einer nüchternen Professionalisierung des ärztlichen Berufsstandes – im Sinne einer öffentlich lehrbaren und nicht zuletzt mit finanziellem Einsatz erwerbbaren Fach-Ausbildung – lebte in umschriebenen Menschenkreisen weiterhin das Bewusstsein vom ursprünglichen Mysterienhintergrund der Medizin; dieser Anschauung zufolge war der Arzt nicht nur im strikten Sinne «Diener der Kunst», sondern Träger einer inneren Befähigung und Aufgabe, der eine spezifisch spirituelle Qualität eigen war («Heilige Dinge aber werden nur geheiligten Männern offenbart, sie Laien zu verraten ist nicht eher erlaubt, als bis sie in die Geheimnisse der Wissenschaft eingeweiht sind.»[34]) In dieser Hinsicht wurden nicht nur Ärzte mit innerer Befähigung zur wahren Philosophie als den Göttern gleichstehend *(isotheos)* betrachtet, sondern auch spirituelle Heilweisen – parallel zur Hochblüte des hippokratischen Schrifttums – praktiziert, die ganz offensichtlich Elemente von Initiationsriten bewahrten und erfolgreich zum Einsatz brachten, so nicht zuletzt in den Asklepios-Heiligtümern von Korinth, Athen, Epidauros und Kos. Während die zunehmend dominante Richtung der hippokratischen Medizin die geistige Verantwortung (oder zumindest Mitverantwortung) des Erkrankten für das Sein der Krankheit – und damit ihre Zugehörigkeit zum engeren Bereich der eigenen Individualität – mit innerer Konsequenz verneinte oder lediglich auf der biologisch-äusserlichen Ebene einer misslungenen, weil masslos-verfehlten Lebensführung gelten liess (und insofern die Krankheit als entstellte Tugend der Gesundheit und daher Minderwertigkeit betrachtete), implizierten die leiblich-seelisch-geistigen Vorbereitungs- und Reinigungsriten der

34 *Das Gesetz.* Zit. n. Längler, a. a. O., S. 72.

Asklepios-Heiligtümer[35] noch Stufenfolgen einer Krankheitsauseinandersetzung im Zeichen der spirituellen Bewährung und -wandlung («Der Sinn des Besuchs des Heiligtums von Epidauros war, [dem] Göttlichen in der Heilwendung entgegenzugehen. Es war kein Weg zu einem Arzt, der die Heilung nur vermittelt, sondern zur Heilung selbst in ihrer unvermittelten nackten Ereignishaftigkeit [...].»[36]).

Auch Plato, der zahlreiche Charakteristiken der hippokratischen *techne iatrice* mit Nachdruck bejahte und als fortschrittlich und zukunftskräftig erkannte, erwähnte in seinen Dialogen nicht nur Praktiken der rituellen «Besprechung» mit Mantren, Methoden der «Handauflegung» und des Tempelschlafes (Inkubation[37]), son-

35 «Der eigentlichen Heilstätte, dem Abaton, waren die Einrichtungen zur Reinigung des äusseren (Bäder) und inneren (Diät) Körpers, zur Einstimmung der Seele (Musik, Theater) und des Geistes (Bibliothek) vorangestellt. Nur wer diese Reihenfolge durchlaufen hatte, fand Eingang zum Tempelschlaf. Am Ende und wohl auch schon in der Vorbereitung stand der Kultus, der neben der Danksagung und Fürbitte auch dazu diente, Vertrauen in die Heilkraft des Gottes und seiner Priester zu schaffen.» (Alfred Längler, a. a. O, S. 67 f.; vgl. hierzu u. a. die Darstellungen von Karl Kerény: *Der göttliche Arzt. Studien über Asklepios und seine Kultstätten.* Darmstadt ²1956).

36 Karl Kerény: *Der göttliche Arzt. Studien über Asklepios und seine Kultstätten*, a. a. O., S. 36.

37 Über die realen geistigen Prozesse des Inkubations-Vorganges sagte Rudolf Steiner einmal im Rahmen einer Vortragsschilderung von Mysterienpraktiken der ägyptischen Hochkultur: «Die Kranken wurden in den Tempel gebracht und in eine Art Schlaf versetzt, in dem sie in traumähnliche Zustände verfielen. Dasjenige, an das sie sich da erinnerten, wurde in seiner charakteristischen Bildlichkeit von den in solchen Dingen unterrichteten Priestergelehrten studiert. Diese fanden zwischen dem Ablaufen der inneren Dramatik der Träume, zwischen der Art der Bilder, ob finstere Bilder auf helle, helle auf finstere folgten und so weiter, erstens etwas, was auf die Pathologie des Menschen hindeutete. Auf der anderen Seite fanden sie aus der besonderen Konfiguration der Träume eine Andeutung des Heilmittels, das zu verwenden war. Aus dieser Betrachtung dessen, was der Mensch innerlich erlebt und was in Traumbildern vor das innere Auge trat, studierten die Menschen in Ägypten den innerlich körperlichen Zustand des kranken Menschen. [...] Die Priester, die in diesen Dingen unterrichtet waren, die wussten, es kam da mehr auf den dramatischen Verlauf des Traumes an als auf seinen Inhalt. Seinen Inhalt zu deuten, wäre Aberglaube gewesen. Aber darauf kam es an, ob irgendein Finsteres im Traum auf ein Helles folgte oder umgekehrt und ob sich der Traum beziehen musste auf Furchtzustände oder Freudezustände und dergleichen. Auf dieses Dramatische des Traumes kam es an, und aus diesem Dramatischen ergab sich dann, wie das eine oder andere Organ krankhaft sein könne, ja, wie ich andeutete, es ergab sich sogar ein Heilmittel. Das ist die Realität dessen, was später als der ägyptische Tempelschlaf bezeichnet wurde.» (*Die Naturwissenschaft und die weltgeschichtliche Entwickelung der Menschheit seit dem Altertum.* GA 325. Dornach ²1989, S. 110 f./123).

dern akzentuierte wiederholt die prioritäre Realität der menschlichen Geistseele und ihre Gesamtbedeutung für das Sein und die Lebensordnung des Leibesgeschehens. Die Berücksichtigung eines individuellen Faktors in der menschlichen Konstitution, in Physiologie, Pathologie und Therapie war der hippokratischen Medizin trotz ihrer typologischen Ausrichtung keineswegs fremd; die Eindeutigkeit, mit der Plato (und später Aristoteles) nicht nur die unbedingte Individualisierung der Krankheits- und Therapiebetrachtung, sondern – damit assoziiert – auch die ontisch-ontologische Relevanz des seelisch-geistigen Daseins in ihrer bestimmenden Bedeutung für den menschlichen Lebensleib hervorhob, war ihr jedoch inhaltlich-methodisch konträr. Einen aus Thrakien stammenden Arzt liess Plato in der Auseinandersetzung mit Sokrates bzw. der gesamten hippokratischen Medizin formulieren:

> Genau in der Art, wie man an das Heilen der Augen nicht herangehen kann ohne die Heilung des Kopfes, und an die Heilung des Kopfes nicht ohne die Heilung des ganzen Körpers, genau ebenso kann man auch die Heilung des Körpers nicht durchführen ohne die Heilung der Seele; und hier mag nun die Ursache dafür liegen, dass innerhalb des Griechenvolkes der grösste Teil der Krankheiten nicht mit Erfolg von den Ärzten bekämpft wird; denn tatsächlich verkennen diese samt und sonders jenes Ganze, auf das all ihr Augenmerk sich zu richten hätte: jenes Ganze, das, wenn es in einem schlechten Zustand ist, auch jenes Wohlbefinden eines seiner Teile unmöglich macht. Denn alles Gute und Schlechte, das es für den Körper und für den ganzen Menschen gibt, hat aus der Seele seine Herkunft, und es hat ihren Ursprung in ihr, so wie die Augen im Kopf ihren Ursprung haben. So muss denn sie, die Seele, an erster Stelle und mit der äussersten Sorgfalt behandelt werden, wenn man will, dass sich der Kopf und der ganze Körper wohl befinden sollen. Was nun die Seele betrifft: sie muss man, das lass dir sagen, guter Freund, vermittels gewisser Besprechungen, der epôdai, behandeln.[38]

Die spirituelle Faktizität der menschlichen Geistseele – deren kosmische Herkunft und nur sekundäre Leibverbindung Plato im Abglanz alter Mysterienschau mit Hilfe mythologischer Bilder beschrieb – muss in diesem platonischen Sinne in grundlegender, ja «erster» Hinsicht berücksichtigt werden. Sie ist nach Plato das bestimmende Prinzip einer menschlichen Physis, der sie sich zum Vollzug ihrer Erdenbiographie realiter anverwandelt, und bedarf ihrerseits besonderer therapeutisch-psychagogischer Zugangsweisen. Als Voraussetzung von deren Anwendung bezeichnete Plato im weiteren Gesprächsverlauf des «Charmides»-Dialoges die vertrauensvolle Offenbarung und damit den Eintritt in die dialogische Sphäre einer Ich-Du-Begegnung zwischen dem Arzt und dem sich ihm

38 Plato: *Charmides*, 156d–157c, zit. n. Pedro Lain Endralgo, S. 56.

anvertrauenden Kranken («Es darf dir [...] niemand einreden, dass du mit dieser Medizin seinen Kopf heilen könntest, es sei denn, der zu Heilende hätte Dir zuvor seine Seele geoffenbart: und dies zu dem Zweck, dass sie durch das Mittel der Besprechungen der Heilbehandlung zugänglich werde.») – und liess den thrakischen Arzt noch einmal in genereller Wendung sagen

> [...] In den gegenwärtigen Zeiten ist es ein unter den Menschen verbreiteter Irrtum, dass man ein Ärztetum für möglich hält, das nur in getrennter Weise für eine dieser beiden Sachen, für die Beruhigung der Seele oder für die Gesundung des Leibes wirkt.

Entgegen dieser entschiedenen und ganz offenbar aus alter Mysterienspiritualität formulierenden Voten von Plato[39] und Aristoteles – der zugleich in zukunftsori-

39 Zu Platos Initiationserfahrungen in den eleusinischen und chthonischen Mysterien vgl. u. a. Rudolf Steiners Vortrag vom 15.12.1923 (GA 232). Nach Diether Lauenstein (*Die Mysterien von Eleusis.* Stuttgart 1987) gewähren mindestens 13 von Platons 40 Schriftwerken einen tiefen inhaltlichen Einblick in die Weihe-Welt der Eleusinien («Anspielungen finden sich in fast allen.» Ebd., S. 12) Zur Beziehung zwischen den Eleusinien und dem therapeutischen Asklepios-Kult vgl. Karl Kerény: *Der göttliche Arzt. Studien über Asklepios und seine Kultstätten,* a. a. O., wo es u. a. hiess: «[...] Die Verwandtschaft zwischen Epidauros und Eleusis beruhte nicht bloss auf dem diesen beiden Heiligtümern gemeinsamen allgemeinen Mysteriencharakter. Es bedeutet an sich nicht viel, wenn in späteren Zeiten «Hierophanten», die Träger einer eleusinischen Priesterwürde in Epidauros eine Rolle spielten [Inscr. Gr. IV^2 1, 427; 438; 424/5]. Es muss aber seinen besonderen Grund haben, wenn die «Epidauria», die «Epidaurischen Begehungen», nach der Einführung des Asklepioskultes in Athen in den Festzyklus der eleusinischen Mysterien eingereiht wurden, und zwar als Vorbereitung zu den Erlebnissen der Eingeweihten. Wie wenig Einzelheiten wir von den heiligen Ereignissen in Epidauros und Eleusis kennen, ihre mythologischen Ausdrucksweisen sind uns bekannt und zeigen bedeutsame Übereinstimmungen. [...] Die Vorgänge von Eleusis führten in eine noch tiefere Schicht als die von Epidauros. Der Weg war derselbe, nur machte der Kranke, der in Epidauros seine Heilung fand, früher kehrt als der Myste, der in den eleusinischen Weihen bis zur Unterweltskönigin vordrang.» (S. 39 ff.) Vgl. im übrigen zu Platos prinzipieller Mysterienbezogenheit bereits Rudolf Steiners Darstellungen aus dem Jahre 1901 *Das Christentum als mystische Tatsache und die Mysterien des Altertums,* S. 54 ff. («Plato als Mystiker). Über die platonischen Akademie und ihre Lehrunterweisungen schrieb Rudolf Steiner dort in allgemeiner Wendung: «Von Plato ging auf seine Schüler noch mehr über als der Wortsinn seiner Darlegungen. Da wo er lehrte, lebten die Teilnehmer in Mysterienatmosphäre. Die Worte hatten Obertöne, die mitschwangen. Aber diese Obertöne brauchten eben die Mysterienatmosphäre. Sonst verklangen sie ungehört.» (S. 55) Über die exemplarische Literaturform des «Phaidon»-Dialoges hiess es dagegen: «Man überblicke die ganze Entwicklung in diesem Gespräche, in dem Sokrates seine Zuhöer dahin führt, dass sie das Ewige in der menschlichen Persönlichkeit schauen. Die Zuhörer nehmen seine Gedanken auf; sie

entierender, das Christus-Ereignis in gewisser Hinsicht philosophisch vordenkender Weise schrieb: «Die Gesundheit ist der Logos in der Seele und in der Erkenntnis des Wissens.»[40] – aber bestimmte der zuvor skizzierte und in sich zunehmend biologistische Naturalismus der hippokratischen Schule die weitere Medizinentwicklung in Griechenland und wurde zum gültigen Massstab des abendländischen «Fortschritts», ja zum zentralen Wissenschaftsimpuls okzidentalrationaler Prägung.

3. Der ethische Personalismus im Krankheits- und Therapieverständnis des Alten Testaments

> Asa wurde krank an seinen Füssen, und seine Krankheit nahm sehr zu; aber er suchte auch in seiner Krankheit nicht den Herrn, sondern die Ärzte. (2. Chron. 16, 12)

Diametral den dominanten Richtungen der medizinischen Anthropologie hellenistischer Ausprägung gegenüberstehend, akzentuierte die assyrisch-babylonisch-hebräische Heilkunst mit aller Entschiedenheit die Bedeutung des seelisch-geistigen Menschen, ja seines moralischen Wesenskernes für das Sein und die Behandlung von Krankheiten. Obwohl auch der frühen griechischen Medizin diese Gesichtspunkte nicht völlig fremd gewesen waren, hatte die Dimension der persönlichen Verantwortung und Freiheit und damit die – über die Frage der äusseren, biologischen Lebensführung hinausweisende – Innerlichkeit der menschlichen Existenz keinen wirklichen Raum mehr in den biologischen Denkweisen

---

forschen in sich selbst, ob sich in ihren eigenen inneren Erlebnissen etwas findet, wodurch sie zu seinen Ideen «ja» sagen können. Sie machen die Einwände, die sich ihnen aufdrängen. Was ist mit den Zuhörern geschehen, wenn das Gespräch sein Ende erreicht hat? Sie haben in sich etwas gefunden, was sie vorher nicht gehabt haben. Sie haben nicht bloss eine abstrakte Wahrheit in sich aufgenommen; sie haben eine Entwicklung durchgemacht. Es ist etwas in ihnen lebendig geworden, was vorher nicht in ihnen lebte. Ist das nicht etwas, was sich mit einer Einweihung vergleichen lässt? Wirft das nicht ein Licht darauf, warum Plato seine Philosophie in Gesprächsform dargelegt hat? Es sollen diese Gespräche eben nichts anderes sein als die literarische Form für die Vorgänge in den Mysterienstätten.» (S. 63).

40 Aristoteles: *Metaphysik*, zit. n. Werner Leibbrand: *Der göttliche Stab des Äskulap. Eine Metaphysik des Arztes.* Salzburg 1939, S. 54.

der hippokratischen Mediziner gefunden.[41] Um so nachdrücklicher aber wurde in den geistig-geographischen Landschaften der späteren Ereignisse von Palästina vertreten, dass die pathologischen Erlebnisweisen der menschlichen Erdenbiographie in einem – spezifisch verstandenen – «Sünden»-Kontext gesehen werden müssen, d.h. als Folgen eines falsch gelebten *inneren* Lebens zu betrachten sind. Dem Alten Testament zufolge werden insbesondere jene Menschen krank, die der «Stimme des Herrn» nicht zu folgen vermögen, seine «Gebote» und Ordnungen missachten und damit den moralischen Zusammenhang des individuellen wie sozialen Lebens verletzen. Die Krankheiten hindern an der Mitbeteiligung am kultisch-sakramentalen Vollzug und implizieren dadurch eine selbstverschuldete – wenn auch temporäre – «Exkommunikation»; sie sind in sich zugleich Ausdruck und Folge eines existentiellen Krankseins – so, wie dies tendenziell auch von Plato (in der Gestalt des thrakischen Arztes) hervorgehoben worden war: «Das ganze Haupt ist krank, das ganze Herz ist siech» (Jes. 1,4ff.).

In diesem Zusammenhang ist jedoch zu beachten, dass damit innerhalb des hebräischen Kulturraums kein eng und ausschliesslich verstandenes Bestrafungs- und Vergeltungsprinzip im Krankheitsvorgang wirksam gedacht wurde, sondern

41 «[...] Die wissenschaftliche Auffassung, die sich mit der krankhaften Veränderung in der menschlichen Naturbeschaffenheit abgibt, übt eine *a Limine* ausschliessende Beschränkung, ja man kann sogar noch treffender sagen, sie übt ein radikales Verkennen zweier mitbildender Grundgegebenheiten des Menschseins aus: das Verkennen der Innerlichkeit und der Freiheit. Die griechische Idee bezüglich der menschlichen Physis liess keine andere Deutung zu.» (Pedro Lain Endralgo, a.a.O., S. 74). Lain Endralgo vertrat in diesem Zusammenhang, dass die so verstandene hellenische Reduktion bzw. Abschattung des seelisch-geistigen Menschen in seiner Personalität und Individualität auch für die heil-kultischen Vollzüge in den – der hippokratischen Richtung zumindest partiell konträren – Asklepios-Stätten Gültigkeit hatte – und schrieb zusammenfassend «[...] Mochte die griechische Heilkunde «physiologisch» sein, oder «glaubensmässig» – sie unterliess es doch nie, dem radikalen Naturalismus der griechischen Geistigkeit treu zu bleiben. Auch nicht in jenen Riten, die sich von der «physiologischen» Heilkunde am allerweitesten entfernten, sahen die Hellenen irgendein Element, das nicht «physisch» gewesen wäre; auch da gab es für sie nichts von dem, was wir «spirituell» nennen möchten; ob in Kos oder in Epidauros, überall wurde der Mensch aufgefasst im Sinn seiner blossen «Naturbeschaffenheit», niemals aber, wie wir uns ausdrücken würden, im Sinn seiner «Person». Die Wesenseigentümlichkeiten, in denen sich die sittliche Verfassung des Menschseins bekundet – des Menschen Innerlichkeit, Freiheit und sittliche Verantwortlichkeit –, sie wurden bloss im physischen, ja sogar bloss im somatischen Sinn betrachtet, und das traf für alle Pathologen und Therapeuten unter den Griechen zu.» (ebd., S. 77; zur Bewusstseinsverfassung bzw. zum leibverbundenen Seelenleben zur Zeit der griechischen Kulturentwicklung vgl. Rudolf Steiners weiterführende Darstellungen in Anm. 17).

vielmehr eine «Philosophie» des individuellen Werdens und damit der persönlichen Entwicklung *anfänglich* zum Vorschein kam. Im Unterschied zur «offiziellen» hellenischen Medizin hippokratischer Prägung betrachtete die personalistische Heilkunde des Alten Testaments die pathischen Wendungen der menschlichen Biographie als – im Leiden realisierte – Möglichkeiten zur «Umkehr» des Einzelnen: «Den Gottesfürchtigen aber wird der Herr *durch sein Elend* erretten und ihm das Ohr öffnen *durch Trübsal*» (Hi. 36, 13ff.) – «Herr sei mir gnädig, heile meine Seele; denn ich habe an dir gesündigt.» (Ps. 41, 5) In diesem Sinne wurde der strafende Gott Jahwe im 2. Buch Mose zugleich als «der Heilende» bezeichnet – von Luther als «der Arzt» übersetzt –, während es bei Hosia über ihn hiess:

> Er hat uns zerrissen, er wird uns auch heilen; er hat uns geschlagen, er wird uns auch verbinden. (Hos. 6,1)

Wenn das Durchlaufen von leiblichen Beschwerden und Leiden demzufolge als reale Möglichkeit zur Heilung von der «Sündenkrankheit» betrachtet wurde, war damit freilich eine – in der führenden griechischen Medizinrichtung nahezu unthematisierte – innere Spannung in der Frage ihrer adäquaten Behandlung oder gar Aufhebung angelegt, eine Spannung, die in den Schriften der Chronik auch explizit zum Ausdruck gebracht wurde:

> Asa wurde krank an seinen Füssen, und seine Krankheit nahm sehr zu; aber er suchte auch in seiner Krankheit nicht den Herrn, sondern die Ärzte. (2. Chron. 16, 12)

In assyrisch-babylonisch-hebräischer Auffassung sind die Krankheitsprozesse und -erfahrungen – resp. die Leistungen ihres Erleidens, Bestehens und Überwindens – in sich sinnvoll und stehen in einem übergeordneten moralisch-biographischen Kontext. Die Weisen und Formen ihrer Heilung mussten diese göttlich-geistige Dimension der menschliche Pathologie berücksichtigen, was zwar keineswegs den Gebrauch natürlicher Mittel vollständig ausschloss («Der Herr hat den Arzt geschaffen und lässt Arznei aus der Erde wachsen. Er hat solche Kunst dem Menschen gegeben, dass er gepriesen würde in seinen Wunderwerken.» Jes. Sir. 38, 1ff.[42]), jedoch ganz offensichtlich eine gewisse geistig-moralische Priorität des

42 In der jüdischen Midrasch-Überlieferung empfing bereits Noah ein Buch über Heilmittel von Gott: «Dieses ist das Buch der Heilmittel, welches die frühesten Weisen übersetzt haben aus dem Buche Sem's, des Sohnes Noah, das dem Noah übergeben wurde auf dem Berge Lubar, der zu den Bergen des Ararat gehört. [...] Und die Heilmittel der Plagen der Menschenkinder und alle Arten von Heilmitteln zeigte der Engel an, zu heilen mit den Bäumen der Erde und den Gewächsen des Erdbodens und ihren Wurzeln.»

Vorgehens implizierte. In den Schriften des Alten Testamentes ist in diesem Sinne auch davon die Rede, dass der Kranke *erst* sein Herz reinigen und Opfer bringen musste – was unter Umstände auch stellvertretend durch Andere vollzogen werden konnte[43] –, ehe er sich der medizinisch-somatischen Hilfe überantworten durfte – «darnach lass den Arzt zu dir» (Jes. Sir. 38, 12). Über die todesnahe Krankheit des Königs Hiskia heisst es bei Jesaja:

> So spricht der Herr: Bestelle dein Haus, denn du wirst sterben und nicht am Leben bleiben. Da wandte Hiskia sein Angesicht zur Wand und betete zum Herrn [...] Da geschah das Wort des Herrn zu Jesaja: Geh hin und sage Hiskia [...]: Ich habe dein Gebet erhört. [...] Siehe, ich will deinen Tagen noch 15 Jahre zulegen.

Daraufhin erfolgte die medizinische Anordnung von Jesaja:

> Man solle ein Pflaster von Feigen nehmen und auf sein Geschwür legen, dass er gesund würde. (2. Kön. 20, 1–11)

Umgekehrt eröffnete die physische Heilung im spirituellen Verständnis des Alten Testamentes die nachgeordnete sakramentale Kultfähigkeit wieder, d. h. die erneute – und durch reinigende Salbungen vorbereitete – Möglichkeit zur (Wieder-)Teilnahme am religiös-kultischen Geschehen. Insofern bereitete der moralische Wandlungsprozess den Weg für die Wirksamkeit der physische Erdensubstanz und organismischen Reorganisation; diese selbst wiederum kulminierte im geistig-sakramentalen Vollzug, der das Heilungsgeschehen zum Abschluss brachte und im ewigen Wesen des Menschen befestigte.

Die im Alten Testament und tendenziell im gesamten assyrisch-babylonischen Kulturraum zum Vorschein kommende Medizin hatte einen in dieser Weise akzentuierten personalistischen Kern und war – nahezu bedingungslos – der ethisch-moralischen Dimension des Krankheitsgeschehen bzw. Menschseins ver-

---

(zit. n. Harnack, a. a. O., S. 57) Vgl. bezüglich der konkreten Heilverfahren und Substanzgebräuche innerhalb der hebräischen Medizin auch die Arbeiten von Wilhelm Ebstein: *Die Medizin im Alten Testament*. Stuttgart 1901 und Julius Preuss: *Biblisch-talmudische Medizin, Beiträge zur Geschichte der Heilkunde und der Kultur überhaupt*. Berlin 1911.

43 «Da Elisa ins Haus kam, siehe, da lag der Knabe tot auf seinem Bett. Und er ging hinein und schloss die Tür zu und betete zu dem Herrn und stieg aufs Bett und legte sich auf das Kind und legte seinen Mund auf des Kindes Mund und seine Augen auf dessen Augen und seine Hände auf dessen Hände und breitete sich so über ihn; da wurde des Kindes Leib warm. Er aber stand wieder auf und ging im Haus einmal hierhin und dahin und stieg wieder aufs Bett und breitete sich über ihn. Da nieste der Knabe siebenmal: danach tat der Knabe seine Augen auf.» (2. Kön. 4,32 ff.).

schrieben. In ihrer einseitigen Übersteigerung oder Missinterpretation tendierte sie damit zum moralischen Rigorismus, zur religiös-kultischen Macht und zur Abwendung bzw. zur – entspiritualisierenden – Verwerfung der Naturprozesse, wenn nicht der ganzen medizinischen Handlung im Sinn der *techne iatrice*. Andererseits aber konnte in ihr – trotz eines noch nicht ausgebildeten Biographie- und Individualitätsbegriffs – ganz offenbar ein zentrales ethisch-metaphysisches bzw. moralisch-spirituelles Element der menschlichen Pathologie und Therapie *ansatzweise* formuliert werden – ein Element, das im Zug der kognitiv-naturalistischen Entwicklung im Abendland zunehmend in den Hintergrund gedrängt, wenn nicht methodisch aus der «wissenschaftlichen» Medizin eliminiert worden war – und fortschreitend weiter eliminiert wurde. Die Medizin des Alten Testaments war der Ausdruck eines alten, kultisch geordneten Gemeinwesens spirituell-religiöser Orientierung – in ihren Anklängen an eine «Philosophie» des Werdens, der Prüfung *und* Wandlung jedoch auch ein realer Vorgriff des Kommenden.

4. Die therapeutische Wirksamkeit des Christus Jesus und die Individualitäts-Medizin des Neuen Testaments[44]

> Ich bin nicht gekommen, um die Menschen zu richten, sondern um sie zu heilen. (Joh 12, 47)

Die therapeutische Förderung, ja Heilung der vielen Leidenden und Kranken, der krisenhaft gefährdeten, der besessenen und der dem Tode nahestehenden Menschen ist nicht nur eines unter vielen Geschehnissen der Evangelien, sondern steht ganz im Zentrum des Christuswirkens. Christus lehrte und heilte – und bildete Schüler aus, denen die gleichen Aufgaben zufielen.

44 Dieses Kapitel stellte eine erweiterte Fassung meiner Studie «Die Heilungen in den Evangelien» (In: Peter Selg (Hrsg.): *«Es war einer krank». Die Heilungen in den Evangelien.* Stuttgart 2003, S. 15–24) dar; vgl. zu diesem Kontext insbesondere Gerhard Kienle: *Christentum und Medizin.* Stuttgart 1986 und Gerhard Kienle: *Die ungeschriebene Philosophie Jesu.* In: Peter Selg (Hrsg.): *Gerhard Kienle. Leben und Werk.* Band 2. Dornach 2003, S. 387–458; desweiteren Peter Selg: *Krankheit und Christus-Erkenntnis. Anthroposophische Medizin als christliche Heilkunst.* Dornach [1]2001 und Peter F. Matthiessen: «Prinzipien der Heilung im Neuen Testament». In: N. Fuchs/K. Kobler-Fumasoli: *Hilft der Glaube? Heilung auf dem Schnittpunkt von Therapie und Medizin.* Münster 2002, S. 146–172.

Bereits der Beginn des Matthäusevangeliums macht diesen Zusammenhang sichtbar: Christus rang nach seiner Taufe mit den Widersachermächten und überwandt sie; er stärkte durch diesen Prozess sein Eigenwesen und sammelte danach seine ersten Jünger, begann seine grosse Verkündigung und in eins damit sein therapeutisches Wirken:

> Und er zog umher durch ganz Galiläa und lehrte dort in den Synagogen und verkündigte die Heilsbotschaft vom göttlichen Reich und heilte alle Krankheiten und Gebrechen, an denen das Volk litt. Und bald sprach man von ihm in ganz Syrien und brachte zu ihm alle Leidenden, vielerlei Kranke und Geplagte, Besessene und Mondsüchtige und Gelähmte, und er heilte sie alle.» (Mt 4, 23–25)

Und als zu einem späteren Zeitpunkt Johannes der Täufer, der ihm vorausgegangen war und sein Wirken vorbereitet hatte, in der Gefangenschaft unsicher wurde und eine Bestätigung von Jesu messianischem Wesen erbat, liess ihm der Christus geradezu antworten:

> Gehet hin und verkündet Johannes, was ihr gesehen und gehört habt: Blinde sehen, Lahme gehen, Aussätzige werden geheilt, Taube hören, Tote werden auferweckt, und die Armen empfangen die Gottesbotschaft. Selig ist, wer, ohne sich zu verlieren, in mir sich selber findet. (Lk 7, 18–23)

Die in Worten gelehrte, verkündete Gottesbotschaft und die heilende Tat entsprangen dem Kern, dem Mittelpunkt des Christuswesens Nach Johannes bestand dieses Christuswesen im Logos, dem inkarnierten Weltenwort, dem grossen «Ich bin» *(ego eimi)* – jenem Logos, der das Licht der Welt ist, dem das Leben, ja das Brot des Lebens innewohnt, die Macht des Lebendigen und die Überwindung aller Sterbens- und Todesprozesse. Zur Lazarusschwester Martha sagte der Christus in direkter Wendung: «Ich bin die Auferstehung und das Leben» (Joh 11, 25)

Lag diese Logoskraft dem Christus Jesus insgesamt wirkend zugrunde, so auch allen Äusserungen seiner selbst, allen einzelnen Worten, die er sprach und die wirksam werden konnten. Gegenüber den fragenden, oft genug überforderten Jüngern hiess es einmal: «Der Geist ist es, der das Leben spendet, das Physische allein hilft nichts. Die Worte, die ich zu euch sprach, sind Geist und sind Leben.» (Joh 6, 63–64) Zahlreiche, ja die allermeisten der in den Evangelien beschriebenen Heilungsvorgänge waren daher auch reine Logos-Taten. Christi Wort konnte therapeutisch wirken, Lebensprozesse verändern, bis in die Substanz und Kraftkonstellation der Physis hinein – was die Menschen überrascht bemerkten («Alle waren voller Staunen und sprachen zueinander: Welche Gewalt des Wortes! Als wäre alle Schöpfermacht und Weltenkraft in ihm.» Lk 4, 36), wohingegen dies den widergöttlichen-dämonischen Wesen von Anfang an bekannt war («Ich weiss, wer Du bist, Du bist der Heilige Gottes.» Mk 1, 23). Ihre, der Dämonen Wirksamkeit beendete der Christus; er liess sie, wie Markus berichtet, ihrerseits «nicht zu Wort kommen» (Mk 1, 34) – um sein Wirken ohne allzu grosse und verfrühte Öffentlichkeit zu vollziehen, aber auch, um sein eigenes, licht- und lebenerfülltes Wort an ihr «Wort», an ihre Stelle setzen und sie so zum Schweigen bringen zu können.

Viele Beobachter dieser Geschehnisse, die nicht über das Hintergrundwissen der Dämonen verfügten, fragten sich, woher die unbestreitbare Logos-Kraft des Christus Jesus stammte, woraus und aus welcher Sphäre er wirkte. Nicht nur die sogenannten «Schriftgelehrten» spekulierten entgegen Christi eigenem Zeugnis über möglicherweise widergöttliche Kräfte in seinem Wesen («Mein Ich ist von Dämonen frei; nichts als Verehrung des Vaters ist in mir.» Joh 8, 48), sondern auch die eigene Familie misstraute ihm («Und die Seinen hörten von ihm und gingen hin, um ihn zu sich zu nehmen; sie sagten, er sei von Sinnen.» Mk 3, 21–22); andere begannen offen zu diskutieren: «Viele von ihnen sagten: Er ist von einem Dämon besessen und ganz von Sinnen. Warum hört ihr auf ihn? Andere wieder sprachen: Das sind nicht die Worte eines Besessenen. Oder kann etwa ein Dämon einem Blinden die Augen auftun?» (Joh 10, 20–21)

Tatsächlich aber war die göttliche Logos-Kraft, das lebenschaffende Licht der Welt, nicht nur in innerer Verbindung mit dem Wesen des Jesus Christus, sondern durchdrang dieses ganz, wurde – wie es der Johannes-Prolog sagt – Fleisch: «et incarnatus est». Das lebendige Licht der Welt durchwirkte den ganzen Christusleib, so dass die Menschen, die mit innerer Hingabekraft und mit seelisch-geistigem Vertrauen einer leiblichen Berührung des Christus teilhaftig werden konnten, realiter durch dieselbe verändert wurden («Und die ganze Menge trachtete danach, ihn zu berühren, denn es ging eine lebendige Kraft von ihm aus, und er heilte sie alle.» Lk 6, 19). Dem übereinstimmenden Zeugnis dreier Evangelisten zufolge war eine solch heilende Berührungsbegegnung dabei eine gegenseitig *aktive Tat* – und zwar selbst dann, wenn es zu einer therapeutisch wirksamen Berührung jenseits der intentionalen Handlungsrichtung des Christus Jesus kam. Über die seit langem kranke, «blutflüssige» Frau und ihre Begegnung mit Christus heisst es nämlich bei Markus:

> Sie sagte sich: Wenn ich auch nur sein Gewand berühre, so wird mich das schon gesund machen. Und auf der Stelle versiegte der Quell ihres Blutes, und sie fühlte in ihrem Leibe, dass sie von ihrem Leiden befreit war. Da nahm plötzlich Jesus innerlich wahr,

> dass eine Kraft von ihm ausgegangen war, und er wandte sich in der Volksmenge um und sprach: Wer hat mein Gewand berührt? Da sprachen seine Jünger zu ihm: Du siehst doch das Gedränge der vielen Menschen um dich her; wie kannst du da fragen: Wer hat mich angerührt? Und er blickte sich um, die zu sehen, die dies getan hatte. Da erschrak die Frau und fing an zu zittern, denn sie war sich dessen wohl bewusst, was mit ihr geschehen war. Sie kam und fiel vor ihm nieder und sagte ihm die volle Wahrheit. Und er sprach zu ihr: Meine Tochter, der Glaube deines Herzens hat dich geheilt. Gehe deinen Weg mit Frieden und sei gesund und frei von deinem Leiden. (Mk 5, 28–34)

Die mit Christus verbundene Kraft teilte sich der hilfesuchenden, ihn berührenden Frau mit; in anderen Heilungen berührte der Christus seinerseits in gerichteter Willensaktivität die Kranken oder liess sie gar zu einer Begegnung mit seiner eigenen Flüssigkeitssubstanz, seinem Speichel kommen. Mit diesem Speichel befeuchtete er die Augen des Blinden und die Zunge des Stummen; oder aber er verwandelte mit seiner Hilfe die Erdensubstanz und formte einen Teig, den er dem Blindgeborenen auf die Augen legte: *«et incarnatus est»*.

Viele Kranken kamen zu Christus oder wurden auf Bahren zu ihm gebracht, in Scharen. Ihr Anblick ergriff ihn und er wurde der oft langen Geschichte ihres Leidens unmittelbar inne. Der Kranke, der Leidende und Niedriggestellte, der nur allzu oft am Rande der menschlichen Gesellschaft sein schweres, kärgliches Dasein fristete, bewegte sein Herz und seinen heilenden Willen («Und siehe, ein Aussätziger trat zu ihm, fiel vor ihm nieder und sprach: Herr, wenn du es nur willst, so kannst du mich reinigen. – Und er streckte seine Hand aus, berührte ihn und sprach: Ich will, werde rein!» Mt 8, 2–4), oft entgegen allen Konventionen und Erwartungen seiner weiteren Umgebung, die in Distanz zu den Gezeichneten verblieb: «Nicht die Starken bedürfen des Arztes, sondern die Kranken» (Mt 9, 12). Die «Herzensträgheit» der Gesunden, ja die «Erstarrung ihrer Herzen» angesichts dieser leidvollen Schicksale bewegte den Christus Jesus: ihr – von der Orthodoxie erhobenes – Verbot, am kontemplativen Sabbat heilend tätig zu werden, durchkreuzte er unzählige Male, in grösster Bewusstheit. Als der Mann mit der verdorrten Hand ihm am Sabbat in der Synagoge mit der Bitte um Hilfe nahte und die Umgebung reserviert das Christuswirken zu beobachten anfing, liess er den Kranken in ihrer aller Mitte treten: «Und dann sprach er zu ihnen: Was ist am Sabbat zu tun erlaubt, Gutes oder Böses, die Seele zu heilen oder sie zu töten? Und sie schwiegen. Und er blickte sie im Kreise umher mit zornigem Blick an, aber auch voll Trauer über die Erstarrung ihres Herzens.» (Mk 3, 4–5). Und in der Ölbergrede hiess es später, kurz vor Anbruch der eigenen Passion, in grosser Deutlichkeit und mit Blick auf die apokalyptischen Geschehnisse der Zukunft:

> Wenn dann der Menschensohn kommt, umleuchtet vom Licht der Offenbarung, von allen Engeln umgeben, dann wird er den Thron einnehmen über das Reich seiner Offenbarung. Er wird vor seinem Antlitz alle Völker der Welt versammeln und unter den Menschen eine Scheidung vollziehen, so wie ein Hirte die Lämmer von den Böcken scheidet, die Lämmer auf die rechte, die Böcke auf die linke Seite. Dann wird er als ein König sprechen zu denen, die zu seiner Rechten stehen: Kommt, die ihr von meinem Vater gesegnet seid, euch soll zu eigen gegeben sein das Reich, das euch von der Weltschöpfung an zugedacht ist. Ich war hungrig, und ihr gabt mir zu essen; ich war durstig, und ihr gabt mir zu trinken, ich war fremd, und ihr habt mich gastlich aufgenommen; ich war nackt, und ihr habt mich bekleidet; ich war krank, und ihr habt mich besucht; ich war im Kerker und ihr seid zu mir gekommen. Und antworten werden die Gottergebenen: Herr, wann haben wir dir den Hunger gestillt oder den Durst, wann haben wir dich, als du ein Fremdling warst, aufgenommen und, als du nackt warst, bekleidet; wann haben wir dich in der Krankheit und im Kerker besucht? Und der König wird zu ihnen sprechen: Ja, ich sage euch, was ihr getan habt an dem Geringsten meiner Brüder, das habt ihr an mir getan. Und dann wird er zu denen sprechen, die an seiner Linken stehen: Ihr werdet nicht in meiner Nähe bleiben. Dem Feuerbrand verfallt ihr, in dem der Äon verbrennt und in dem der Widersacher wohnt mit seinen Engeln. Ich war hungrig, und ihr gabt mir nicht zu essen; ich war durstig, und ihr gabt mir nicht zu trinken; ich war fremd, und ihr nahmt mich nicht auf; ich war nackt, und ihr habt mich nicht besucht. Und sie werden antworten: Herr, wann haben wir dich hungrig gesehen und gaben dir nicht zu essen, oder durstig und gaben dir nicht zu trinken, oder fremd oder nackt oder krank oder im Kerker und sind dir nicht dienstreich gewesen? Und er wird zu ihnen sprechen: Ja, ich sage euch, was ihr zu tun unterlassen habt an dem Geringsten meiner Brüder, das habt ihr auch an mir zu tun versäumt. Und sie werden dem Äon der Qual verfallen, während die Gottergebenen den Äon des Lebens finden. (Mt 26, 31–46)

Nicht alle der schliesslich geheilten Kranken wurden zu Christus gebracht oder nahten sich ihm aus innerstem Willensentschluss und mit selbsteigenem Vermögen. Manchen fand der Christus selbst am Wegesrand, rief ihn herbei oder ging bewusst auf ihn zu – auf den Einzelnen inmitten von vielen. Er löste ihn aus dem Zusammenhang, in dem er bis dahin gestanden hatte, heraus, und trat in eine direkte und persönliche Beziehung zu ihm ein. Damit begann ein Prozess, den die Evangelien an verschiedenen Stellen deutlich ausführen, und der der inneren Aufrichtung und körperlich-seelisch-geistigen Weiterentwicklung, ja der Individualisierung des einzelnen Menschen galt, einer folgenreichen Hilfestellung zur tieferen Ich-Geburt, die im Zentrum der Wirkensintention des Christus stand und mit jedem weitergehenden Krankheits- und Heilungsprozess offensichtlich gemeint und verbunden war.

Christus nahm sich des Kranken an, nahm ihn «für sich» – so heisst es bezüglich des Taubstummen bei Markus. Er führte ihn abseits von der Menge zum Vollzug des eigentlichen Heilvorganges, der – als ein gelingender – oft auch keine spätere Rückkehr und bruchlose Wiederaufnahme in die alten Weisen des Herkommens erlaubte, sondern ein Neues forderte. Die Aufrichtung, die die Kranken durch das heilende Schöpferwort erfuhren und die sich parallel oder in eins mit der Befreiung von ihren körperlichen Beschwerden vollzog[45], implizierte eine Werdensbewegung ihrer Individualität, die sich tief in ihr ganzes Sein, ihre Gegenwart und weitere Zukunft einschrieb. Selbst in den Diskussionen über die gelungenen Dämonenaustreibungen und die dabei wirksam gewordenen Kräfte machte Christus deutlich, dass die vorübergehende Befreiung von den schädlichen Wesenheiten nicht mit einer Heilung gleichgesetzt werden kann, sofern sich nicht zugleich eine Ichstärkung des Kranken ereignet:

> Wenn ein unreiner Geist einen Menschen verlässt, ohne dass dessen Ich sich erkraftet, so durchirrt er wasserlose Räume und sucht Ruhe, ohne sie zu finden. Dann spricht er: Ich will in die Behausung zurückkehren, die ich verlassen habe. Kommt er dann zu dieser Behausung, so findet er sie gesäubert und geschmückt. Dann geht er, um sieben Geister zu holen, die noch schlimmer sind als er, und hält mit ihnen Einzug, um mit ihnen zusammen in dem Menschen zu hausen. Und um den Menschen steht es am Ende schlimmer als zuvor. (Lk 11, 24–26)

Am eindrücklichsten beschreibt das Johannesevangelium in seiner Heilung des Blindgeborenen, dem es ein ganz eigenes Kapitel widmet, diesen Entwicklungsweg einer Individualität, der offensichtlich mit vielen, wenn nicht mit allen Christus-Heilungen verbunden war. Diese gesteigerte Ichwerdung im überwundenen Leiden vollzog sich – als aus der *Zukunft* in die Gegenwart hineinragende Aufgabe[46] –

45 Über die Heilung des Gelähmten schrieb Peter Matthiessen in Charakterisierung der spezifisch-christlichen Wirkensrichtung: «Was innerhalb der Hippokratischen Medizin die Vorstellung des Anstosses und die Förderung der Selbstheilung(-sfähigkeit) das leitende therapeutische Prinzip, so erscheint hier in der Heilungsgeschichte des Gelähmten [vom Teich Bethesda] das Prinzip der Selbstheilung auf einer neuen, höheren Stufe: Als eine durch die Geist- und Seelen-Kraft des Christus-Jesus befähigte geistig-seelische Selbstaufrichtung und Selbstgesundung des inneren Menschen, die von dort aus die Physis ergreift.» (a. a. O., S. 153).

46 «Das Schicksal des [blindgeborenen] Kranken – welches ohne Wiederverkörperungsgedanken schwer zu verstehen ist, denn wann soll denn wohl ein Blindgeborener gesündigt haben? – ist nicht aus einer Vergangenheit heraus verursacht; im Sinne der griechischen Philosophie ist hier vielmehr *telos,* die Zukunft, die eigentliche Ursache. Den Menschen trifft ein schweres Schicksal; dessen *Überwindung* aber benötigt die menschliche Bewegungskraft, um ihre Möglichkeiten zu verwirklichen und eine Erhöhung der Person in das Geistige zu erreichen. Wenn der Mensch geheilt wird, ist seine Individualität reicher, als wenn er gleich gesund geboren wäre.» (Gerhard Kienle: *Die ungeschriebene Philosophie Jesu*, a. a. O., S. 449).

in verschiedenen, schmerzhaften Stufen einer loslösenden Individualisierung von alten Strukturen und Bindungen und mündete schliesslich in eine höhere Selbsterkenntnis des «Kranken». Am Ende begegnete der blind Geborene und nun sehend Gewordene dem Christus erneut – wie zuvor auch der einst Gelähmte vom Teich Bethesda oder aber der Samariter unter den zehn Aussätzigen. Erst in dieser Wiederbegegnung mit Christus vollendete sich das Heilungsgeschehen, fand es sein geistiges Zentrum und Ziel: «Selig ist, wer, ohne sich zu verlieren, in mir sich selbst findet.» (Lk 7, 23)

Dabei ist zu berücksichtigen, dass die Evangelien zwar nicht von einem – eng bzw. strafend-moralistisch verstandenen – «Sünden»-Kontext der Pathologie, sehr wohl und sehr betont aber von den Schicksalshintergründen des menschlichen Erkrankens ausgehen und andeutend über sie sprechen. Der Krankheitsprozess des Einzelnen hat ihnen zufolge durchaus einen inneren und zutiefst sinnvollen Bezug; seine positive Bewältigung ist weiterführend und der individuellen Entwicklung förderlich, ja für dieselbe offenbar zwingend notwendig. Christus stand den einzelnen Kranken in der Bewältigung ihrer schicksalshaften, d.h. mit dem individuellen Herkommen in Verbindung stehenden Wege in einem entscheidenden, schicksals-wendenden Augenblick bei[47] – von den Pharisäern herausge-

47 Bereits die griechische Heilkunst kannte die hohe Bedeutung des «richtigen Zeitpunktes» für das Gelingen des Heilprozesses und verehrte «Kairos» als den Gott dieser temporalen Ordnung («Die frühgriechischen Weisen und Dichter bezeichnen mit Kairos die durch eine Gunst der Natur (oder Gottheit) ausgezeichnete Stelle in Raum und Zeit, deren Erkenntnis und Nutzung dem menschlichen Handeln Gelingen verspricht.» Joachim Ritter/Karlfried Gründer: *Historisches Wörterbuch der Philosophie;* zit. n. Alfred Längler, a. a. O., S. 132). In den Christus-Heilungen bekam dieses Zeitcharakteristikum ganz offensichtlich eine erweiterte und vertiefte Dimension im Sinne des spezifischen, d.h. individuellen Schicksals-Augenblickes, der dem Christus-Wesen wahrnehmbar war und eine aktive Zukunftsorientierung der hilfsbedürftigen Individualität erlaubte. Erneut in Bezug auf die Heilung des Gelähmten am Teich Bethesda hiess es diesbezüglich bei Matthiessen: «Handelt es sich bei dem Hinweis auf das zu bestimmten Zeiten emporwallende Wasser um die Kennzeichnung gnadenvoller Augenblicke, die sich innerhalb der natürlichen Schöpfungsordnung in rhythmischer Wiederholung – und damit naturgesetzlich beschreibbar und voraussagbar – ereignen, so ist der «Kairos» der in der Begegnung mit dem Gelähmten zu diesem gesprochenen Worte von einer anderen Qualität. Deren «Zeitigung» resultiert nicht aus der Zeitenordnung der äusseren Natur bzw. der gewordenen Welt. Die schöpft sich aus einem Gewahr-werden der Schicksalssituation des Kraken, genauer: Aus einem höheren diagnostischen Durchschauen der geistig-seelischen Situation des Kranken im Hinblick auf dessen von der Vergangenheit her zu Ende gekommenes und für die Zukunft zur Vollendung anstehendes Schicksal. Die therapeutische Kunst der Erfassung des richtigen Zeitpunkts erschient hier erhöht zur heilsamen Geistes-Gegenwart als einem Gegenwärtig-Sein des Geistes.» (a. a. O., S. 157).

fordert, machte er anlässlich der Heilung des Gelähmten von Kapernaum nahezu unfreiwillig geltend, dass die durch ihn vollzogene Heilung einer irdischen Krankheit in der geistigen Sphäre eine Überwindung der Schicksalslast beinhaltete («Ihr sollt aber sehen, dass der Menschensohn die Macht besitzt, hier auf Erden von der Sünde zu befreien, d.h. Krankheiten zu heilen.» Lk 5, 24) und offenbarte dadurch etwas von den eigentlichen Hintergründen seines heilig-heilenden Wirkens. Wenn jedem einzelnen Menschen das Schicksal gegeben ist, das seinen Taten entspricht (Mt 17, 27), die Schicksalsentscheidung über das Los und den Weg des Einzelnen vom göttlichen Vater aber dem Sohn übergeben wurde (Joh 5, 22), so wird umrisshaft deutlich, was sich in diesen Heilungsprozessen auf der spirituellen Ebene realiter vollzog. Im Gespräch mit den Pharisäern fielen nach der Heilung des Blindgeborenen dann auch die anthropologisch-fundamentalen Worte: «Wäret ihr blind, so wäret ihr frei von Sünde. Nun aber behauptet ihr, sehend zu sein, und so bleibet eure Sünde.» (Joh 9, 41)

Wobei freilich mitzubedenken ist, dass die Schicksalshilfe des Christus den Einzelnen in freier, selbsteigener Verantwortung beliess, in Gesundheit und Krankheit. Zwar trägt der göttliche Sohn das Leben der Welt in seinem Wesen (Joh 5, 27) und damit auch die objektiven Vergehen der Menschen gegenüber der göttlichen Weltordnung, doch bleibt individuell bestehen und im einzelnen freiheitlich auszutragen und auszugestalten, was aus den persönlichen Taten in Rückwendung auf das eigene Selbst in aller Zukunft folgt. Die dem Christus gegenübertretenden Kranken begannen in und nach der Begegnung einen neuen Weg, der in einem tiefen und gültigen Sinne ihr eigener war. Die ihnen durch Christus zugekommene Hilfe war einschneidend, unendlich kostbar und spirituell entscheidend – Christus selbst war nach diesen Heilvorgängen ausgesprochen bewegt und bat wiederholt um einen verschwiegenen, intimen Umgang mit ihnen. Die Verantwortung für das künftige Schicksal aber blieb im strengen Sinne eine individuelle, dem Menschen zukommende, ihm in seinem Innersten zugehörige[48].

So sehr einerseits das Heilungsgeschehen den Menschen als Individualität meint und ihn aus seinen alten Zusammenhängen auch in sozialer Hinsicht her-

48 Über den Abschluss der Heilung des Gelähmten bzw. seine Wiederbegegnung mit Christus im Tempel schrieb Matthiessen: «Erst nachdem der Kranke sein Lager verlassen und die Lasten und Aufgaben seines Lebens zu tragen und in Angriff zu nehmen begonnen hat, die in der Gesundheit gegebene Freiheit zur Lebensverwirklichung schon zu erfahren begonnen hat, weiss der Jesus-Christus ihn im Tempel zur rechten Zeit zu finden und ihn darauf hinzuweisen, dass er seine aus der Vergangenheit herrührende Krankheit zwar hat ablegen können, von nun an aber Selbstgestalter seines künftigen Schicksals ist.» (a. a. O., S. 156).

ausreisst, so eindrücklich beschreiben die Evangelien auf der anderer Seite die Bildung neuer, helfender Gemeinschaften um den kranken Einzelnen. Wiederkehrend waren es Freunde oder Familienangehörige, die den Erkrankten dem Christus zuführten – ja geradezu mitten vor ihn stellten (Lk 5, 19) –, oder aber in der Begegnung mit Christus um Hilfe für ihn baten, eindringlich um sie nachsuchten, in tiefer, demütigster Bescheidenheit («Herr, ich bin es nicht wert, dass du in mein Haus eintrittst. Sprich nur ein einziges Wort, so wird mein Knabe gesund.» Mt 8, 8). Der Christus nahm diese eintretende, betroffene Bereitschaft für den Kranken wahr, das Leid der Umgebung und ihr absolutes Vertrauen in seine helfende Macht. Dieses Vertrauen ermöglichte ihm ganz offenbar, heilend tätig zu werden, in Situationen, wo das Willens-Ich des Betroffenen handlungsunfähig war, in geradezu stellvertretender Aufnahmebereitschaft – einer Bereitschaft der Umgebung, die möglicherweise auch Werdebewegungen und seelisch-geistige Wandlungsprozesse ihrer selbst beinhaltete und gewissermassen einen Neuanfang innerhalb der alten und vertrauten Konstellationen setzte.

Waren Voraussetzungen dieser Art gegeben und lag eine entsprechende Schicksalskonstellation vor, so zog der Christus Angehörige oder Freunde unter Umständen gezielt in den eigentlichen Heilsprozess und damit in den heilig-intimen Kräftevorgang mit ein – so beispielsweise Jairus und seine Frau bei der Heilung ihrer vermeintlich verstorbenen Tochter, nachdem er zuvor alle Menschen aus dem Haus entfernt hatte, die dort in Furcht und Klage verharrt waren.

Schliesslich wohnten der Heilung des Jairus-Töchterleins neben den Eltern des Kinder aber auch noch die Jünger Petrus, Jakobus und Johannes bei, die Christus – wie auch bei der Verklärung auf dem Berg Tabor und später im Garten Gethsemane – eigens dafür auswählte und hinzuzog («Und er ging in das Haus, liess aber niemand mit hinein ausser Petrus und Johannes und Jakobus und den Vater und die Mutter des Kindes.» Lk 8, 51). Von Anfang an, so lassen die Schilderungen der Evangelisten erkennen, schulte der Christus seine Jünger im vertrauten Kreis und hatte sie im Vollzug den allermeisten Heilungsvorgängen bei sich, in seiner unmittelbarsten Nähe – alle oder einzelne von ihnen. Auch hier, unter den Jüngern, bildete sich eine neue Gemeinschaft für und um die Menschen, eine Gemeinschaft von Nachfolgendenden, die in ihrer erweiterten Form teilweise selbst aus von Christus Geheilten bestand («Die Zwölf waren bei ihm, dazu einige Frauen, die er von bösen Geistern und Krankheiten geheilt hatte: Maria aus Magdala, die er von sieben Dämonen befreit hatte, Johanna, das Weib des Chusa, eines Verwalters im Dienste des Herodes, Susanna und viele andere.» Lk 8, 2–3), eine Gemeinschaft spirituell-esoterischer Art. Die eigentlichen Jünger sollten den umfassenden Logosauftrag im Sinne einer freien Gabe fortführen – ihnen verlieh der Christus bei ihrer Aussendung die Vollmacht zur Heilung aller Krankheiten; sie begabte er mit geistigen Kräften, die neben der Wortverkündigung die Heilung von Krankheit und Besessenheit ermöglichen sollten, ja selbst die Auferweckung von Toten. Er sandte sie zu zweien aus – «denn wo zwei oder drei im Namen meines Ichwesens versammelt sind, da bin ich selbst in ihrer Mitte.» (Mt 18, 20).

Wie insbesondere Lukas, aber auch Markus berichtete, gelangen den Jüngern und den übrigen, von Christus Ausgesandten dann auch tatsächliche Heilungsprozesse, zu ihrer grossen Freude und Überraschung: «Und die siebzig kehrten zurück und sprachen voller Freude: Herr, sogar die Dämonen sind uns kraft deines Namens gehorsam.» (Lk 10, 17) Dort, wo die Schüler dagegen mit ihrer heilenden Intention versagten (wie bei dem besessenen Knaben am Berge Tabor oder noch im Angesicht der Soldaten im Garten Gethsemane), trat der Christus schliesslich stellvertretend für sie ein – er heilte den Knaben und den von Petrus verletzten Soldaten Malchus, wenn auch mit trauernder Betroffenheit über ihr spirituelles Zurückbleiben: «Wie schwach ist doch die innere Kraft in euch, und wie entstellt ist euer wahres Wesen! Wie lange muss ich wohl noch bei euch sein und euch tragen?» (Lk 9, 41). Auf entsprechende Nachfragen bezüglich des besessenen Knaben und der nicht gelungenen Therapie («Als sie nach Hause kamen, fragten ihn die Jünger im vertraulichen Gespräch: Warum fehlte und die Kraft, ihn [den Dämon] auszutreiben?» Mk 9, 28) wies er im engeren Kreis anschliessend darauf hin, dass die Jünger die innere, seelisch-geistige Arbeit verstärken müssten, um ihre heilenden Kräfte weiter ausbilden zu können. Dem Johannesevangelium zufolge versprach der Christus ihnen seine fortdauernde Hilfe für diese Vorbereitung und für das dadurch möglich werdende Werk der Heilung. Gegen Ende der drei gemeinsamen Jahre und in Annäherung an den Vorgang von Golgatha sagte er:

> Und wenn ich hingehe, um euch die Stätte zu bereiten, so komme ich neu zu euch und will euch aufnehmen und euer Sein mit meinem Sein vereinen, damit, wo mein Ich ist, auch euer Ich sein kann. [...]
> Ja, ich sage euch: Wer mein Ich in sich aufnimmt, der wird die Werke auch zu tun vermögen, die ich tue, und er wird grössere tun, denn ich gehe zum Vater. Was ihr erbitten werdet in meinem Namen: ich werde es vollbringen, damit in des Sohnes Wirken der Vater offenbar werden. Alles, was ihr erbittet in meinem Namen: ich will es vollbringen. [...]
> Wer meine Weltenziele kennt und in seinen Willen aufnimmt, der ist es, der mich in Wahrheit liebt. (Joh 14, 3/12–14/21)

Überblickt man in dieser Weise und mit Berücksichtigung weiterer Textzusammenhänge des Neuen Testaments verschiedene Aspekte der zur Zeitenwende aufscheinenden christlichen Medizin, so können einige ihrer Hauptcharakteristiken herausgearbeitet und begrifflich formuliert werden. Deutlich wird dabei u. a., dass der Heilungsauftrag des Christentums keine rein seelische Tröstung oder Erlösung implizierte, sondern eine eindeutig medizinisch-leibzentrierte Implikation vorwies – und das existentielle Kranksein des Einzelnen (und der Gesellschaft) betraf. Deutlich wird auch, dass letztlich das Schöpfungsprinzip – der Logos – in Christus Jesus als heilend verstanden wurde, in einer Stufenfolge des geistig-physischen Werdeprinzipes, ja des Inkarnationsvorganges selbst (von der Heilung durch das Wort, über die Gebärde, die Berührung und den Speichel bis zur verwandelten Erdensubstanz). Klar zeigen die Evangelienberichte des weiteren auf, dass die therapeutische Tat des Christus auf seelisch-geistigen Voraussetzungen der empathischen Herzens-Teilnahme und des aktivierten Heilungs-Willens beruhten, den Gesundungs-Willen im Erkrankten ansprachen und nachfolgend auf verschiedenen Wesensschichten in seinem geistig-physischen Organismus wirksam werden konnten. Dabei kam ganz offensichtlich erstmals eine wirkliche *Individualitäts*-Dimension zum Tragen – sowohl die therapeutische Bewegung von Seiten des Christus Jesus, als auch das Willenselement des Kranken mussten sich in der Freiheitssphäre des jeweiligen Ichs entfalten, d. h. aus dieser heraus spezifisch wirksam werden. Deutlich wurde weiter, dass die Krankheitswege der betroffenen Menschen als immanente Ereignisse ihrer persönlichen, individuellen Lebens- und Schicksalsgeschichte verstanden wurden, damit letztlich dem übergeordneten Bereich der Ich-Verantwortung angehörten. Der Krankheits- und Therapieprozess imponierte als ein essentieller Beitrag zur Werdensbewegung des Einzelnen, der sich gerade auch im Durchlaufen und Überwinden leidvoller Erfahrungen – auf leiblicher wie seelisch-geistiger Ebene – individualisiert und dadurch weiterentwickelt, was ganz offensichtlich ein – wenn nicht *der* – essentiell-anthropologische Gesichtspunkt für die karitativ-medizinisch-sozialen Aktivitäten der frühen Christen waren, die im inneren (spirituell-esoterischen) Anschluss an das wirkende Christus-Wesen therapeutisch tätig wurden («Wer mein Ich in sich aufnimmt, der wird die Werke auch zu tun vermögen, die ich tue, und er wird grössere tun, denn ich gehe zum Vater. Was ihr erbitten werdet in meinem Namen: ich werde es vollbringen, damit in des Sohnes Wirken der Vater offenbar werde. Alles, was ihr erbittet in meinem Namen: ich will es vollbringen.»).

Vergegenwärtigt man vor dem zuvor in aller Kürze skizzierten griechisch-hebräischen Hintergrund die solchermassen zur Zeitenwende aufgetretene christliche Heilkunst – bzw. die Heilprinzipien des Neuen Testaments –, so wird zumindest umrisshaft ansichtig, dass in ihr offensichtlich nicht nur eine wirkliche Initiatenmedizin in veränderter Weise zum Vorschein kam, sondern diese die vereinseitigten Pole der hellenistischen wie hebräisch-altbabylonischen Heilkunst in sich steigernd vereinigte, d.h. in eine neue, zentrale und mit der Sphäre der menschlichen Individualität verbundene Mitte überführte. Der heilende Christus Jesus als inkarnierter Weltenlogos trug – dem Zeugnis des Johannes zufolge – ein immanentes Schöpfungs- und damit individualisiertes Initiationsprinzip in sich, d.h. in seinem ureigenen Ich («Was das Bedeutsame [zur Zeitenwende] war, ist nicht, dass geheilt wurde, sondern dass jemand auftrat, der, ohne in einer Mysterienschule gewesen zu sein, so heilen konnte; dass einer auftrat, dem die Kraft, die früher von den höheren Welten herunterfloss, in das Herz, in die Seele selber gelegt war, und dass diese Kräfte persönliche, individuelle Kräfte geworden waren.»[49]) Christus war selbst das makrokosmische «Ich bin»-Prinzip – und heilte seinerseits aus der Kenntnis des Inkarnationsprozessen des einzelnen Kranken, seiner individuellen Herkunft, aktuellen Situation und möglichen Zukunft. Er heilte in einem schicksalsgegebenen Moment, mit geistigen Mitteln, aber unter Wertschätzung und Einbezug der Erdsubstanzen und -prozesse («Als er diese Worte gesprochen hatte, vermische er seinen Speichel mit Erde und machte aus dem Speichel einen erdigen Brei; dieser legte er dem Blinden auf die Augen [...].» Joh 9,) All die Heilvorgänge des Christus, die das natürliche Sein mit der ethischen Moralität (und damit in gewisser Weise Hellas und Judäa) auf höheren Ebene wieder vereinten, vollzogen sich dabei in unbedingt sozialer Ausrichtung, d.h. in der Vertrauens-Sphäre einer verbindlichen Ich-Du-Begegnung, auch im Sinne des zuvor zitierten Plato-Wortes:

> Es darf dir [...] niemand einreden, dass du mit dieser Medizin seinen Kopf heilen könntest, es sei denn, der zu Heilende hätte Dir zuvor seine Seele geoffenbart: und dies zu dem Zweck, dass sie durch das Mittel der Besprechungen der Heilbehandlung zugänglich werde.[50]

Die vertrauensvolle, tief innerliche Verbindung des Kranken mit dem Christus Jesus ermöglichte in radikaler Steigerung der platonischen Gesichtspunkte den geistigen Anschluss an das – logogenetisch verstandene – Werdeprinzip der Schöp-

49 Rudolf Steiner: *Das Markus-Evangelium*. GA 139. Dornach [6]1985, S. 65.

50 Über die heilende Christus-Wirksamkeit schrieb Clemens von Alexandrien: «Die Heilung der Leidenschaften bewirkt der Logos durch Zureden; er kräftigt die Seelen mit milden Gesetzen wie mit mildernden Arzneien und disponiert die Kranken zur vollen Erkenntnis der Wahrheit.» (Zit. n. Harnack, a.a.O., S. 137).

fung[51] («Die Gesundheit ist der Logos in der Seele und in der Erkenntnis des Wissens.»). Sie ermöglichte letztlich die individuelle Zukunftsbewegung des Erkrankten und Leidenden und damit seine erneute Einordnung in übergeordnete, schicksalsgestaltende und letztlich kosmisch gefügte Zusammenhänge seiner geistig-physischen Organisation, d.h. sie eröffnete den Bereich einer ganzheitlichen Heilung in der Sphäre seiner – der Ewigkeit angehörenden – Ich-Individualität.

5. *Die Anthroposophische Medizin in der Moderne*

Das Schicksal der Anthroposophie möchte dasjenige des Christentums zugleich sein.[52]

Die mit dem Christentum aufgetretene neue Anthropologie und Medizin wurde in den Jahrhunderten nach dem Mysterium von Golgatha trotz der therapeuti-

51 Im Hinblick auf die platonische Lehre einer Gesundungsmöglichkeit des Menschen aus den Kräften seiner Geistseele (s.o.) und ihre Steigerung durch das reale Auftreten und Wirksamwerden des Logos-Prinzipes in Jesus formulierte Gerhard Kienle: «Das Konzept der hippokratischen Medizin war es, durch hygienische Massnahmen die Selbstheilungskräfte zu unterstützen und Hindernisse aus dem Weg zu räumen. Im Sinne von Platon und Aristoteles besteht vor der Heilung eine Möglichkeit, *dýnāmis*, die in der Heilung verwirklicht wird, *enérgeia*. Es ist dabei die Kraft der Seele, die die Möglichkeit zur Verwirklichung bringt – eine der Formen der Bewegung nach Plato. Denn die Seele hält die Materie in dem Leib zusammen und der Organismus zerfällt, wenn die Materie ein Übergewicht über die Seele bekommt *(phtora)*. Es hängt also letztlich von der Entscheidung der Seele ab, ob sie sich an die Ideenwelt und das Göttliche hält oder an die *kakía*, an das Zerfallende der materiellen Welt. Indem die Seele sich an das *noûs*, an den göttlichen Geist, wendet, gewinnt sie die Kraft, ihren Zustand *(hexis)* zu bewegen. Sie verwirklicht dann die Möglichkeit zur Wiederherstellung der Gesamtgestalt, das heisst, sie schliesst sich an die Weltenordnung an. Hier wird das [Evangelien-]Wort: «Ändert euren Sinn!» verstehbar – weil sich die Seele in freier Entscheidung von der *kakía* zum *noûs* hinwenden soll! Die Seele des Kranken gewinnt diese Kraft zur Umwendung, wenn ihr Gegenüber im sokratischen Sinne Geburtshilfe leistet, also Kraft seiner eigenen Seelenstärke den Kranken zu wecken versucht. So ist der Heilende im Bilde Jesu der «Sauerteig». Es ist dabei ein besonderer Augenmerk darauf zu legen, dass Jesus den geheilten Kranken immer wieder versichert, ihr *eigener* Glaube hätte ihnen geholfen. Denn im Sinne der platonischen Bewegungslehre ist jede Bewegung der Seele Selbstbewegung. Die Fremdbewegung – *ananke* – ist der Gegenpol zum *noûs* und wirkt unordnungsstiftend, zerfallend.» (*Die ungeschriebene Philosophie Jesu*, a.a.O., S. 403f.).

52 Rudolf Steiner: *Menschenwesen, Menschenschicksal und Welt-Entwicklung*. GA 226. Dornach [5]1988, S. 134.

schen Handlungen und Gründungen der frühen Christen nicht zu einem bestimmenden Zivilisationsfaktor im Bereich der Heilkunde. Die naturalistisch-rationale Reduktion der hellenistischen Medizin war es vielmehr, die in ihrer Steigerung und Perfektionierung durch die diagnostisch-technischen Errungenschaften des arabischen Kulturraums den weiteren Duktus des pathologischen und therapeutischen Denkens bestimmte – eine Entwicklung, die schliesslich in der Mitte des 19. Jahrhunderts in Gestalt der positivistischen Forschung deutscher Physiologen in gewisser Hinsicht kulminieren und zum paradigmatisch-totalitären Anspruch – mit Gültigkeit für das gesamte Feld der Heilkunde – erhoben werden sollte. Nach Rudolf Virchow war und ist die «naturwissenschaftliche Methode» die «einzige Methode, die überhaupt existiert»[53]; sie analysiert in medizinischer Forschungshaltung physikalisch-chemische Gesetze und Funktionsabläufe im tierischen Organismus («überall, wohin wir blicken, Causalität, Notwendigkeit, Gesetzmässigkeit»[54]), deren Alleinexistenz machtvoll prätendiert («Brücke und ich, wir haben uns verschworen, die Wahrheit geltend zu machen, dass im Organismus keine anderen Kräfte wirksam sind, als die genauen physikalisch-chemischen.»[55]) und auf den menschlichen Organismus unverändert übertragen wurde («Die wissenschaftliche Physiologie hat die Aufgabe, die Leistungen des Thierleibes festzustellen und sie aus den elementaren Bedingungen desselben mit Nothwendigkeit herzuleiten.»[56]). Die konsequent naturwissenschaftlich-materialistische «Heilkunde» des 19. Jahrhunderts (bzw. das «Evangelium der naturwissenschaftlichen Methode»[57]) kannte – so Virchow – nur noch «Körper und Eigenschaften von Körpern», betrachtete alle darüber hinaus liegende medizinischen Ansprüche «als eine Verwirrung des menschlichen Geistes»[58] und war therapeutisch bestrebt, «den Gang des leiblichen Lebens nach dem Belieben der menschlichen Vernunft zu lenken»[59], d.h. pathophysiologische (oder auch physiologische) Funktionsabläufe mit gezielter Manipulation in Richtung gewünschter

53 Zit. n. Karl Ernst Rothschuh: *Konzepte der Medizin in Vergangenheit und Gegenwart.* Stuttgart 1978, S. 429.

54 Ebd., S. 425.

55 Ebd., S. 422.

56 Ebd., S. 423.

57 Heinrich Schipperges: *Repräsentative Eröffnungsreden auf den Naturforscherversammlungen im 19. Jahrhundert.* Zit. n. Heinz Herbert Schöffler: *Die Zeitgestalt des Herzens.* Stuttgart 1975, S. 9.

58 Zit. n. Heinrich Schipperges: Johannes Müller im Lichte der modernen Wissenschaftsgeschichte. In: Zeitschrift für Kardiologie 76 (1987), S. 8.

59 Zit. n. Rothschuh, a.a.O., S. 423.

Zustände zu verändern. Unter faktischer Aufhebung aller anthropologisch fundierten Gesundheits-, Krankheits- und Heilungsbegriffe entwickelte sich so in forcierter und zivilisationsbestimmender Weise eine Medizin als angewandte Biotechnik, die die methodische Elimination der geistig-seelischen Realität des Menschen implizierte – mit weitreichendsten Folgen auch auf der sozialen Ebene («Der Nationalsozialismus und die Medizin des Nationalsozialismus sind dem Projekt der Moderne immanent.»[60]) –, und trotz der ethischen Motivation von protagonistischen Wissenschaftlern wie Rudolf Virchow einen fundamental antichristlichen Geist aufwies.

Die notwendige Kritik am positivistischen Materialismus der naturwissenschaftlichen Medizin wurde zu Beginn des 20. Jahrhunderts einerseits von phänomenologisch orientierten Philosophen, Klinikern und überzeugten Christen um Ludwig von Krehl, Richard Siebeck und Victor von Weizsäcker geführt, die sich – im Selbstbewusstsein einer von ihnen intendierten «anthropologischen Wende» – um die Wiedereinführung des «Subjektes» in Physiologie und Pathologie bemühten («Der Körper ist nicht das, was er dem naturwissenschaftlichen Zeitalter schien, er ist etwas anderes, und wir müssen es zu erforschen suchen.»[61]), den spezifisch menschlichen Charakter in allen Leibestätigkeiten betonten und neuerlich die biographische Bedeutung von Krankheitsvorgängen und Überwindungsprozessen im Hinblick auf die «Bestimmung des Menschen» in den Vordergrund rückten; sie wurde jedoch am konsequentesten und weiterführendsten von Rudolf Steiner (1861–1925) vertreten bzw. in Gestalt der von ihm geschaffenen – oder ermöglichten – Anthroposophischen Medizin konzeptionell eingelöst. In einem am 21. Juli 1924 in Arnheim gehaltenen Vortrag sagte Steiner:

> Die Heilkunst hat mit dem Menschen zu tun. Der Mensch ist ein Wesen, das sich gliedert nach Leib, Seele und Geist. Eine wirkliche Medizin kann daher nur bestehen, wenn sie auch eindringt in eine Erkenntnis des Menschen nach Leib, Seele und Geist.[62]

Die Erkenntnis des Menschen nach Leib, Seele und Geist wurde von Rudolf Steiner nach der methodischen Ausbildung von entsprechenden Erkenntnis-*Fähigkeiten*

60 Alfons Labisch, in: Angelika Ebbinghaus/Klaus Dörner (Hrsg.): *Vernichten und Heilen. Der Nürnberger Ärzteprozess und seine Folgen.* Berlin 2001, S. 88.

61 Viktor von Weizsäcker: Zur Frage der «christlichen» Medizin (1947). In: *Gesammelte Schriften.* Band 7. Frankfurt 1987, S. 231.

62 Rudolf Steiner: *Geisteswissenschaftliche Menschenerkenntnis und Medizin.* GA 319. Dornach ^{2}1982, S. 180.

in seinem gesamten Lebenswerk spezifisch verfolgt[63] und – im Sinne einer wörtlich verstandenen, der einseitigen Natur-Wissenschaft komplementär gegenüberstehenden Geistes-Wissenschaft – auch faktisch realisiert. In jahrzehntelanger Forschungstätigkeit – und einer dieser Forschung nachgeordneten Lehre bzw. didaktischen Unterweisung – gelang Steiner die konkrete Aufzeigung einer originären Human-Physiologie, die auf der Basis der unternommenen «Erkenntnis des Menschen nach Leib, Seele und Geist» die Leiblichkeit in ihren organologischen Strukturen und funktionalen Prozessen detailliert als Wirkens- und Ausdrucksorgan der menschlichen Individualität herausarbeiten und bis ins Einzelne beschreiben konnte[64]. In der geistigen Weiterführung alter Mysterienintentionen, jedoch unter neuzeitlichen Bewusstseinsbedingungen zeigte Steiner den subtilen Inkarnationsweg der menschlichen Individualität auf – und zwar sowohl hinsichtlich ihrer kosmischen, d.h. vorkonzeptionellen und nachtodlichen Erfahrungen in der planetarisch-hierarchischen «Himmels»-Sphäre, als auch bezüglich der entwicklungsphysiologischen Werdeetappen in der embryonalen, fötalen und nachgeburtlichen Erdenbiographie. Die humanen Inkarnations- und Exkarnationsbewegungen im Raum und in der Zeit kamen dabei zur Darstellung, ihre Kräftevoraussetzungen und -entfaltungen, aber auch die Umbrüche und Gefährdungen, die auf der Ebene des geschaffenen und sich notwendig weiter umbildenden Inkarnationsgefüges die Erdenbiographie des menschlichen Ichs aktiv kennzeichnen. Steiner beschrieb, welche differenzierten seelisch-leiblichen Organisationsformen sich das Ich im Raum und in der Zeit bildet, um sich mit ihrer Hilfe irdisch betätigen und erfahren zu können, in Auseinandersetzungen mit Substanzen, Kräften und Vorgängen, deren sukzessive Überwindung und Individualisierung den biographischen Vorgang konfiguriert und bestimmt; er skizzierte das Gleichgewicht und die Polaritäten der dabei beteiligten Kräfte und Prozesse, im Bereich der Abbau- und Aufbauvorgänge, der Funktionen und Systeme – in Physiologie *und* Pathologie. Die in geisteswissenschaftlicher Forschung (und mit Durchdringung der vorliegenden naturwissenschaftlichen Erkenntnisse) gewonnene Menschenkunde Rudolf Steiners implizierte in diesem Sinne eine reale Anthropologie der Krank-

63 Vgl. hierzu u.a. die in Anm. 14 genannten, erkenntnismethodisch fundamentalen Publikationen Rudolf Steiners.

64 Vgl. hierzu im einzelnen: Peter Selg: *Vom Logos menschlicher Physis. Die Entfaltung einer anthroposophischen Humanphysiologie im Werk Rudolf Steiners*. Dornach [1]2000 sowie Peter Selg (Hrsg.): *Rudolf Steiner. Quellentexte für die Wissenschaften. Texte zur Medizin. Band 3: Physiologische Menschenkunde.* Dornach 2004.

heit und des kranken Menschen. Wie Steiner im einzelnen verdeutlichte[65], sind die Krankheits-, Zerstörungs- und Todesprozesse der gesamtphysiologischen Situation des Menschen immanent, d. h. bilden ein konstitutives Element des leiblichen Inkarnations- und irdischen Bewusstseinsprozesses. Rudolf Steiner lehrte dabei nicht nur die innere Bezogenheit der Bewusstseinsentfaltung auf die leiblichen Abbau-Vorgänge – resp. die Genese des Bewusstseins auf Kosten des Seins –, sondern zeigte in hochdifferenzierter Weise auf, welche subtilen Prozessdislokationen in zeitlicher, örtlicher und quantitativer Hinsicht den qualitativen Phänomenen des Krankhaften zugrunde liegen, d. h. inwiefern die Entstehungswege der pathologischen Phänomene sich aus den autonomen Kräften des organismischen Geschehens speisen und damit den menschlichen Lebensbedingungen in sehr spezifischer Hinsicht eigen sind. Er kennzeichnete die Krankheitsgestalten trotz ihres unzweifelhaft pathischen Charakters für das sie erleidende Individuum damit in gewisser Hinsicht als aktive Leistungen der geistig-physischen Organisation, als Versuchsformen der Bewältigung von Irritationen, die der Organismus des Menschen in selbsttätiger Weise ausgestaltet und die ihm damit in einem sehr wesentlichen Sinne zugehörig sind. Der Krankheitsvorgang und die Gestalt der Krankheit brechen nach Steiner keinesfalls als fremde und sinnlose Natur-Verwirrungen «von aussen» in den Zusammenhang des menschlichen Leibes ein, sondern werden aus dem Inneren als sinnvolle Antworten auf Situationen konfiguriert, die als solche das Individuum meinen und mit ihm in einem sinnvollen Bewältigungs-Zusammenhang stehen. Steiners Schilderungen der «ursächlichen» oder auslösenden Entstehungsmomente zahlreicher Krankheitswege – in allgemeiner wie kasuistischer Betrachtung – waren ausserordentlich komplex und reichten von verborgenen traumatischen Situationen in der frühen Kindheits- und Jugendentwicklung (auf organischer wie seelischer Ebene) bis hin zu spezifisch-konstitutionellen Schwächen einzelner menschlicher Wesensglieder. Deutlich aber wurde stets, dass mit der Krankheitsauseinandersetzung eine Aufrufung und Entfaltung von eigenen Kräften verbunden ist, letztlich eine Auseinandersetzung mit Hindernissen im Lebensvollzug, die an die Ich-Dimension der jeweiligen Inkarnation appelliert und an der Überwindungs- und Reifungsschritte zu vollziehen sind, die mit dem Gesamtschicksal (Karma) der betroffenen Individualität in sinnvoller Verbindung stehen – und in denen der Einzelne sein künftiges Schicksal in Freiheit mitgestalten kann. Rudolf Steiner tradierte keinen überkommenen «Sünden»-

65 Vgl. hierzu im einzelnen: Peter Selg: *Krankheit, Heilung und Schicksal des Menschen. Über Rudolf Steiners geisteswissenschaftliches Pathologie- und Therapieverständnis.* Dornach 2004 sowie Peter Selg (Hrsg.): *Rudolf Steiner. Quellentexte für die Wissenschaften. Texte zur Medizin. Band 4: Zur Pathologie und Therapie.* Dornach 2004.

und «Verschuldungs»-Begriff; wohl aber aktualisierte er aus geisteswissenschaftlicher Erkenntnishaltung die spirituelle Implikation der individuellen Auseinandersetzung mit konkreten Kräften und Mächten, die den Weg des Ichs säumen, und erläuterte im physiologischen Detail den faktischen Überwindungs- und damit Wandlungscharakter, der dem aktiven Vollzug von Krankheits- und Heilungsprozessen perspektivisch zukommt[66]. In einem Pfingstvortrag aus dem Jahre 1910 betonte Steiner in diesem Zusammenhang einmal explizit, dass das Individuum in der geistigen, präinkarnatorisch-kosmischen Welt in einer gewissen Entwicklungsphase konkrete Krankheitsdispositionen, aber auch leibliche Überwindungskräfte seiner künftigen physischen Organisation einimprägniert, durch deren Freisetzung und Durchlebung eine – zukunftsoffene und zukunftsöffnende – Loslösung von alten Schicksalslasten bzw. -bannungen ermöglicht und realisiert wird[67].

Die therapeutische Förderung des Menschen, so Rudolf Steiner, muss vor diesem Hintergrund intendieren, die Krankheitsvorgänge nicht primär zu manipulieren, aufzuheben oder zu verunmöglichen, sondern das Individuum in seinen betroffenen Wesens- und Organisationsstufen aktiv zu unterstützen bzw. zu ermächtigen, die Überwindungsprozesse ichhaft und damit unter grösstmöglicher Aktualisierung seiner Eigenfähigkeiten bewältigen zu können, ein Prozess, der letztlich zu einer Steigerung der inneren Kraft des – krankheitserfahrenen – Menschenwesens führt:

> Dasjenige, was die geistigen Glieder des Menschen zu einer grösseren Tätigkeit aufrufen kann, das bringt die Heilung hervor.[68]
> Das Ich und der astralische Leib bekommen eine grössere Kraft über den physischen Leib in der Heilung, als sie vor der Heilung gehabt haben.[69]

Auch Rudolf Steiners therapeutische Schilderungen waren ausserordentlich differenziert und detailliert; sie liessen dabei erkennen, dass die Weisen der aktiven medizinischen Unterstützung des Menschen dem gesamten Umraum des Irdischen – und damit dem ausgreifenden Beziehungsgeflecht des menschlichen Inkarnationsgefüges – erkennend zu entnehmen sind, in fortführender Steigerung der vorhippokratischen und hippokratischen Bemühungen und mit offensichtlicher

66 Vgl. hierzu im einzelnen: Peter Selg: *Krankheit und Christus-Erkenntnis. Anthroposophische Medizin als christliche Heilkunst.* Dornach ²2003, S. 59ff.

67 Vgl. Steiners Darstellungen vom 19.5.1910, in: *Die Offenbarungen des Karma.* GA 120.

68 Rudolf Steiner: *Der Christus-Impuls und die Entwickelung des Ich-Bewusstseins.* GA 116. Dornach ⁴1982, S. 49.

69 Rudolf Steiner: *Das Sonnenmysterium und das Mysterium von Tod und Auferstehung.* GA 211. Dornach ²1986, S. 85.

Bejahung und Durchdringung aller verfügbarer irdisch-kosmischer Qualitäten. Neben der weitgespannten, den verschiedenen Naturreichen entstammenden Therapie mit homöopathisierten, d. h. in ihren Ursprungskräften wiedereröffneten und weiterverwandelten Erdsubstanzen (mit zumindest teilweise kosmologisch-astronomisch abgestimmter Gabe), beschrieb Steiner in diesem Sinne u. a. methodische Möglichkeiten einer anregend-aktiven Förderung mit differentiellen Licht- und Farbqualitäten, mit spezifischen Bewegungsformen, Ton- bzw. Musikerlebnissen und vielfältigen weiteren Anwendungen (darunter selbst einer therapeutischen Applikation elektrischer und magnetischer Kräfte)[70], entwickelte jedoch – in veränderter Weiterführung alter Mysterienpraktiken und mit eindrucksvoll christologischer Akzentuierung – auch individuelle Heilmantren, die einzelnen Patienten mit speziellen Anweisungen zur Meditation übergeben wurden[71].

70 Vgl. zu den einzelnen Therapieangaben Rudolf Steiners insbesondere die Ausführungen seiner Ärztevorträge von 1920–1924 (GA 312–319), das zusammen mit der Ärztin Ita Wegman veröffentlichte Buch *Grundlegendes zu einer Erweiterung der Heilkunst nach geisteswissenschaftlichen Erkenntnissen* (GA 27) sowie die Kasuistiken der klinischen Behandlungen in Arlesheim und Stuttgart unter Steiners Beratung (vgl. Hilma Walter: *Grippe, Encephalitis, Poliomyelitis.* Arlesheim 1950; *Der Krebs und seine Behandlung.* Stuttgart 1953; *Abnormitäten der geistig-seelischen Entwicklung in ihren Krankheitserscheinungen und Behandlungsmöglichkeiten.* Arlesheim 1965; *Die sieben Hauptmetalle.* Dornach 1965; *Die Pflanzenwelt.* Arlesheim 1971 sowie Antonij Gerrit Degenaar (Hrsg.): *Krankheitsfälle und andere medizinische Fragen besprochen mit Dr. Rudolf Steiner.* [o.J.]) Eine detaillierte wissenschaftliche Aufarbeitung und Neuedition dieses gesamten kasuistischen Materials – und damit der differenzierten diagnostisch-therapeutischen Methodik und Praktik Steiners – steht trotz zahlreicher Sekundärpublikationen von Seiten anthroposophischer Ärzte noch aus, befindet sich jedoch durch das Ita Wegman Archiv für anthroposophisch-medizinische Grundlagenforschung [Arlesheim] in Vorbereitung.

71 Die entsprechenden Heilmantren Rudolf Steiners aus dem Archiv der Arlesheimer Ita Wegman Klinik wurden 1997 erstmals von Anton Gerretsen in einer halbinternen Edition unter dem Titel *Meditationen für Kranke. Meditative Anweisungen und Texte von Rudolf Steiner, zusammengestellt für Ärzte* publiziert. Eine exemplarische Heilmeditation Rudolf Steiners für ein Kind zitierte ich im christologischen Begründungszusammenhang des Kapitels «Et incarnatus est. Die Heilungen in den Evangelien und die Medizin Rudolf Steiners» meines Buches *Krankheit und Christus-Erkenntnis* (a. a. O., S. 36 f.) in Anlehnung an Nik Fiechter, der sie erhielt und veröffentlichte; darüber hinaus wurden im Anhang meines Buches *Mysterium cordis. Studien zu einer sakramentalen Physiologie des Herzorgans. Aristoteles, Thomas von Aquin, Rudolf Steiner* (Dornach 2003) zahlreiche therapeutische Herz-Mantren Rudolf Steiners erstmals in einem grösseren inhaltlichen Kontext zugänglich gemacht (a. a. O., S. 137 ff.) Eine vollständige Edition der therapeutischen Meditationen Rudolf Steiners durch das Rudolf Steiner Archiv (Dornach) und das Ita Wegman Archiv für anthroposophisch-medizinische Grundlagenforschung (Arlesheim) befindet sich in Vorbereitung.

Im Hinblick auf die ausübenden Ärzte und Therapeuten machte Steiner dabei mit Nachdruck geltend, für wie wesentlich er – neben einer unbedingten Schulung der individuellen Erkenntnis- und Urteilskräfte[72] – auch die Ausbildung von wirklichen Qualitäten der Herzensbildung und des Heil-Willens erachtete, und charakterisierte einen dezidiert christlich-lukanischen Entwicklungsweg zur individuellen Schulung entsprechender Fähigkeiten[73] – einen Entwicklungsweg, der den einzelnen Therapeuten dazu befähigen sollte, mit existentiellem Heil- und Schicksalswillen in die Behandlungssituation eintreten zu können, im Bewusstsein des absoluten Wertes eines jeden irdischen Lebens – und dessen

72 Vgl. zur christologischen Erkenntnis-Dimension der Anthroposophischen Medizin meine entsprechenden Darstellungen in *Krankheit und Christus-Erkenntnis* (a. a. O., S. 55 ff.). Es sollte bei den gegenwärtigen Diskussionen um eine «Evidence based Medicine», um statistisch evaluierte Therapiestudien und normierte, an Patientenkollektiven gewonnenen Therapie-«Standards» nicht übersehen werden, dass die tendenziell damit intendierte Ausschaltung der individuellen Erkenntnis- und Urteilskraft des behandelnden Arztes ein dezidiert antichristliches Prinzip darstellt; zur absoluten Erkenntnisdimension des Christentums vgl. im einzelnen die fundamentale Studie Gerhard Kienles: *Die ungeschriebene Philosophie Jesu. Entwurf zu einer Rekonstruktion*. In: Peter Selg (Hrsg.): *Gerhard Kienle. Leben und Werk. Band 2: Ausgewählte Aufsätze und Vorträge*. Dornach 2003, S. 357 ff.; zu Gerhard Kienles eigener Lebens- und Erkenntnisarbeit für die zivilisatorische Durchsetzung einer anthroposophisch-christlichen Medizin im 20. Jahrhundert vgl. Peter Selg: *Gerhard Kienle. Leben und Werk. Band 1: Eine Biographie*. Dornach 2003.

73 Vgl. hierzu insbesondere Rudolf Steiner: *Meditative Betrachtungen und Anleitungen zur Vertiefung der Heilkunst*. GA 316 sowie zahlreiche Hinweise und Ausführungen im weiteren Vortragswerk. Einen einführenden Überblick über die damit verbundene Thematik beinhaltet das Kapitel «Vom Leidesfühlen zum Karmawillen. Stufen einer therapeutischen Gesinnung» meiner Publikation *Krankheit und Christus-Erkenntnis* (a. a. O., S. 39 ff.); in dieser Monographie wurden u.a. auch die Bezüge von Steiners geisteswissenschaftlichem Verständnis des differenzierten «Heilwillens» (auch in seiner Verbindung mit dem Gesundungswillen des Patienten) mit den entsprechenden Qualitäten der Evangelien-Heilungen herausgearbeitet. – Im Zusammenhang der therapeutischen Willens-Thematik sollte im übrigen berücksichtigt werden, dass der menschliche Wille mit der Qualität des Moralischen durchsetzt und spiritualisiert werden kann – und als Wahrnehmungs- und Tätigkeitsorgan im Sinne des Therapiewillens dazu befähigt ist, ein individualisiertes Heilungs-Ideal als Ideal (Zukunftsbild) des zu behandelnden Mitmenschen in sich tragen zu können, ein Vorgang, der eine nachdrücklich christologische Dimension aufweist (vgl. Peter Selg: *Über den Therapiewillen. Geisteswissenschaftliche Gesichtspunkte zum Wesen und zur Bedeutung des Willens im therapeutischen Prozess* [in Vorbereitung]).

aktiver Förderung bis zuletzt[74] – sowie mit der inneren Bereitschaft, das eigenen Lebensschicksal mit dem des Kranken zu verbinden, in Form einer bewussten und freien, in sich ebenso entschiedenen wie verbindlichen Hinwendung und Verantwortungsübernahme. In einer schriftlichen Fragenbeantwortung auf eine studentische Frage hiess es von Steiner Seite in diesem Zusammenhang einmal:

> Auf die Frage, ob man bei Schwangerschaftsunterbrechung, die man zur Rettung der Mutter vornimmt, in das Karma [Schicksal] der Mutter und in das Karma des Kindes eingreift, ist zu sagen: dass beide Karmas zwar in kurzer Zeit in andere Bahnen gelenkt, aber bald wieder durch den Eigenverlauf in die entsprechende Richtung gebracht werden, so dass von dieser Seite von einem Eingreifen in das Karma kaum gesprochen werden kann. Dagegen findet ein starker Eingriff in das Karma des Operierenden statt. Und dieser hat sich zu fragen, ob er vollbewusst auf sich nehmen will, was ihn in karmische Verbindungen bringt, die ohne den Eingriff nicht da gewesen wären.[75]

Auch den von ihm skizzierten seelisch-geistigen Entwicklungsweg des Therapeuten erläuterte Steiner dabei wiederholt in seiner kosmischen Dimension; veranlagt sollte kein rein «innerpsychischer» Prozess, sondern vielmehr eine Wiederverbindung des Menschen mit den irdisch-kosmischen Zusammenhängen als Voraussetzung jeder weitergehenden therapeutischen Haltung und Handlung

74 «Es ist das Allerschlimmste, wenn man bei irgendeinem Kranken, auch wenn er noch so schwer krank ist und man ihn heilen will, an den Tod denkt. Man müsste sich geradezu als Arzt verbieten, an den Tod des Patienten als an irgendeine Möglichkeit zu denken. Es wirken ja die Imponderabilien so stark. Es ist eine ungeheure stärkende Kraft, wenn Sie unter allen Umständen bis zuletzt den Gedanken an den Tod – bis zuletzt! – fortschicken und nur denken, was tue ich, um an Lebenskraft zu retten, was zu retten ist.» (Rudolf Steiner: *Physiologisch-Therapeutisches auf Grundlage der Geisteswissenschaft.* GA 314. Dornach [3]1989, S. 283) Nach Rudolf Steiner ist es in diesem Sinne die zentrale ärztlich-therapeutische Aufgabe, im unbedingten Dienst des irdischen Lebens und seiner Prozesse zu stehen, diese zu unterstützen und beistehend anzuregen, d.h. den Inkarnations- und Lebenswillen des Patienten bis zuletzt zu ermutigen – was kein Plädoyer für eine maximale maschinelle Substitution der Organismusfunktionen unter intensivmedizinischen Konditionen, sondern ein christliches Votum für einen absolut gesetzten Therapie- und Individualitätswillens bedeutete. In den Worten von Steiners medizinischer Mitarbeiterin, der Ärztin und Klinikleiterin Ita Wegman: «Sie müssen immer denken, dass jeder Atemzug auf der Erde bedeutsam ist und alles dafür tun, was möglich ist. Bis zum letzten Atemzug kann das Schicksal sich noch wenden.» (zit. n. Peter Selg: *Die letzten drei Jahre. Ita Wegman in Ascona.* Dornach [1]2004, S. 28; vgl. im übrigen auch: Peter Selg: *Sterben, Tod und geistiges Leben. Die Kondolenzbriefe Ita Wegmans und das Todesverständnis der anthroposophischen Geisteswissenschaft.* Dornach 2005).

75 Rudolf Steiner: *Meditative Betrachtungen und Anleitungen zur Vertiefung der Heilkunst*, S. 228.

werden – mit kosmisch-spirituellen Zusammenhängen, denen die schicksalsordnende und -gestaltende Kraft (und damit eine moralische Willens-Qualität: «Der Heilwille kann nicht durch ein inneres Gebot erreicht werden, sondern kann nur erreicht werden durch ein hingebungsvolles Verhalten der Seele in der Welt.»[76]), zugleich aber auf naturhafter Basis auch das Wissen um heilende Substanzen und Ingredienzien innewohnt[77].

Nicht zuletzt in dieser – spirituell-kosmischen – Hinsicht sprach Rudolf Steiner in seiner letzten Wirkenszeit wiederholt und explizit davon, dass die Anthroposophie – und die von ihr ermöglichte Medizin – im Geist und in der Intention der «erneuerten Mysterien» arbeite[78], der neuen *christlichen* Mysterien, ihrer initiiert-esoterischen Forschungsgemeinschaft[79] und christologischen Wirkungsrichtung, die in alle Gebiete des irdischen Lebens ausstrahlt, diese therapeutisch durchdringt und damit in heilsamer Weise fördert («In aller Wissenschaft, in aller Erkenntnis muss etwas gesucht werden, das zuletzt abzweckt auf ein Heilen

76 Ebd., S. 197.

77 Vgl. zur kosmischen Beziehung (oder Dimension) des Heil-Wissens und des therapeutischen Heil-Willens insbesondere Rudolf Steiners Vorträge vor den «jungen Medizinern» (*Meditative Betrachtungen und Anleitungen zur Vertiefung der Heilkunst.* GA 316), in einzelnen, weiterführenden Aspekten auch den Kurs *Das Initiaten-Bewusstsein.* GA 243.

78 «Die Mysterien selbst sind ja zurückgegangen in der Zeit, in der die menschliche freie Entwickelung Platz greifen musste. Nun ist die Zeit gekommen, in der die Mysterien wieder gefunden werden müssen. Sie müssen wieder gefunden werde. Dessen muss man sich voll bewusst sein, dass heute Anstalten dazu gemacht werden müssen, die Mysterien wieder zu finden. Aus diesem Bewusstsein heraus ist die Weihnachtstagung gehalten worden, denn es ist eine dringende Notwendigkeit, dass auf der Erde eine Stätte ist, wo wiederum Mysterien begründet werden können. Die Anthroposophische Gesellschaft muss in ihrem weiteren Fortgange der Weg zu den erneuerten Mysterien werden.» (Rudolf Steiner: *Mysterienstätten des Mittelalters. Rosenkreuzertum und modernes Einweihungsprinzip.* GA 233a. Dornach [5]1991, S. 134f.) Vgl. hierzu: Sergej Prokofieff: *Rudolf Steiner und die Grundlegung der neuen Mysterien.* Stuttgart [1]1982; ders.: *Menschen mögen es hören. Das Mysterium der Weihnachtstagung.* Stuttgart 2002. Für die Heilkunst begann Rudolf Steiner eine systematische Unterweisung in Richtung einer neuen Mysterienmedizin mit seinen Vorträgen vor den «jungen Medizinern» im unmittelbaren Anschluss an die Weihnachtstagung. (*Meditative Betrachtungen und Anleitungen zur Vertiefung der Heilkunst.* GA 316)

79 Über diese, von ihm mit der Ärztin Ita Wegman realisierte esoterisch-medizinische Forschungsgemeinschaft im Sinne der neuen christlichen Mysterien (und damit in gesteigert-verwandelter Weiterführung alter Mysterienforschungen) sprach Rudolf Steiner ausführlich in seinen Torquayer Vorträgen vom 14.8. und 21.8.1924 (*Das Initiaten-Bewusstsein.* GA 243) Vgl. hierzu Emanuel Zeylmans van Emmichoven: *Wer war Ita Wegman. Eine Dokumentation.* Dornach [2]2000. Band 1, S. 220ff. und Band 2, S. 99ff.

des *ganzen Menschen.»*). Überblickt man in der zuvor skizzierten Weise die Wesenscharakteristiken der vorchristlichen Mysterienmedizin, die anschliessenden Entwicklungen und die Ereignisse der Zeitenwende, so ist unschwer zu sehen, wie sehr die von Rudolf Steiner praktizierte anthroposophische Geisteswissenschaft und die von ihr eröffnete «geisteswissenschaftlich erweiterte Medizin»[80] und Heilpädagogik in der Diktion der aufgezeigten Entwicklungslinie wirkte und wirkt, d.h. in welchem Ausmass sie die in der Bilderwelt der Evangeliendarstellungen angedeuteten spirituellen Vollzüge wissenschaftlich durchdrang und aus der Kraft eines durchchristeten Denkens[81] die Fundamente dessen neu zu begründen und weiterzuentwickeln vermochte, was in anderer Gestalt anthropologisch-kosmologischer Inhalt alter, vorchristlicher Mysterienarbeiten war. Die Anthroposophische Heilkunst kann in diesem Sinne als der wissenschaftliche Ausdruck bzw. als die geisteswissenschaftliche Ausformung der Evangelienmedizin unter den bewusstseinsgeschichtlichen Bedingungen der Moderne betrachtet werden – als eine dezidiert wissenschaftliche Erkenntnis-Medizin, die die polaren Vereinseitigungen der sinnesgeleiteten Naturerkenntnis hellenistisch-neuzeitlicher Prägung sowie einer ethischen Krankheitsmoral hebräischer Ausformung zugunsten einer christologischen und damit individualitätszentrierten Mitte überwand und eine neue und wegweisende – d.h. der Gegenwart und Zukunft angehörende – Epoche der Medizin- und Zivilisationsentwicklung anbrechen liess.

80 Vgl. Rudolf Steiner und Ita Wegman: *Grundlegendes zu einer Erweiterung der Heilkunst nach geisteswissenschaftlichen Erkenntnissen.* GA 27.
81 Vgl. hierzu u.a. Rudolf Steiner: *Die Philosophie des Thomas von Aquino.* GA 74.

Claudia Stockmann

Pastoralmedizin: Zusammenwirken von Ärzten und Priestern

I. Von der Mysterienmedizin zur Pastoralmedizin

Ursprünglich waren Arzt, Priester – und fast immer auch der Pädagoge – in einer Person vereinigt. An dafür eingerichteten Mysterienorten (Mysterienkliniken, -tempeln, -schulen) heilten die Priesterdoktoren mit einem alten instinktiven hellsichtigen Bewusstsein. Schon der Begriff «Mysterien» (griechisch mysterion = Geheimnis) verrät, dass es sich dabei um geheime von der Öffentlichkeit weitgehend abgeschlossene Orte handelte. Ihre Führer erfassten den Menschen in seiner Ganzheit als leiblich-seelisch-geistiges Wesen. Damit haben sie auch die dem gewöhnlichen Bewusstsein geheimnisvoll erscheinende verborgene «Nachtseite» des Daseins anerkannt. Das heisst, sie haben die vorgeburtliche und nachtodliche Existenz des Menschen und sein übersinnliches Wesen ernstgenommen und in den Heilvorgang miteinbezogen.

Ein eindrucksvolles Beispiel einer solchen umfassenden Heilstätte ist Epidauros in der griechischen Argolis auf der Halbinsel Peloponnes. Aus den noch erhaltenen Spuren der einstigen Anlage sowie aus schriftlichen Quellen lassen sich die damaligen Heilpraktiken anschaulich herauslesen. Da gab es u.a. Operationen, Wasserberührungen (Trinkkuren, Wassertreten, Bäder), und im eigens dafür erstellten Schlafraum (Incubatorium) den künstlich herbeigeführten Heilschlaf, in dem der Kranke sein Heilmittel träumen sollte. Zu den therapeutischen Massnahmen gehörten auch Fastenkuren und die Darbringung von Opfern und schliesslich in dem akustisch hervorragend gestalteten Theater das Anschauen der Mysteriendramen. Im Bühnengeschehen konnte der Rekonvaleszent sein eigenes Schicksalsdrama mit seinen persönlichen Prüfungswegen urbildlich-allgemeingültig und in der objektivierenden Distanz des Zuschauers erleben. Das wirkte bis in tiefe Schichten seiner Gesamtkonstitution klärend und Heilkräfte anregend.

Aus den Mysterien individualisierten sich allmählich die einzelnen Berufe als je spezifische Gattungen: der Arzt, der Priester, der Lehrer, aber auch der Künstler, der Techniker, der Architekt.

Das alte Mysterienwesen war spätestens im nachchristlichen Jahrhundert erloschen, letzte Ärztepriester, die noch aus Nachklängen des alten Mysterienwesens arbeiteten, gab es allerdings bis ins 12./13. Jahrhundert. Es waren zumeist Mönche in christlichen Klöstern.

Mit der Gründung der ersten abendländischen Universitäten entwickelte sich ab dem 9. Jahrhundert unter arabischem Einfluss die nach modernen naturwissenschaftlichen Kriterien ausgerichtete medizinische Fakultät, die sich im Lauf der folgenden Jahrhunderte immer stärker dem Geist entfremdete und in den Materialismus verirrte.

Gleichzeitig trennte sich die Theologie zunehmend vom konkreten Leben und verlor sich in die Abstraktion.

Die in den Mysterien geschenkten Götteroffenbarungen verstummten. Im Menschen erwachte der freie Gedanke. Doch das Denken war noch so unsicher, dass es in Dogmen seine Stützen suchte und damit seine Selbständigkeit aufgab. Freie Gedanken wurden als gefährlich erlebt. Der freie Denker riskierte als Ketzer verfolgt zu werden.

Berührungen zwischen Arzt und Priester gab es nur in seltenen Augenblikken. Sie waren meist praktischer Art, z.B. zur Fastenfrage oder zu hygienischen Problemen. Zu diesen Themenkreisen boten die theologischen Fakultäten sogar als «Pastoralmedizin» bezeichnete Kurse an.

Das Zusammenwirken von Ärzten und Priestern, als Erneuerung des alten Mysterienwesens zu einer zeitgemässen Pastoralmedizin, die unserem modernen Bewusstsein gerecht wird, konnte erst wirksam werden, als es auf anthroposophischer Grundlage forschende und praktisch tätige Ärzte gab und ihnen gegenüber die Priesterschaft der Bewegung für religiöse Erneuerung mit dem Namen «Die Christengemeinschaft», die den aus anthroposophischer Quelle erneuerten christlichen Kultus mit den sieben Sakramenten pflegt. Das heisst, es brauchte ein spirituelles Arzttum und eine spirituelle Kirchenströmung mit Forschungs-, Lehr- und Glaubensfreiheit.

Für die Einrichtung einer neuen Pastoralmedizin ist die Gründung der Freien Hochschule für Geisteswissenschaft am Goetheanum durch Rudolf Steiner ausschlaggebend.

Ein Studierender und damit ein Mitglied dieser Universität für freie, sich auch auf den übersinnlichen «Nachtbereich» des Lebens beziehende Forschung kann jeder werden, der sich verantwortlich mit der Anthroposophie[1] identifizie-

1 «Anthroposophie ist ein Erkenntnisweg, der das Geistige im Menschenwesen zum Geistigen im Weltenall führen möchte.» [2]

ren kann und bereit ist, sie in seinem Leben verbindlich zu repräsentieren. – Er schreibt sich, wie bei Universitäten üblich, ein, besucht die Vorlesungen (Klassenstunden genannt) und macht die Hausaufgaben (innere meditative Übungen).

Die Hochschule für Geisteswissenschaft am Goetheanum umfasst verschiedene Fakultäten (Sektionen), u. a. die medizinische. Eine theologische Sektion gibt es nicht. Eine solche, so stellt Rudolf Steiner fest, muss «ganz souverän von der Christengemeinschaft ausgehen». Sie lebte damals vor allem in Stuttgart und wirkt heute überall, wo innerhalb der Christengemeinschaft Forschungsarbeit betrieben wird: an den Priesterausbildungsstätten, in wissenschaftlichen Initiativen wie der regelmässig an wechselnden Orten gehaltenen «Akademie», in Arbeitstreffen der Priesterschaft usf. Es wäre aber durchaus denkbar, dass in der Zukunft eine theologische Sektion auch am Goetheanum eingerichtet wird.

Auf Anfrage aus dem Priesterkreis erteilte Rudolf Steiner vom 8.–18. September 1924 in 11 Vorträgen den Pastoralmedizinischen Kurs [1]. Veranstalter war die medizinische Sektion unter der Leitung von Dr. med. Ita Wegman.

Die Vorträge sind heute gedruckt in einem Band zusammengefasst. Es handelt sich dabei keineswegs um ein *Lehr*buch. Vielmehr ist es ein *Forschungs-* und *Tätigkeits*buch, das sich dem erschliesst, der mit dem Inhalt meditativ und beruflich tätig als Arzt oder Priester *lebt*.

Zum Kurs waren damals nur Hochschulmitglieder, die gleichzeitig Arzt oder Priester waren, zugelassen. Wenige Gäste bildeten die Ausnahme.

II. Wesen und Inhalt der Pastoralmedizin

Die polaren Gesten von *trennen* und *zusammenführen* (*lösen* und *binden*) gehören zu den förderlichsten Kräften menschlicher Entwicklung. Sie prägen den Charakter der Zusammenarbeit zwischen Arzt und Priester entscheidend und verschaffen den beiden Berufen im Zusammenwirken die erfrischende Spannkraft für die objektive Steigerung in der beruflichen Aufgabe.

1. Im Willen sind die beiden Berufe klar getrennt. Arzt und Priester haben ihre je spezifische Aufgabe. Der Arzt bleibt Arzt, der Priester bleibt Priester. Der Arzt handelt nicht kultisch und wirkt nicht als Seelsorger. Der Priester stellt keine medizinischen Diagnosen und verschreibt keine Therapien und Medikamente. – Jeder verzichtet streng auf Grenzüberschreitungen, selbst wenn er

auf dem beruflichen Feld des Kollegen gewisse Fähigkeiten hat – z.B. der Priester, der früher Arzt war.

Durch dieses Prinzip der schöpferischen Resignation vermeiden Arzt und Priester jeglichen Dilettantismus. Sie arbeiten professionell.

Trennung bedeutet *auf sich gestellt werden* – und erleichtert es, sich selber zu finden. Arzt und Priester haben völlig polare Arbeitsrichtungen. Der Arztweg geht aus vom *Leben* und führt zum *Bewusstsein*. Was ihm begegnet, ist ein gestörter Lebensprozess, die Krankheit. Durch Diagnose und Therapie (Medikamente, Diät, künstlerische Therapieformen usf.) verändert sich das Bewusstsein des Kranken, sein Schlafzustand und sein Wachzustand, äusserlich oft fast unbemerkt. Der Patient beginnt, wenn es gut geht, neue Fragen zu stellen. Er gewinnt ein gesundes Selbstbewusstsein. – Nicht immer gelingt die leibliche Heilung, vielleicht endet die Krankheit sogar mit dem Tod. Aber wo eine neue Wachheit, eine innere Kraft zur eigenen Verwandlung aufkeimt, wird der Patient gesund. Er lernt. Er entdeckt den Sinn der Krankheit und damit sein Schicksal. Er hat das Bedürfnis, neue Fähigkeiten zu entwickeln.

An dieser Stelle findet der Priester seine Aufgabe. Sein Weg führt vom *Bewusstsein* zum *Leben*. Er begleitet die erwachende geistige Kraft des Patienten. Er hilft ihm, seine Fragen ins konkrete Leben zu führen – zu neuer Verantwortlichkeit sich selber, andern Menschen und überhaupt der Welt gegenüber. Die wesentlichen priesterlichen Heilmittel sind der Kultus, das Gebet und das seelsorgerliche Gespräch.

Der Arzt geht aus vom Physisch-Stofflichen und leitet zum Spirituellen. Der Priesterweg hat seinen Ausgangspunkt im Geistigen und führt in die realen praktischen Erdentatsachen, das heisst zu einer verantwortlichen Lebensführung. Bewusstsein erlangen wir immer auf Kosten des Lebens. Jede Wahrnehmung und jeden Gedanken bezahlen wir mit dem Absterben von Zellen. Der Weg des Arztes vom Leben zum Bewusstsein ist ein Weg ins Sterben. Der Arzt sorgt dafür, dass der Patient richtig sterben kann – nicht zu früh, nicht zu spät.

Der Priester führt vom Tod, dem grossen Bewusstseinswecker, auch von den inneren Sterbevorgängen der Biographie, über den Tod hinaus zu geistigem Leben, letztlich zur Auferstehung.

2. In der Erkenntnis sind Arzt und Priester vereint. Die Pastoralmedizin besteht heute hauptsächlich in der gemeinsamen Forschung. Die Erkenntnisaufgabe liegt zunächst im gegenseitigen Verständnis. Im Verstehen des anderen Berufes entsteht ein tieferes Verstehen der eigenen Aufgabe. Im weiteren berührt

die Erkenntnisaufgabe unbegrenzt viele gemeinsame Arbeitsthemen, zu denen Arzt und Priester je verschiedene Gesichtspunkte beitragen können. Solche Themen sind z. B. der Schlaf, die Depression, das Phänomen der Homosexualität, der Schulungsweg von Arzt und Priester, usf. Wo es dem Arzt und dem Priester gegenseitig gelingt, die Gesichtspunkte des andern wie seine eigenen denkend nachzuvollziehen und zu verstehen, gelangen sie auf den Weg, den Rudolf Steiner als den «Gedankenweg» zum Christus beschreibt:

> Und so spricht er (Christus, Anm. C. S.) heute zu denjenigen, die ihn hören wollen: Was einer der geringsten eurer Brüder denkt, das habt ihr so anzusehen, dass ich in ihm denke, und dass ich mit euch fühle, indem ihr des anderen Gedanken an euren Gedanken abmesset, soziales Interesse habt für dasjenige, was in der anderen Seele vorgeht. Was ihr findet als Meinung, als Lebensanschauung in einem der geringsten eurer Brüder, darin suchet ihr mich selber. – So spricht in unser Gedankenleben hinein der Christus, der sich gerade auf eine neue Weise – wir nähern uns der Zeit – den Menschen des 20. Jahrhunderts offenbaren will [3].

Äusserlich ist die pastoralmedizinische Arbeit begrenzt. Nur ganz wenige Patienten suchen den Priester der Christengemeinschaft und umgekehrt. Die Menschen, die den Priester aufsuchen, sind nicht unbedingt krank und arztbedürftig, und wenn sie den Arzt brauchen, ist dieser vielleicht kein Mitglied der Freien Hochschule der Geisteswissenschaft. Die pastoralmedizinische Erkenntnistätigkeit zwischen Arzt und Priester stiftet aber einen geistigen Kraftzuwachs, der den Menschen, die solche Ärzte und Priester aufsuchen, therapeutisch zugute kommen kann.

Die eigenartige Gleichzeitigkeit der pastoralmedizinischen Trennung und Verbindung der beiden Berufe wird in einem Artikel von Michael Debus, selber Priester und Pastoralmediziner, prägnant zusammengefasst:

> Pastoral-Medizin ist nicht Vermischung ärztlichen und priesterlichen Handelns, sondern deutet auf eine Art der Verbindung, um deren Verständnis schon im Urchristentum gerungen wurde im Hinblick auf das Zusammenwirken der göttlichen Natur mit der menschlichen Natur in dem Christus Jesus. Man hat damals die Formel geprägt: ungetrennt und unvermischt [4].

In der inneren Arbeit, im übenden Umgang mit dem von Rudolf Steiner den Pastoralmedizinern anvertrauten Mantram verschmelzen Willens- und Erkenntnisakt. Da finden sich Arzt und Priester auch im Willen – im erkennenden Willen des Meditierens. Die in diesem spezifischen Meditationsstrom Übenden und beruflich tätigen Ärzte und Priester bilden fortwährend die esoterische pastoralmedizinische Gemeinschaft.

Pastoralmedizin kann zwar von aussen beschrieben werden, verwirklichen kann sie sich aber nur im Tun.

3. Pastoralmedizin im Evangelium
Die Blindenheilung (Johannes 9) [5]

Alte Mysterienmedizin zusammenfassend und zukünftige, in der Arzt und Priester wiederum in einer Person vereint sind, vorausnehmend schildert das Johannesevangelium den Heilprozess bei einem Blindgeborenen. Arzt und Priester zugleich ist Christus. Er ist das Alpha und das Omega: Vergangenheit und Zukunft, ärztliche und priesterliche Heilkunst vergegenwärtigend.

> Und als er vorüberging, sah er einen Menschen, blind von Geburt. Und seine Jünger fragten ihn und sagten: Rabbi, wer hat gesündigt, dieser oder seine Eltern, dass er blind geboren wurde? Jesus antwortete: Weder dieser hat gesündigt noch seine Eltern, sondern damit die Werke Gottes an ihm offenbart würden. Ich muss die Werke dessen wirken, der mich gesandt hat, solange es Tag ist; es kommt die Nacht, da niemand wirken kann. Solange ich in der Welt bin, bin ich das Licht der Welt. Als er dies gesagt hatte, spie er auf die Erde und bereitete einen Brei aus dem Speichel und strich ihm den Brei auf die Augen; und er sprach zu ihm: Geh hin, wasche dich in dem Teich Siloam (was übersetzt wird: Gesandt). Da ging er hin und wusch sich und kam sehend wieder.
>
> Die Nachbarn nun und die, die ihn früher als Bettler gesehen hatten, sprachen: Ist dieser nicht der, der dasass und bettelte? Einige sagten: Er ist es; andere sagten: Nein, sondern er ist ihm ähnlich; er sagte: Ich bin es. (9_{1-9})

Er geht den ärztlichen Weg vom Leben zum Bewusstsein. Das Sehorgan des Blinden ist krank. Das Leben im Auge ist gehemmt. In einem pharmazeutischen Prozess bereitet Christus selber aus Erde und Speichel das Medikament, eine Augensalbe. Der Patient muss mitwirken. Er geht selbständig den Weg zum Teich und vollzieht die angeordnete Waschung. Das Bewusstsein erwacht nun beim Patienten schrittweise. Zunächst leiblich: er sieht. Dann geistig: Er erkennt sich selbst: Ich bin. Er findet zu sich.

Im weiteren Verlauf der Heilungsgeschichte vernehmen wir, wie das äussere und das innere Sehen im Geheilten eine soziale Krise auslöst. Der Umkreis reagiert auf seine Veränderungen, versteht ihn nicht, anerkennt auch nicht die ärztliche Approbation des Christus. «Wie kann ein sündiger Mensch solche Zeichen tun?» (9_{16}).»Wir wissen, dass dieser Mensch ein Sünder ist.» (9_{24})

Der Geheilte wird aus der Gemeinschaft ausgestossen. «Und sie warfen ihn hinaus.» (9_{34})

Bei der zweiten Begegnung mit dem Blinden knüpft Christus am erwachten und durch die kritischen Fragen der Umwelt gesteigerten Bewusstsein des Geheilten an: «Glaubst du?» (9_{36})

Die Antwort ist eine aus dem neuen Bewusstsein erwachsene, die in das Leben führt: «Ich glaube, Herr; und er warf sich vor ihm nieder.» (Joh. 9_{38}) Jetzt, wo er in dem Christus das Menschheitsideal, sein eigenes höheres Ich auf der Erde erkennt, kann er sich endlich gesund inkarnieren. Sein weiteres Leben wird, so dürfen wir annehmen, eine vollständige Wendung erfahren – aus der alt-jüdischen zur Ich-Religion und damit zu einer richtig verstandenen Christus-Beziehung, d.h. auch zu einer richtig verstandenen und gelebten Beziehung zu sich selber.

Literatur

[1] Steiner R.: *Das Zusammenwirken von Ärzten und Seelsorgern.* Pastoralmedizinischer Kurs. GA 26. Dornach 1984.

[2] Steiner R.: *Anthroposophische Leitsätze.* Leitsatz Nr. 1. GA 26. Dornach 1982.

[3] Steiner R.: *Der innere Aspekt des sozialen Rätsels.* 3. Vortrag, 11. Februar 1919. GA 193. Dornach 1989.

[4] Debus M.: *Der pastoral-medizinische Impuls für das Zusammenwirken von Ärzten und Priestern.* In: Der Merkurstab 2001; 54 (1): Heft 1, 2001, 54. Jg.

[5] Das Neue Testament. Überarbeitete Fassung der Elberfelder Übersetzung. Wuppertal 1999.

Wolfgang Rissmann

Der spirituelle Schulungsweg des Arztes

Unser heutiges Thema beschäftigt sich mit der Frage: gibt es einen spirituellen Schulungsweg für den modernen Arzt? Diese Frage taucht seit der Mitte des 20. Jahrhunderts mehr und mehr auf und drängt nach einer befriedigenden Antwort.

Die Darstellung einer spirituellen Schulung kann nicht nur in allgemeiner Form erfolgen, sie steht immer im Zusammenhang mit der persönlich-biografischen Situation. Um deutlich zu machen, auf welchem Hintergrund diese Darstellung erfolgt, möchte ich kurz einige persönliche Bemerkungen voranstellen.

Aufgewachsen bin ich am Rande von Nürnberg, einer Großstadt in Süddeutschland. Nach vier Jahren Waldorfschule habe ich ein Humanistisches Gymnasium besucht. Auf diese Weise bin ich der abendländischen und mitteleuropäischen Kultur begegnet, wobei ich auch die Anthroposophie kennen gelernt habe. Das Medizinstudium erfolgte in Freiburg und Wien, im Anschluss die Ausbildung zum Facharzt für Psychiatrie. In meiner Tätigkeit als Psychiater stehe ich damit ganz auf dem Boden der so genannten Schulmedizin, die sich der naturwissenschaftlichen Erkenntnismethode bedient. Gleichzeitig fühle ich mich dem abendländisch-christlichen Kulturerbe verbunden, so wie es sich in Mitteleuropa bis zum Deutschen Idealismus entwickelt hat. Mit diesem biografischen Hintergrund wende ich mich nun der Frage zu nach einem spirituellen Schulungsweg für den modernen Arzt.

In der heutigen Schulmedizin ist von Spiritualität nicht die Rede. Der wissenschaftliche Blick und die praktisch-therapeutische Tätigkeit richten sich ausschließlich auf die äußere Natur, das heißt auf den menschlichen Körper in seiner physikalisch-chemischen Gesetzmäßigkeit. Daher ist es verständlich, dass seit der Mitte des 20. Jahrhunderts immer mehr Ärzte, aber auch in der Pflege und Therapie tätige Menschen das Bedürfnis nach spiritueller Erfahrung äußern. Peter Heusser hat in seinem Vortrag «Steht der wissenschaftlichen Medizin eine neue spirituelle Epoche bevor?» auf diese Tendenzen bereits hingewiesen[1]. Spirituelle Erfahrung wird heute in vielfältiger Weise gesucht, in der naturwissen-

1 Vgl. Beitrag von P. Heusser in diesem Band.

schaftlich ausgerichteten Medizin ist sie jedoch nicht zu finden. Was liegt also näher, als sie in den Ausläufern alter spiritueller Kulturen zu suchen, wie zum Beispiel im Buddhismus, der Ayurveda-Kultur Indiens, im Schamanismus von Tibet und Sibirien, in der altchinesischen Medizin oder auch in den medizinischen Systemen von Afrika bzw. von Nord- und Südamerika. So kennen wir beispielsweise Berichte aus dem Schamanentum Sibiriens, wo besonders geschulte Heiler in ungewöhnlicher Weise schwer kranke Menschen allein durch Rituale zu heilen vermögen. In ihrem Buch «Samarkand eine Reise in die Tiefen der Seele» schildert die russische Ärztin Olga Kharitidi solche Vorgänge. [1] Ähnliche Schilderungen kennen wir auch von den Medizinmännern Afrikas oder von Heilkundigen der indianischen Medizin.

Wenn man sich solche Berichte zu Gemüte führt, erwecken sie bei dem Einen staunende Bewunderung und Faszination, ein Anderer wendet sich kopfschüttelnd ab und sieht darin nur primitive, magische Praktiken ohne nachweisbaren Effekt. In jedem Fall stellen aber solche Berichte eine große Herausforderung an den modern denkenden Menschen dar. So kann man sich die Frage stellen: Aus welchem Bewusstseinszustand heraus erkennt und handelt ein solcher Heiler? Sein Verhältnis zur Wirklichkeit muss sich ja fundamental von unserem Bewusstsein unterscheiden, das gewöhnlich auf einer wachen Sinneserfahrung und dem logisch-rationalen Denken gründet. Es muss ein Bewusstseinszustand sein, der außersinnliche Kräfte und Wesen wahrnimmt und diese Kräfte allem Anschein nach therapeutisch zu handhaben versteht. Da diese Vorgänge außerhalb der üblichen Sinneswahrnehmung liegen, können wir sie auch als außersinnlich oder übersinnlich bezeichnen. Von einem ekstatischen Bewusstsein sprechen wir, wenn der betreffende Heiler für gewisse Zeiten regelrecht aus sich heraus tritt und in einer anderen Welt lebt und handelt. Gleichzeitig ist er in dieser Zeit unempfänglich für die gewöhnlichen Sinneseindrücke.

In all diesen Fällen stellt sich jedoch zugleich eine andere Frage: Wie ist es mit der Freiheit des Heilenden bestellt? Ist er frei in Bezug auf die von ihm gehandhabten Kräfte oder üben sie auch auf ihn eine suggestive Macht aus? Wie frei fühlt sich auch der Kranke bei einem solchen Heilungsvorgang? Was für Folgen hat eine derartige Heilung für die Biografie und das Schicksal des Kranken? Wie weit ist auch zukünftig seine Entscheidungsfähigkeit und Urteilskraft erhalten, oder gerät er dadurch in einen für ihn nicht überschaubaren Sog bestimmter Kräfte? Aber auch die andere Frage liegt nahe: Sind solche Heilmethoden grundsätzlich erlernbar und kann sie jeder praktizieren?

Auch in Europa waren spirituelle Heilmethoden bis vor etwa 2000 Jahren bekannt. Wir brauchen nur an die Priester der keltischen Druiden zu denken, die als Stammesfürsten und Lehrer gleichzeitig auch Heiler waren. Noch bei den griechischen Heilmysterien in Epidauros wurde im Zusammenhang mit dem Heilgott Asklepios der Kranke vom Priester in einen heilsamen Tempelschlaf versetzt. In der nachchristlichen Zeit sind alle diese Heilmethoden verschwunden. Die Medizin entwickelte sich in der Folge der arabistischen und hippokratischen Tradition weiter und stützte sich dabei immer mehr auf die äußere Sinneserfahrung und das rational-wissenschaftliche Denken.

Nach diesen einleitenden Vorbemerkungen möchte ich nun einen Weg schildern, wie man als heutiger Arzt spirituelle Erfahrung in seine Arbeit aufnehmen kann, ohne den Boden der naturwissenschaftlichen Medizin zu verlieren. Ausgehen möchte ich dabei von verschiedenen Entwicklungsansätzen der Medizin im 20. Jahrhundert, bei denen zumindest in der Fragestellung die Suche nach Spiritualität anklingt. Im Besonderen stütze ich mich hier auf die Anregungen der anthroposophischen Geisteswissenschaft, die durch Rudolf Steiner und seine Mitarbeiter in dieser Zeit entwickelt wurde. Bei ihnen finden sich nicht nur allgemeine Hinweise für einen geistigen Schulungsweg, sondern auch ganz spezielle Anregungen für eine spirituelle Erweiterung der Medizin. Dabei knüpft die anthroposophische Geisteswissenschaft kaum an orientalisch-asiatische Traditionen an, sondern nimmt ihren Ausgangspunkt bei der modernen Naturwissenschaft und der mitteleuropäischen Philosophie von Fichte, Schelling, Hegel, Goethe, Schiller, Humboldt, Novalis und Anderen.

So nimmt auch für mich der spirituelle Entwicklungsweg des modernen Arztes seinen Ausgangspunkt von der naturwissenschaftlich geleiteten Erkenntnis. Diese Erkenntnismethode ist in ihrer jetzigen Form gerade einmal 150 Jahre alt. Ein Pionier dieser Methode für die Medizin war z. B. Carl von Rokitansky aus Wien. Als Anatom und Pathologe stützte er jedwede medizinische Erkenntnis auf den Leichenbefund. Unter seiner Leitung wurden etwa 80.000 Verstorbene seziert [2]. Oder denken wir an Rudolf Virchow in Berlin, der alle Krankheitsprozesse auf mikroskopisch untersuchte Zellveränderungen zurückführte und damit die Zellularpathologie begründete [3].

Sehen wir uns die naturwissenschaftliche Erkenntnismethode als Ausgangspunkt für eine spirituelle Medizin noch etwas genauer an. Sie lässt grundsätzlich nur gelten, was auch materiell beobachtbar ist. Nur die Fakten und Phänomene der äußeren Natur sind der wissenschaftlichen Erkenntnis zugänglich. Mit größter Sorgfalt werden sie beobachtet, beschrieben, gemessen, fotografiert und quantitativ festgehalten. Zunehmend bedient man sich auch technischer Hilfsmittel wie dem Mikroskop, Laboruntersuchungen, Röntgendiagnostik, Ultraschalldiagnostik, Magnetresonanz-Tomographie und anderen Methoden. Sachbezogen werden die Ergebnisse differenziert und analysiert. Für die naturwissenschaftliche Erkenntnis steht auf diese Weise die äußere Seite des menschlichen Körpers und der Natur im Mittelpunkt der Betrachtung. Die persönliche Meinung, Vorurteile, Wunschgedanken und Gefühle haben dabei nichts zu suchen.

In einem zweiten Schritt werden die beobachteten Phänomene differenziert, geordnet, analysiert und so miteinander in Beziehung gesetzt, dass Zusammenhänge erkennbar werden, die reproduzierbar sind und einer kritisch-logischen Prüfung standhalten können. Durch Systematisierung und kausale Verknüpfung werden die Phänomene verstehbar und damit auch nützlich für eine therapeutische Anwendung.

Wenn wir die Stärke dieser naturwissenschaftlichen Erkenntnis- und Arbeitsmethode zusammenfassen wollen, können wir sagen: Wir bereinigen und steigern die äußere Beobachtung, schulen uns in logisch-klarem Denken und schaffen durch systematische Begriffsbildung einen grundlegenden Bezug zur sinnlichen Wirklichkeit. Die äußeren Erfolge der modernen Medizin bestätigen die Berechtigung dieser Erkenntnismethode. Der in ihrem Sinne geschulte Arzt erlangt durch sie die Möglichkeit, Krankheiten nach rationalen Kriterien effektiv zu behandeln.

Gleichzeitig wird aber auch die Problematik einer rein naturwissenschaftlich orientierten Medizin sichtbar. Wie gesagt, es beschränkt sich das Beobachtungs- und Behandlungsfeld bei dieser Methode auf die zähl-, mess- und wägbaren Aspekte des Körpers. Die seelische und geistige Dimension des Menschen dagegen wird ausgeblendet. Ethische Fragen gar, wie z.B. das Thema Abtreibung oder Euthanasie, sind unter den materialistisch-utilitaristischen Gesichtspunkten einer körperorientierten Medizin prinzipiell nicht zu lösen.

Insofern war es nur konsequent, als 50 Jahre nach Etablierung der naturwissenschaftlichen Medizin eine Gegenbewegung einsetzt, die u.A. von Sigmund Freud, Carl Gustav Jung und Alfred Adler ihren Ausgang nimmt. So entstehen ab 1900 die Psychoanalyse und Tiefenpsychologie; später auch die Verhaltenspsychologie, humanistische Psychologie und andere Richtungen.

Doch worum geht es der psychologischen Medizin? Mit ihr wird nun auch die seelische Dimension des Menschen ins Blickfeld gerückt und als Realität ernst genommen. Auch wenn das noch einseitig und von Theorien durchsetzt geschieht, wird erstmals auch der seelische Bereich mit seinen Vorstellungen, Gefühlen und Triebregungen zum Gegenstand wissenschaftlicher Forschung. Mit der gleichen Sorgfalt, Genauigkeit und Objektivität, mit der die naturwissenschaftliche Medizin auf der körperlichen Ebene vorgeht, sollen jetzt auch die seelischen Phänomene erforscht und gehandhabt werden.

Dabei stoßen wir jedoch auf eine grundsätzliche Frage: Mit welchem Beobachtungsorgan lassen sich die psychischen Vorgänge erfassen? Die äußeren Sinnesorgane kommen hier allenfalls mittelbar in Betracht. Für die psychischen Vorgänge wird unsere eigene Seele zum Beobachtungsorgan! Im engeren Sinne sind es unser Gefühl und Empfindungsvermögen, die hier zum Einsatz kommen. Damit liegt bereits eine methodische Schwierigkeit auf der Hand: Das seelische Beobachtungsorgan steht uns weniger bewusst zur Verfügung als unsere Sinnesorgane. Es ist getrübt durch unsere persönlichen Eigenheiten, durch Sympathien und Antipathien, durch unbewusste Vorurteile, Abwehrmechanismen, Komplexe und vieles mehr. Insofern bedarf es einer besonderen Schulung, um dieses Wahrnehmungsorgan für die seelische Dimension des Menschen tauglich zu machen. Selbstbeobachtung, Selbsterfahrung, Supervision, Lehranalyse, Balintgruppen, etc. kommen dafür in Frage. Das heißt, ich muss als seelisch Beobachtender erst meine eigene Seele erforschen und kennen lernen. Ich muss lernen, ihre Einseitigkeiten zu durchschauen, um auch seelisch möglichst objektiv wahrnehmen zu können.

So wird nach dem Erwerb der naturwissenschaftlichen Methoden die Schulung seelischer Beobachtung zu einer zweiten Grundsäule für das ärztliche Handeln. Das gilt nicht nur für den Psychiater, der es im Besonderen mit seelischen Erkrankungen zu tun hat, sondern für jeden Arzt, der sich auch seelisch seinen Patienten zuwenden will. Es genügt hier nicht, die seelischen Äußerungen und Verhaltensweisen des Patienten vordergründig naiv aufzunehmen. Um die Zusammenhänge wirklich zu erfassen, müssen auch die zu Grunde liegenden Konflikte, Einseitigkeiten, Schwächen und Traumatisierungen erkannt werden. Dazu gilt es auch Methoden der Gesprächsführung zu erlernen, die es ermöglichen, menschliche Beziehungen bewusst zu gestalten.

Vor diesem Hintergrund hatte es die psychologische Medizin im 20. Jahrhundert schwer, wissenschaftlichen Boden und allgemeine Anerkennung zu finden. Nur langsam gelang es ihr, auch in den Universitäten und in der ärztlichen Ausbildung Fuß zu fassen. Dieser Prozess ist bis heute noch nicht abgeschlossen. Nach wie vor spielt die psychologische Schulung in der ärztlichen Ausbildung eine eher untergeordnete Rolle. Das hängt sicher auch damit zusammen, dass ihre Methoden mehr Übung, Aufmerksamkeit und Sorgfalt erfordern als naturwissenschaftliche Studien, da sich die seelische Beobachtung zwangsläufig in der Gefahrenzone von Unschärfe und Subjektivität bewegen muss. Trotzdem haben die psychologischen und psychotherapeutischen Methoden die Medizin in fundamentaler Weise erweitert und – verglichen mit einer nur körperorientierten Behandlungsweise – das therapeutische Spektrum deutlich ergänzt.

Gleichzeitig stößt jedoch auch dieser seelisch orientierte Ansatz in der Medizin an seine Grenzen. So stehen wir vor der Frage, ob psychische Phänomene und Psychodynamik nur aus den seelischen Vorgängen selbst zu erklären sind. Inwieweit prägen und bestimmen nicht auch außerseelische Wirkfaktoren materieller oder geistiger Art unser Seelenleben? Wenn dem so ist, müssen wir uns fragen, ob eine nur auf das Leibliche und Seelische gerichtete Therapie dem Menschen als leiblich-, seelisch- und geistige Einheit umfänglich gerecht werden kann.

Bevor wir jedoch diese Frage näher beleuchten, fassen wir noch einmal die bisherigen Schritte eines modernen ärztlichen Schulungsweges zusammen:

1. Durch Schulung der äußeren Naturbeobachtung lernt der Arzt besonders den Körper des Menschen in seiner materiellen Realität kennen und ihn nach seinen Gesetzmäßigkeiten therapeutisch zu beeinflussen.
2. Durch Schulung von seelischer Beobachtung und Selbstwahrnehmung erweitert der Arzt sein Blickfeld auf die seelischen Vorgänge und das Ich des Menschen. Auf Grund dieser Einsichten vermag er dann auch therapeutisch auf seelische Vorgänge zu wirken und menschliche Beziehung zu gestalten.

Beide Wege begründen heute eine moderne, von Wissenschaftlichkeit geleitete Medizin. Verfolgen wir jedoch unbefangen die offen gebliebenen Fragen, so führen uns beide Wege in Grenzgebiete menschlichen Erkennens und therapeutischer Handlungsfähigkeit. Um die Möglichkeiten für eine Spiritualisierung der Medizin auszuloten, gilt es zunächst, diese Grenzgebiete ins Auge zu fassen und nach Wegen Ausschau zu halten, erfahrene Grenzen, auch unter wissenschaftlichen Ansprüchen nachvollziehbar, zu erweitern.

Sehen wir uns solche Grenzen einmal genauer an: Obwohl wir heute den menschlichen Körper in seinen biochemischen und physiologischen Prozessen detailliert kennen, wissen wir nicht, wie diese Prozesse letztlich unterhalten und initiiert werden. Anders ausgedrückt: wir wissen nicht, aus welcher Quelle die Lebensprozesse im Sinne von Wachstum, Gestaltung, Ernährung, Stoffverwandlung und Fortpflanzung in Gang gehalten werden. Verglichen mit einem Leichnam unterhält selbst beim schlafenden Menschen eine unsichtbare Kraft die Aufbauprozesse, reguliert mittels chemischer Vorgänge die Körpertemperatur und verhindert das Einsetzen von Zerfall und Verwesung. Damit lautet die Grenzfrage an dieser Stelle: Wie kann die dafür verantwortliche Lebenskraft beobachtet, erforscht und therapeutisch genutzt werden?

Vor der gleichen Frage stehen wir beim Einsatz von chemisch definierten Medikamenten. Sie vermögen es zwar, pathologische Lebensprozesse einzugrenzen, nicht aber die Lebenskraft des Organismus zu unterstützen. Der Wirkmechanismus vieler Medikamente beruht gerade auf einer Hemmung, Unterdrükkung oder Bekämpfung der Lebensvorgänge. Bis in die Namensgebung hinein haben wir es oft mit Mitteln zu tun, die sich explizit gegen die Lebenskraft richten. Damit soll nicht der zweifellos weit reichende und positive Effekt von Antibiotika, Antihypertonika oder Zytostatika infrage gestellt werden. Wir wollen aber das Bewusstsein darauf lenken, dass es sich hier um Anti-Medikamente handelt, die nur begrenzt vertragen werden können, weil sie letztlich auch gegen die Gestaltungs- und Wachstumsprozesse des Organismus gerichtet sind. Die heutige Medizin ist sich dieser Situation durchaus bewusst. Es werden daher weltweit große Anstrengungen unternommen, um den eigentlichen Lebensvorgängen auf die Spur zu kommen. Es fragt sich allerdings, ob eine rein naturwissenschaftlich orientierte Gentechnologie methodisch überhaupt in der Lage ist, etwas über die Lebensprozesse auszusagen. Wer sagt denn, dass nicht auch die gengesteuerten Eiweißprozesse nur Folge und Abdruck einer dahinter wirksamen Lebenskraft sind, einer Lebenskraft, die in den spirituellen Schulungswegen älterer Kulturen beobachtet, beschrieben und mitunter auch praktisch gehandhabt wurde, und die noch heute in der chinesischen Medizin als Chi bezeichnet wird.

Zusammengefasst können wir also fragen: Welcher Art ist diese selbständig wirksame Lebenskraft, die den menschlichen, tierischen und pflanzlichen Organismus, zum Leben aufruft und am Leben erhält? Wie kann diese Kraft mit unserem heutigen Bewusstsein erforscht werden, obwohl sie ihrer Natur nach übersinnlich ist? Es geht hier nicht darum, die Vitalismus-Theorie aus dem 18. Jahrhundert neu zu beleben oder einer nebulösen Mystik das Wort zu reden. Es geht darum, die konkret sichtbaren Auswirkungen dieser Lebenskräfte ernst zu nehmen und für ihre Erforschung ein geeignetes Instrumentarium oder Wahrnehmungsorgan auszubilden.

Ich möchte im Folgenden an einem Übungsbeispiel darlegen, wie erste Schritte zum Erfassen der Lebens- und Wachstumskraft aussehen können. Dabei folge ich den grundlegenden Hinweisen der anthroposophischen Literatur.

Sie kennen vielleicht den Sauerklee, ein kleines unscheinbares Pflänzchen, das überall in feuchten Wäldern auf Moos, Laub oder vermodernden Baumstümpfen zu finden ist. Der Sauerklee liebt den schattigen, etwas feuchten Waldboden und bildet da tellerförmig ausgebreitete Bestände. Das einzelne dreigeteilte Kleeblatt sitzt auf einem elegant geschwungenen Blattstiel, der dem kriechenden Stengel, dem so genannten Rhizom entspringt. Die Blattfläche ist nach oben zum Licht hin gerichtet und zeigt eine ungewöhnliche Beweglichkeit, in dem die drei Teilblättchen sich in der Nacht, beim Regen und auch bei extremer Sonneneinstrahlung zusammenfalten entlang ihrer Mittelrippe. Die Blätter sind im Frühjahr leuchtend gelb-grün gefärbt und verändern sich zum Sommer und Herbst hin in ein dunkles Moosgrün. Sie überdauern trotz ihrer Zartheit sogar den Winter und laufen dann an der Unterseite violett an. Der Stengel der Pflanze ist nicht vertikal aufgerichtet wie sonst bei Pflanzen, sondern kriecht horizontal auf der Erdoberfläche im feuchten Laub. Er ist zart-weißlich, trägt kleine Schüppchen, in deren Achseln die Blatt- und Blütenstile entspringen, aber auch feine, haarähnliche Wurzeln, die locker in das Laub, Moos oder in den vermodernden Waldboden eindringen. Die Blüten entfalten sich im März und April als kleine, weiße Glöckchen mit fünf zarten Blütenblättern, die violett geädert sind und am Grunde einen gelben Fleck zeigen.

Sie öffnen sich bei Tage und wenden sich der Sonne zu, nachts schließen sie sich. Die Frucht entwickelt sich als hütchenförmige Kapsel, die im Laufe des Sommers ausreift und die Samen durch eine besondere Vorrichtung meterweise durch die Luft schleudern lässt. Die Blätter zeigen einen frischen, säuerlichen Geschmack und enthalten Oxalsäure sowie Calziumbioxalat.

Wenn wir diese Pflanze in ihren Formen, Farben und Wachstumsgebärden genau beobachtet haben, können wir uns die Frage stellen, welche Wachstums- und Gestaltungskraft die Pflanze gebildet hat. Wir fragen damit nach der Kraft, die sowohl die äußere Form des Sauerklees als auch seine Inhaltstoffe hervorgebracht hat. Diese Lebenskraft ist äußerlich mit naturwissenschaftlichen Mitteln nicht fassbar. Sie kann aber durch denkerisch-meditative Übungsschritte erlebt und erfahren werden.

Man stelle sich dazu die Pflanze als inneres Bild so genau wie möglich vor und probiere dann, sie innerlich wachsen zu lassen von Stadium zu Stadium. Man versuche in seiner Vorstellung zu erleben, wie ein Blatt nach dem Anderen sich entfaltet, wie der Stengel waagerecht am Boden kriecht, wie die Blüten sich öffnen, und so weiter. Das Entscheidende ist dabei, nicht bei den festen Formen stehen zu bleiben, sondern eine Form in die andere übergehen zu lassen. Man wird sofort bemerken, dass eine solche Übung eine gesteigerte Aufmerksamkeit und Konzentration erfordert. Durch wiederholtes Üben wird man die typischen Eigenschaften der zum Sauerklee gehörigen Wachstumskraft erleben. Sie lässt sich charakterisieren durch ein verhaltenes, langsames, aber doch sehr stetiges Wachstum. Zu bemerken ist auch eine gestaltende Gebärde, die sich weder in den Luftraum verflüchtigt, noch besonders tief in die Erde eindringt, sondern die Pflanze horizontal im Übergangsbereich von vermodernder Erde und Feuchtigkeit ausgestaltet. Zum Erlebnis kann auch die große Beharrlichkeit und Ausdauer werden, mit der sich die Pflanze im Winter auch starker Kälte widersetzt.

Gleichzeitig hat die Wachstumskraft des Sauerklees eine hohe Sensibilität und Reaktionsfähigkeit gegenüber Licht, Luft und Feuchtigkeit [4].

Bei fortgesetzter Übung solcher Formverwandlungen entsteht im Erleben immer deutlicher eine bildhaft-bewegliche Gebärde vom Wesentlichen und Typischen des Sauerklees. Es handelt sich hier um voll bewusste, klar überschaubare und von jedem nachvollziehbare Übungsschritte, die allerdings Ausdauer, Geduld und Wiederholung erfordern. Ein bloß äußerer Formenvergleich reicht nicht aus, um die eigene Vorstellungs- und Denkkraft soweit zu verstärken und beweglich zu machen, bis sich diese zu einem meditativen Bild verdichtet. Rudolf Steiner nennt dieses Geschehen Imagination [5].

Nochmals: Es geht nicht nur um Erinnerungsbilder von äußeren Formen, sondern um das aktive Erzeugen einer neuen, beweglichen Bildgebärde.

In ähnlicher Weise wie beim Sauerklee können nun auch die Lebensvorgänge des menschlichen Körpers Schritt für Schritt erschlossen werden. Es ist dabei hilfreich, von gegensätzlichen Vorgängen auszugehen und z.B. die Struktur des menschlichen Gehirns mit der des Darmes vergleichend zu betrachten:

Das Gehirn ruht als geformte Substanz in der festen Schädelkalotte, während sich der Darm im Bauchraum fortwährend in peristaltischer Bewegung befindet. Die Gehirnzellen sind seit der Geburt in der Regel nicht mehr teilungsfähig und ändern nur wenig ihre Struktur, während die Zellen der Magen- und Darmschleimhaut sich fortlaufend alle 36 Stunden völlig erneuern. Eine ähnliche Vitalität wie der Darm besitzt auch die Leber. Ihre Regenerationsfähigkeit ist so stark, dass nach operativer Entfernung – auch größerer Organteile – die Leber nach wenigen Wochen wieder vollständig nachgewachsen ist. Obwohl die Gehirnsubstanz im Gehirnwasser (Liquor) schwimmt, zeigt sie wenig Wasserdurchstrom im zellulären Bereich. Das Gehirn grenzt sich vom Wasser regelrecht ab und hält es außerhalb. Die Darmschleimhaut und das Lebergewebe hingegen zeigen eine sehr große Affinität zum Wasser, indem sie literweise Blut, Lymphe, Darmsaft und Gallenflüssigkeit durch den intrazellulären Raum hindurchströmen lassen. Wenn wir uns meditativ-vergleichend auf diese Weise weitere Phänomene von Gehirn, Darm und Leber vergegenwärtigen, so können wir erleben, dass die menschliche Lebenskraft im Gehirn eher zurücktritt, während sie in den intensiven Stoffwechselvorgängen von Darm und Leber unmittelbar tätig ist.

Es kann an dieser Stelle nur die Arbeitsrichtung beschrieben und nur erste Andeutungen einer spirituellen Anatomie und Physiologie gemacht werden. Eigentlich müssten wir sehr viel genauer in die einzelnen Vorgänge und Prozesse eintauchen, um mit meditativ verstärkter Denkkraft innere Bilder zu entwickeln, die uns die Wirksamkeit der Lebenskräfte Schritt für Schritt zum Erlebnis und Verständnis bringen können.

Werden die pflanzlichen Prozesse und die Vorgänge im menschlichen Körper konsequent einer imaginativen Betrachtung unterzogen, so lassen sich auch im Hinblick auf therapeutische Fragestellungen zunehmend «Einfälle» mit Evidenzcharakter bemerken. Mit einer so am Grenzbereich geschulten Sensibilität können wir dann auch am Patienten wahrnehmen, wenn die Lebenskraft im Bereich von Magen, Darm oder Leber nicht mehr richtig strömt. Werden hier Stockungen, Verhärtungen oder eine Vertrocknung bemerkt, so wirkt sich das als Stagnation, Stauung oder sklerotische Tendenz langfristig auch auf die Organfunktionen aus. Klinisch sprechen wir dann zum Beispiel von einem Reizmagen, einem Magengeschwür, einer Leberstauung, oder den Vorstadien einer Leberzirrhose.

Bei all diesen Zuständen, vor allem im funktionellen Frühstadium, vermag der Sauerklee durch seine Affinität für feucht-veränderliche Oberflächen, die in diesem Organbereich wirksame Lebenskraft anzuregen und wieder in ein physiologisches Strömen zu bringen. Praktisch geschieht das durch feuchtwarme Umschläge mit einer Essenz von Sauerklee oder durch subkutane Injektionen einer auf D 3 oder D 4 potenzierten Lösung. Auch eine zehnprozentige Salbe mit Sauerkleeessenz – dünn aufgetragen im Bereich des Oberbauches – vermag hier Linderung und Anregung zu bewirken.

In den naturwissenschaftlichen Schriften Goethes findet sich ein erster Ansatz für eine solche spirituell-imaginative Betrachtungsweise von Naturphänomenen. Dieser Ansatz wurde im 20. Jahrhundert vielfach aufgegriffen und weitergeführt, so zum Beispiel in den botanischen Schriften von Karl Göbel und Wilhelm Troll, in dem umfangreichen zoologischen Werk von Adolf Portmann oder in der Konstitutionslehre von Ernst Kretschmer und Klaus Conrad. In all diesen Arbeiten geht es um eine vergleichend morphologische Betrachtungsweise, durch die typologische und wesenhafte Aspekte erfasst werden können. [6, 7, 8, 9, 10].

Ähnlich, wie wir für die naturwissenschaftlich orientierte Medizin eine spirituelle Erweiterung aufzeigen konnten, lassen sich auch in der psychologischen Medizin Ansatzpunkte für eine spirituelle Erweiterung beschreiben. Wie bereits angedeutet, stößt auch die psychologische Medizin an die Grenze ihrer Möglichkeiten, wenn psychische Phänomene nicht mehr aus sich heraus abgeleitet und verstanden werden können. Dann stehen wir vor der Frage: Aus welchem Untergrund steigen solche psychischen Phänomene auf? Werden sie mehr aus den unterbewussten oder aus überbewussten Schichten des Menschen intendiert? Welche außerseelischen Wirkfaktoren färben und beeinflussen ggf. das psychische Leben? Neben diesen Fragen sind auch geologische, meteorologische und astronomische Einflussmöglichkeiten zu bedenken. Eine spirituelle Forschung jedoch hat es vor allem mit den rein geistigen Einflüssen nichtsinnlicher Kräfte und Wesen zu tun, Wesen, die wir aus der religiösen Tradition als Dämonen und Widersacher oder als helfende Engel und göttliche Boten kennen. Nicht zuletzt wäre auch nach der Anwesenheit und Wirkung verstorbener Mensch zu fragen.

Es wird deutlich, dass wir mit diesen Fragen an eine Grenze stoßen, wo sonst der religiöse Glaube und das religiöse Erleben angesiedelt sind, wo wir als Zeitgenossen aber ebenso wie bei der Erforschung der Lebenskräfte nach konkreten und nachvollziehbaren Erfahrungen fragen. Der moderne Mensch möchte sich nicht nur einem blinden Glauben hingeben, er hat das tiefe Bedürfnis, durch eigene Erfahrung auch geistiger Realität zu begegnen.

Der von Rudolf Steiner angegebene Übungsweg setzt genau da an, wo es um die Erfassung des menschlichen Ich in seiner geistigen Natur geht. Aus diesem Grund unterscheidet Rudolf Steiner auch deutlich zwischen der Seele und dem Ich des Menschen; eine Unterscheidung, wie man sie sonst in der modernen Psychologie kaum findet. Das Ich ist demnach der Repräsentant einer realen, geistigen Umwelt. Zugleich ist es aber auch das Zentrum der Seele und damit des menschlichen Wesens. Im 20. Jahrhundert findet neben Rudolf Steiner am deutlichsten Viktor Frankl zu solch einem geistigen Ich-Begriff. Er beruft sich dabei auf seine existenziell-geistigen Erfahrungen im Konzentrationslager [11].

Die Unterscheidung von Ich und Seele ist daher schwierig, weil das Ich im Raum der Seele erscheint und damit auch das Zentrum für alles seelische Erleben ist. Eine rein geistige Ich-Erfahrung ist uns deshalb im Alltag kaum möglich, da die Ich-Tätigkeit von uns in der Regel seelisch erlebt wird.

Machen wir uns das an der schrittweisen Bewusstseinsentwicklung vom Kind zum Erwachsenen klar. Das neugeborene Kind zeigt vom ersten Augenblick an seelische Reaktionen und Erlebnisse wie Freude, Schmerz, Wohlgefühl oder Unwohlsein. Ein eindeutiges Ich-Bewusstsein tritt aber erst um das dritte Lebensjahr auf, wenn das Kind nicht mehr in der dritten Person von sich spricht, sondern erstmals zu sich selber Ich sagt. Dieses Selbstbewusstsein kommt aber erst zur Erscheinung, wenn das Kind gelernt hat, sein Ich erlebnismäßig von der übrigen Welt abzugrenzen. In den folgenden Lebensjahren konturiert und verstärkt sich dann dieses Ich-Bewusstsein schrittweise bis dahin, dass sich der erwachsene Mensch als Individualität verantwortlich zeigt für sein Denken und Handeln. Ich-Empfindung und Selbstbewusstsein korrespondieren jetzt mit dem Gefühl von Einmaligkeit und Authentizität wie auch mit der Möglichkeit sich zu distanzieren oder Beziehungen einzugehen.

Während sich alle rein seelischen Erlebnisse von selbst einstellen, ist das bei den ichhaften Äußerungen nicht der Fall. Auf der seelischen Ebene haben wir es zu tun mit einem fortwährenden Auf- und Abfluten von Vorstellungen. Auch unsere Gefühle, Affekte, Triebe, Leidenschaften und Begierden entstehen ohne unser bewusstes Zutun. Hingegen erleben wir eine völlig andere Kraft, wenn wir bewusst beginnen, unser seelisches Leben gezielt zu gestalten. Wenn wir versuchen, eine Vorstellung aufmerksam festzuhalten und zu konkretisieren, ein Gefühl abzuschwächen oder zu verstärken oder eine Triebregung verantwortungsvoll zu handhaben, so ist das nur mit einer bewussten Anstrengung möglich. Die Kraft, die wir dafür aktivieren müssen, können wir als Ich-Tätigkeit bezeichnen. In der Pädagogik und Selbsterziehung haben wir es letztlich immer mit dieser Kraft zu tun. Es ist die Kraft, die den Menschen über das Tier hinaus hebt und ihn dadurch erst zum Menschen macht. Jede verantwortlich ausgeführte Tat bedarf dieser Ich-Kraft.

Dagegen haben rein seelische Ereignisse und Erlebnisse immer etwas gattungshaft-typologisches. Wir sprechen dann von Verhaltensmustern, die wir in ähnlicher Weise bei vielen Menschen beobachten können. Äußerungen wie: «Typisch Mann» oder «typisch Frau» weisen im Sprachgebrauch auf solche Muster hin. Die so genannten Abwehrmechanismen der Tiefenpsychologie gehören zu diesen rein seelischen Phänomenen. Sie treten deshalb auch spontan und mehr oder weniger unbewusst auf. Je mehr Ich-Tätigkeit ein Mensch dagegen zu entfalten vermag, desto weniger werden solche unbewussten Abwehrmechanismen auftreten. Ich-Tätigkeit ist immer einmalig, originell und nicht schematisch wiederholbar. Sie ist jeden Augenblick neu und entsteht bewusst. Sie ist individuell und unverwechselbar. Gleichzeitig ist diese Ich-Tätigkeit weit entfernt von jeder Willkür. Sie dient vielmehr höheren Gesetzmäßigkeiten. Wir kennen solche Gesetzmäßigkeiten z.B. als Logik, Wahrhaftigkeit, Schönheit oder Moralität. Solange sie nicht egoistisch gefärbt ist, sind wir in der Ich-Tätigkeit ganz wir selbst und in unserem Handeln selbstlos an höheren Gesetzen orientiert. Damit wird deutlich, dass jede echte Ich-Aktivität zum Einlasstor für höhere Kräfte in der Seele wird. Durch sie wird es möglich, unmittelbar die Verbindung zu den geistig-spirituellen Gesetzen und Wesen herzustellen. Die Frage ist nun, wie diese in der Regel noch wenig ausgebildete Ich-Tätigkeit durch meditatives Üben so weit verstärkt werden kann, dass sie in ihrer Tätigkeit unmittelbar erlebt werden kann. Erst dann unterscheidet sie sich genügend von den anderen Formen seelischer Regung. Eine weitere Frage ist, wie durch die Erfahrung der reinen Ich-Tätigkeit dann auch Geistig-Wesenhaftes beobachtet werden kann.

Wiederum ist es möglich, einen meditativen Weg zu beschreiten, auf dem die Ich-Tätigkeit als geistige Kraft erlebt werden kann. So kann man zum Beispiel versuchen, am Ende eines Tages auf die abgelaufenen Ereignisse zurückzuschauen. Man hebt die Ereignisse des vergangenen Tages, nun aber in rückläufiger Folge, aktiv in sein Bewusstsein und schaut sie dabei innerlich ruhig an, ohne sich in begleitende Emotionen zu verstricken. Es wird durch diese Übung eine gewisse seelische Beruhigung eintreten, So wird sich allmählich das Wesentliche vom Unwesentlichen abheben und eine ruhige Überschau eintreten. Auf diese Weise lernen wir die Schicksalsspur unseres eigenen Ichs konkret in den Ereignissen des abgelaufenen Tages anzuschauen. Länger praktiziert wird diese Übung dazu führen, dass wir uns selbst in gewissen Augenblicken objektiv gegenüberzutreten vermögen. Wir lernen so die Realität des eigenen Ich besser einzuschätzen und können dadurch unser Leben zunehmend zielgerichtet führen [12].

Eine weitere Übung besteht darin, immer wieder eine Rückschau zu halten auf das bereits vergangene Leben. Für gewöhnlich steht bei so einem Rückblick unwillkürlich die eigene Person im Mittelpunkt. Bei dieser Übung aber geht es gerade darum, von uns selbst abzusehen. Stattdessen sollen wir uns eine möglichst lebendige Vorstellung bilden von allen wichtigen Menschen in unserem Leben. Das können Lehrer, Freunde oder sonstige Förderer sein, die helfend in unser Leben eingegriffen haben, aber auch Personen, die uns Widerstand geleistet oder Schaden zugefügt haben. Wenn wir uns solche Erinnerungsbilder möglichst lebendig vorstellen, so werden wir bemerken, dass wir das meiste, was sich mit unserem Selbstgefühl verbindet, anderen Menschen verdanken Gleichzeitig lernen wir dabei, die anderen Menschen frei von Sympathie oder Antipathie zu betrachten und stattdessen immer ruhiger und gelassener auf deren individuelle Wesenheit zu blicken [13].

Eine dritte Übung kann wie folgt beschrieben werden: Wir können täglich beobachten, dass die Art und Weise, wie Menschen miteinander kommunizieren, stark von der Atmosphäre abhängt, die jeder Einzelne in der Gruppe verbreitet. Während der eine so unscheinbar auftritt, dass er von der Gruppe kaum wahrgenommen wird, kann ein anderer eine Atmosphäre verbreiten, die so bestimmend ist, dass es schwer fällt, sich ihr zu entziehen. Psychologische Beobachtungs- und Rollenspiele machen uns auf solche Vorgänge aufmerksam. Bei unserer jetzigen Übung geht es aber darum, nicht auf die Ausstrahlung der anderen Menschen zu achten, sondern unsere eigene Wirkung auf die Mitmenschen wahrzunehmen. Wir bemerken dadurch, welche atmosphärische Veränderung sich vollzieht, wenn wir anderen Menschen begegnen, und ob sich unser Einfluss auf das Zusammenleben fördernd oder hemmend auswirkt. Auch diese Übung schärft den Blick für das Wesenhafte unserer eigenen Person. Zugleich ist sie ein seelenhygienisches Element auf dem Weg der Selbsterziehung [14].

Eine Übungsmöglichkeit ganz anderer Art besteht darin, die Biografien bedeutender Menschen zu studieren. So erfahren wir, wie individuell sich jede Biografie entfaltet und nach einer ganz persönlichen Gestaltung drängt. Wir bilden uns durch diese Übung einen Sinn für die wahre Individualität und lernen die Notwendigkeit und Freiheit in der Schicksalsentfaltung kennen. Viktor von Weizsäcker sieht diese Art der Schicksalsbetrachtung als wegweisend für die heutige Medizin. Er hält die biografische Betrachtung von Krankheit und Schicksal für den Schlüssel einer menschengemäßen Medizin. Krankheit betrachtet er weniger als kausale Folge vergangener Ereignisse oder Traumatisierungen, sondern erlebt sie als den schöpferischen Versuch des Menschen, die eigene Biografie aus einem persönlichen Freiraum heraus neu zu gestalten. Zitat:

> Da zugleich der Biografie ein Platz verschafft werden soll, da ihre methodische Anwendung von dem Gefühl der Unsicherheit und Minderwertigkeit befreit werden soll, so ist es besonders heikel, wenn ich nun eine Behauptung vorbringen muss, die ungewohnt, paradox, wissenschaftlich anstößig ist, und die ich mit keinem der üblichen Argumente beweisen kann. Es ist das die Behauptung, dass nicht das Gelebte, sondern das Ungelebte allein wirksam ist, und zwar nicht das Mögliche, sondern das Unmögliche verwirklicht wird – sowohl im kranken wie nicht kranken Lebensgeschehen. Ja ich behaupte, dass dies allein der Begriff von Wirkung ist, in welchem der Unterschied von krank und gesund verschwindet, aufgehoben und überflüssig wird, aber man muss doch hinzufügen, dass bei diesem Wandel auch etwas Neues geschaffen wurde wie bei einer Schöpfung, wie bei einer Dichtung. Dieses Provokative sollte in den Worten Ersatz oder Stellvertretung nicht untergehen. Und wir fügen jetzt hinzu, dass diese Schöpfung nicht eine Konsequenz von früher Geschehenem ist, sondern dass sie etwas ganz Neues, Überraschendes enthält und zwar immer. Sie ist also nicht als Folge oder Erfolg im Sinne einer notwendigen Kausalität erklärbar, auch nicht als der eigentliche Sinn dessen was früher geschah, verstehbar. Sondern diese Schöpfung begegnet uns als Wunder. Wenn wir also in anderen Zusammenhängen sagen, jede Krankheit habe einen Sinn, dann müssen wir jetzt genauer und abwehrend sagen: nicht aus den vorhergehenden Tatsachen ergibt sich dieser Sinn, sondern aus etwas, was nicht Tatsache wurde. [15]

Alle genannten Übungen zielen darauf ab, unsere Ich-Tätigkeit wahrzunehmen und immer mehr zu verstärken. Auf diese Weise lernt der Übende sich bewusst in den Zusammenhang geistiger Kräfte und Wesenheiten zu stellen. Dadurch erwächst ihm allmählich die Fähigkeit, auch außerseelische Wirkungen im eigenen Seelenraum zu beobachten. Neben geografischen, atmosphärischen und astronomischen Wirkungen handelt es sich, wie bereits erwähnt, um Kräfte von übersinnlichen Wesenheiten, die in der christlichen Esoterik als Engelwesenheiten oder Hierarchien bezeichnet werden. Aber auch das Phänomen dämonischer Besessenheit kann auf diesem Weg erhellt werden.

Auf eine Besonderheit möchte ich zum Schluss noch hinweisen: Rudolf Steiner wurde nicht müde zu erwähnen, dass wir in den kommenden Jahrzehnten und Jahrhunderten in ein zunehmend bewusstes Verhältnis auch zu den verstorbenen Menschen treten werden. In früheren Zeiten war der Menschheit der Umgang mit den Verstorbenen durchaus geläufig und hatte einen hohen kulturellen Stellenwert. Heutzutage erwecken Sterben und Tod oftmals nur Ratlosigkeit und Angst, da uns kaum noch bewusst ist, welche Verhältnisse uns nach dem Tod erwarten. Wenn wir hier über eine Beziehung zu den Verstorbenen sprechen, geht es nicht um obskure, spiritistische Praktiken, sondern darum, den Umgang mit den Verstorbenen würdig und wirklichkeitsgemäß zu gestalten. Ausgehend von gemeinsamen Erinnerungen und Erlebnissen können wir uns fragen, inwieweit die verstorbenen Menschen auch weiterhin unseres liebevollen Andenkens bedürfen. Wir können uns aber auch fragen, wo wir dankbar sein können für Hilfe, die wir von den Verstorbenen erfahren.

Auf diesem Übungsweg können wir lernen, auch dem kranken Menschen mit einer neuen Aufmerksamkeit und Fragehaltung zu begegnen: Mit welcher Lebensfrage wendet er sich an uns und wie lautet die eigentliche Schicksalsfrage, mit der er bewusst oder unbewusst ringt? Durch die Art wie es uns gelingt, gleichsam zwischen den Zeilen die zentralen Lebensfragen des Kranken zu erspüren, können wir jenseits von allen Medikamenten entscheidend mithelfen, die Krankheit zu ertragen. Bei dieser stillen oder gemeinsamen Frage nach der Sinnhaftigkeit des leidvollen Geschehens können wir – manchmal nur ahnend – erleben, welche neuen Kräfte aus einer solchen Bemühung für Arzt und Patient erwachsen können. Heilung hört dann auf, nur eine äußere Hilfestellung zu sein, Heilung kann dann zunehmend auch als gnadevolle Wirkung höherer Mächte erfahren werden.

Erst hier können wir von einer individuellen Behandlung des Patienten sprechen. Aus dieser individuell erfassten Lebenssituation erhalten alle therapeutischen Handlungen einen neuen Stellenwert.

Der hier skizzierte Übungsweg ist auch dazu geeignet, eine ethische Grundhaltung zu entwickeln. Als Ärzte geraten wir besonders leicht in die Gefahrenzone von Machtausübung, Hochmut und Anspruchshaltung. Dem können wir als innere Haltung bewusst Ergebenheit, Bescheidenheit und Dankbarkeit entgegen setzen.

Fassen wir abschließend auch den dritten und vierten Schritt des ärztlichen Schulungsweges noch einmal zusammen. Eigentlich findet erst mit diesen beiden Schritten der Übergang in den spirituellen Bereich statt:

Durch die Möglichkeit, Veränderungen beim Wachstum der Pflanzen und am menschlichen Körper dynamisch zu betrachten, kann die allen Organismen zu Grunde liegende Lebenskraft direkt erforscht und therapeutisch zur Wirksamkeit gebracht werden.

Der bewusste Umgang und die Verstärkung der Ich-Tätigkeit im Menschen eröffnet den Blick für außerseelische Wirkungen im menschlichen Leben, schafft Verständnis für die Einmaligkeit jeder Krankheitssituation und stiftet Vertrauen in den Sinn der Schicksals.

Literatur

[1] Kharitidi O.: *Samerkand. Eine Reise in die Tiefen der Seele*. Paul List Verlag in der Süd-West-Verlag GmbH. München 2003.

[2] Rokitansky C. v.: *Handbuch der pathologischen Anatomie*. Wien 1842–1846.

[3] Virchow R.: *Cellular-Pahologie*. Archiv für pathologische Anatomie und Physiologie und für klinische Medizin. 1855 Bd. 8.

[4] Steiner R.: *Vom Menschenrätsel*. Berlin 1916, S. 161.

[5] Steiner R.: *Grenzen der Naturerkenntnis*. Dornach 1969, S. 83.

[6] Goebel K.: *Organographie der Pflanzen*. Jena 1928–1933.

[7] Troll W.: *Vergleichende Morphologie der höheren Pflanzen*. Berlin 1937.

[8] Portmann A.: *Neue Wege der Biologie*. München 1960.

[9] Kretschmer E.: *Körperbau und Charakter*. Springer Verlag. Berlin 1961.

[10] Conrad K.: *Der Konstitutionstypus*. Springer Verlag. Berlin 1963.

[11] Frankl V.: *... trotzdem Ja zum Leben sagen*. Deutscher Taschenbuch Verlag. München 2002.

[12] Steiner R.: *Wie erlangt man Erkenntnisse der höheren Welten?* Dornach 2000, S. 31.

[13] Steiner R.: *Soziale und antisoziale Triebe im Menschen*. Dornach 1992, S. 45.

[14] Steiner R.: *Erdensterben und Weltenleben*. Dornach 1967, S. 77.

[15] Weizsäcker V. v.: *Pathosophie*. Vandenhoeck und Ruprecht. Göttingen 1956, S. 249.

Björn Riggenbach

Über das Leben nach dem Tod. Konsequenzen für medizinethische Fragen

Eingangs seien zunächst sieben Thesen vorgestellt. Dabei riskiere ich einerseits, den Leser schon zu Beginn zu schockieren und ersuche ihn deshalb um Nachsicht. Andrerseits riskiere ich, offene Türen einzurennen, nämlich dann, wenn das Gesagte auf Altbekanntes trifft. Doch Schiller meint ermutigend «Wer nichts waget, der darf nichts hoffen» [1]. Das trifft auch schon auf unser Thema zu: das Wagnis, den Tod anzusprechen und das Hoffen, dass es im Leben danach nicht zu stürmisch wird.

Erste These	Wer das Leben nach dem Tod prinzipiell in Frage stellt oder ablehnt bzw. als Frage des Ermessens oder als reine Glaubenssache darstellt, wer meint, es gäbe nur das Diesseits und am Ende des Lebens sei alles zu Ende, der unterliegt einer Täuschung.
Zweite These	Seine daraus folgenden Handlungskonzepte werden sich gegenüber einem ganzheitlichen Menschenverständnis unvollständig, vielleicht irrtümlich erweisen.
Dritte These	Das Leben nach dem Tod ist eine Realität
Vierte These	Diese Realität hat Konsequenzen für das Menschenleben und für die Sterbebegleitung, weil es die Perspektive derselben verändert.
Fünfte These	Die Konsequenz besteht in einer angemessenen Vorbereitung im Diesseits auf das Jenseits.
Sechste These	Nur solche Bemühungen können letztendlich den Kriterien des Menschengemässen, der Menschenwürde und der Achtung vor dem Mitmenschen gerecht werden.
Siebte These	Entsprechende Bemühungen können in Verbindung stehen mit der Sorge um die angemessene Entwicklung der Menschheit

Im laufe der Ausführungen werden diese Punkte wieder aufgegriffen. Als erstes aber sei die Frage besprochen: Was wissen wir über das Leben nach dem Tod? Sie ist eine besondere Frage, weil sie mich indirekt an die Grenze meines Lebens führt, nämlich dahin, wo das Leben in den Tod übergeht. Und insofern ich im

Leben über eine Art von Bewusstsein verfüge, merke ich an dieser Frage, dass sich mit dem Tod offenbar dieses Bewusstsein ändert.

In der heutigen Zeit wird man die Antwort erhalten, man könne über das Leben nach dem Tod eben gar nichts wissen, sondern nur glauben. Das, was nach dem Tod geschehe, sei dem Bereich des Glaubens zuzuteilen, wogegen es die Wissenschaft mit harten Fakten hält, an die man nicht zu glauben brauche, weil man sie wissen kann. Konkret bedeutet Wissenschaft, dass man Studien durchführt, Gemeinsamkeiten sammelt, Statistiken berechnet und schliesslich Ergebnisse publiziert. Solche Studien werden oft von verschiedenen Forschern betrachtet, und je nach Situation und Einstellung können sie ganz erhebliche Emotionen kreieren, so dass sonst nüchterne Spitzenforscher einander in den Haaren liegen, weil sie die wissenschaftlichen Kriterien der Studien gegenseitig nicht akzeptieren wollen. Dann gilt oft die These «Was nicht sein kann, darf nicht sein», oder das amerikanische TINA-prinzip, («there is no altermative»), frei auf Deutsch übersetzt: es gibt nur eine Wahrheit. Prinzipien also, die dann irgendwie wichtiger sind als die Studienresultate selbst. Fragen wir uns nicht zu sehr, wo dabei die Wahrheit bleibt!

Der Allgemeinpraktiker steht jenseits solcher Realitäten, denn die Realität in der Praxis ist der einzelne Patient. Dieser ist aber weder ein Wissenschaftsobjekt, noch ist er einfach vergleichbar mit Anderen. Denn wenn viele Unterschiede vorhanden sind, fällt bei Vergleichen oft das Wesentliche heraus. Das wäre im Praxisalltag nicht akzeptierbar, denn der Patient kommt ja mit dem Vertrauen, in seinen ganz persönlichen und intimen Anliegen wahrgenommen zu werden. Deshalb gilt dort zu Recht die Wissenschaft des Einzelfalls.

In den Thesen wurde von jenen gesprochen, die meinen, an das Nachtodliche sei zu glauben, weil darüber kein Wissen zu erlangen sei. Zu dieser Frage und auch zu dem, was mit noch mehr als mit Glauben, nämlich mit Religion zusammenhängt – die ja meistens dann, wenn's ums Sterben geht, eine wichtige Rolle spielt – sagt der Philosoph Immanuel Hermann Fichte (1790–1879) in seiner *Psychologie* [2]:

> Die Religion erweist sich als die einzig nachhaltige Macht, welche jedem aushöhlenden Nihilismus das Gegengewicht zu halten, das Heilmittel zu gewähren vermag. Die Religion verkündigt und erweckt unablässig im Menschen das Bewusstsein seiner ewigen Bestimmung, seiner Jenseitigkeit im Diesseits.
>
> Die Religion bedarf keines Zeugnisses aus zweiter Hand, und was an ihrem Inhalt dessen bedürfte, gehört darum eben nicht mehr zum Wesen der Religion und ihres Glaubens. Sie bedarf deshalb überhaupt nicht einer äusserlichen Autorität, weder einer persönlichen, in einem «Priestergewande» sich verkörpernden, noch einer historischen,

> durch Berufung auf gewisse Bücher. Es ist ein bedauerlicher Irrtum, das auf sich selbst Beruhende und ewig Gewise auf das Vergängliche und Bestreitbare historischer Behauptungen oder äusserer Gründe stützen zu wollen…
>
> Die traditionell eingewurzelte Vorstellung eines Gegensatzes zwischen Glauben und Wissen aber ist die verderblichste Unklarheit, welche je ein falscher Eifer ersonnen. Und ein Wissen, welches den Glauben in seiner Eigentlichkeit und Wahrheit nicht zu begreifen, ihn nicht zu bestätigen vermöchte, wäre ein sehr ungründliches, eingeschränktes, in eigenen Vorurteilen befangenes

Wenn es also um die Frage des Wissens dessen geht, was nach dem Tod sich ereignet, dann können wir ganz gut auf den Streit jener verzichten, die Wissen und Glauben als Gegensätze darstellen und die selber glauben, dass Glauben mit Wissen, Religion mit Wissenschaft nicht vereinbar sei. Sie sehen hier wieder meinen Standpunkt als Praktier, nicht als Philosoph und schon gar nicht als typischen Naturwissenschafter.

Was wir nun über den Tod wissen können und über das Leben danach, das geht auf verschiedene Wissensbereiche zurück. Als eine der ersten hat die Psychiaterin Elisabeth Kübler-Ross (1920–2004) im naturwissenschaflichen Sinn solche Zusammenhänge studiert. Als junge Schweizerärztin heiratete sie den amerikanischen Kollegen Ross und folgte ihm nach New York, wo sie ihre Arbeit gewissermassen gegen ihren Willen mit psychisch Kranken begann. In jenem Krankenhaus hat sie ihre Forschung mit Sterbenden begonnen und zunächst damit ein Tabu berührt. Sie ist auf Unerwartete Resultate gestossen: unter anderem auf die Tatsache des Jenseits. Im weiteren Verlauf ihres Lebens ist sie selbst an die Grenzen des Lebens gekommen. Sie hat selbst erfahren können, nicht nur durch die über 25 000 befragten Patienten, die sie untersuchte, was geschieht im Leben nach dem Tod. Wenn wir also die Forschungsresultate von Elisabeth Kübler-Ross so ernst nehmen wie andere Wissensgebiete, die wir zwar nicht selber erforscht haben, aber denen wir vertrauen weil sie uns einleuchtend sind, dann können wir schon allerhand wissen über ein Leben nach dem Tod.

Zahlreiche andere Menschen berichten über Erlebnisse oder über Erforschungen, so der Psychiater Victor Frankl, Raymond Moody, George Ritchie und viele andere mehr. Besonders erwähnt sei der Naturwissenschafter Rudolf Steiner (1861–1925), der nach der Entwicklung einer exakten Geisteswissenschaft mit dieser Methode das Leben nach dem Tod erforschte. In genialer Weise wurden seine Resultate in der Arbeit von Martin Burkhardt, Krankenpfleger von Beruf, zusammengestellt [3]. Daraus wird ersichtlich, dass Dr. Kübler-Ross in erster Linie von der ersten Lebensphase nach dem Tod berichtet.

Sie schreibt zum Beispiel:

> Das Sterbeerlebnis ist fast identisch mit der Geburt. Es ist eine Geburt in eine andere Existenz, die ganz, ganz einfach bewiesen werden kann. Zweitausend Jahre lang hatte man Sie dazu ersucht, an die jenseitigen Dinge zu «glauben». Für mich ist es nicht mehr eine Sache des Glaubens, sondern eine Sache des Wissens. Und ich sage Ihnen gern, wie man zu diesem Wissen gelangt, vorausgesetzt, Sie wollen wissen. Wenn Sie es nicht wissen wollen, spielt es ebenfalls absolut keine Rolle. Wenn Sie mal gestorben sind, wissen Sie es ja sowieso. Und ich sitze dann dort und freue mich speziell über all jene, die jetzt sagen: «Ja, die arme Frau Dr. Ross!» [4]

Steiner sagt dazu: «Der Tod ist schrecklich oder kann wenigstens schrecklich sein für den Menschen, solange er im Leben weilt.» Dies bezeugen ja auch die zahlreichen Gemälde und Stiche, die einen Totentanz, darstellen. Aus vollem Leben wird der zu Tode erschrockene Mensch abgeholt. Das «Memento Mori», «Erinnere Dich an den Tod» oder: Sei dir nicht nur des Lebens, sei Dir auch des Todes bewusst; oder auch: Bereite Dich vor! Stellvertretend dafür eine Darstellung von Käthe Kollwitz (1867–1945): «Tod packt eine Frau» *(Abb. 1).* Nun die Fortsetzung des Steiner-Zitates: «Wenn der Mensch aber durch die Pforte des Todes gegangen ist und zurückblickt auf den Tod, so ist er Tod das schönste Erlebnis, das überhaupt im menschlichen Kosmos möglich ist» [5].

Frau Dr. Kübler-Ross hatte mit den Patienten über sogenannte Nahetoderfahrungen gesprochen. Das betrifft Menschen, die durch Unfall oder Krankheit gestorben waren, d.h. klinisch tot, aber dann, nach einigen bis zu 20 Minuten später, wieder zum Leben erwachten. Ihre Untersuchungen basieren im Wesentlichen auf den Berichten von solchen Menschen, die eben genaue Angaben machten über das Leben nach dem Tod. In der Neuenburger Praxis hat es mir bisher am Mut gefehlt, einen Patienten darauf anzusprechen, deshalb können die hier geschilderten Erfahrungen auch nicht darauf zurückgehen. Zwar wurde sehr oft Sterbenden begegnet. Ein Jahr Arbeit auf einer Krebsstation ergänzte die Erfahrung, wie auch die wöchentliche Visite im psychogeriatrischen Pflegeheim. Davon also kann berichtet werden. Ich muss mich aber, rein wissenschaftlich, zu jenen bekennen, die mit wenigen Ausnahmen vorwiegend glauben an das Leben nach dem Tod. Allerdings ist es ihm eine Art von Gewissheit. Warum das?

Der Tod wird als kleiner Bruder des Schlafes bezeichnet. Nehme ich also zunächst meine Schlaferfahrung. Dann bemerke ich bei genauer Betrachtung, dass ich zwischen gestern und heute in meinem Bewusstsein eine Zeit erlebe, die mir wie Bewusstlosigkeit, wie ein schwarzes Loch erscheint. Manchmal ist diese schwarze Leinwand von einem Traum überspielt. Davon abgesehen aber kann ich mich ruhig fragen: wo war ich denn bewusstseinsmässig in dieser Zeit?

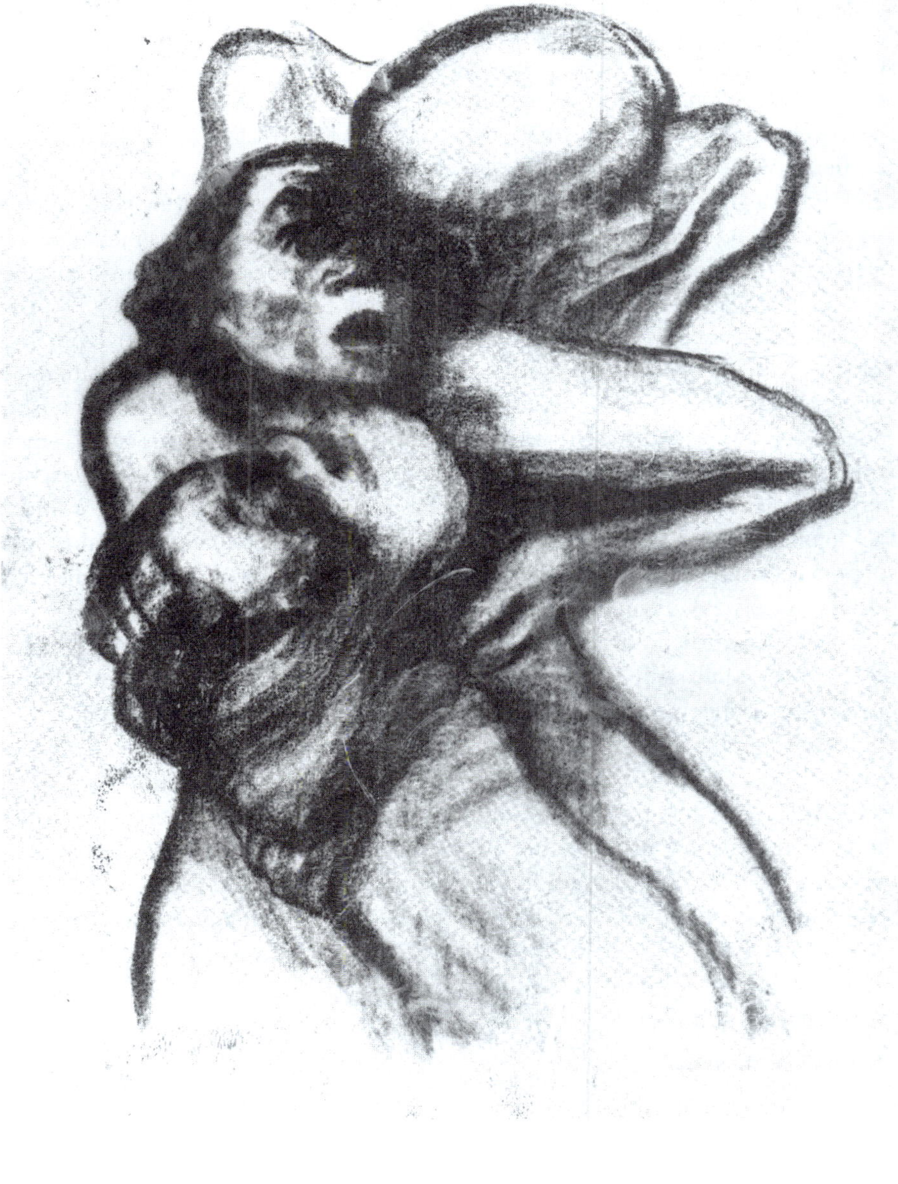

Abb. 1: «Tod packt eine Frau» (Käthe Kollwitz, 1867–1945)

Zunächst kann ich nur sagen, dass ich heute problemlos den Faden finde, der gestern beim Einschlafen abgebrochen ist. So dass ich also über die Gewissheit verfüge, dass in mir trotz dem Schlaf eine Kontinuität besteht. Es geht heute weiter, was ich gestern verlassen habe. War ich zu müde, das Geschirr zu waschen, so finde ich es heute morgen gelassen auf mich wartend. Solche Erlebnisse sind eine Selbstverständlichkeit, wird man sich sagen. Das ist es aber nur, weil ich heute weitermachen kann, als sei nichts geschehen während dem Schlaf. Exakt überlegt, d.h. wenn ich es mir bewusst mache, liegt ein Bewusstseinsloch zwischen gestern und heute. Wissenschaftlich gesehen darf ich das nicht einfach übersehen, sondern ich muss mir Rechenschaft darüber ablegen und insistierend fragen: was geschah in dieser bewusstlosen Zeit?

Ich kann Ihnen von nichts Anderem berichten als dass ich im Land des Schlafes war. Dieses ist ein fremdes Land. Von ihm erzähle ich den Patienten, wenn sie Schlafprobleme haben. Ich frage sie, wie sie sich auf den Schlaf vorbereiten, was sie vorher tun. Die meisten schauen fern oder sie lesen etwas, einen Roman oder Comics oder sonst was. Dann erzähle ich ihnen von der Reise ins Land des Schlafes. Stellen Sie sich vor, Sie reisen in ein unbekanntes fremdes Land, und vor der Reise lesen Sie nur Comics. Glauben Sie, dass mit einer solchen Vorbereitung die Reise glücklich verlaufen wird? Ich denke, dass Sie schon am Zoll die ersten Schwierigkeiten haben könnten!

So ist es natürlich auch mit dem Schlaf. Die unvorbereitete Reise ins Land des Schlafes rächt sich oft am fremden Ort, wo dann Störungen den Aufenthalt beeinträchtigen. Das sind die Einschlaf- oder Durchschlafprobleme.

Meine Empfehlung lautet also, sich so auf den Schlaf vorzubereiten, wie man sich ordentlich auf eine Reise vorbereitet, damit diese glücklich verläuft. Die Alten haben das getan, in dem sie abends beteten, sich Gott anvertrauten, oder ihrem Schutzengel, kurz, sie haben oft mit einem Ritual im Diesseits das Jenseits bedacht. Diese Arbeit ist auch heute noch unerlässlich. Allerdings ist Gott für viele von uns in die Ferne gerückt. Das macht es nicht einfacher. Das ist jedoch weder ein Grund, die Herausforderung nicht anzunehmen, noch glauben zu müssen, die Vorbereitung sei heute überflüssig.

Wenn nun der Schlaf der kleine Bruder des Todes ist, dann kann ich mir Folgendes sagen: das Leben entspricht dem Wachsein am Tag, und das Leben nach dem Tod entspricht dem Schlaf.

Leben	Wachsein am Tag
Leben nach dem Tod	Schlaf

Nun ist der Tag gefolgt von der Nacht, diese gefolgt vom nächsten Tag, und so weiter. In Analogie dazu beginnt nach dem Tod ein Leben im Jenseits. Ist nun, wie die Nacht vom Tag, das Leben im Jenseits gefolgt von einem Leben im Diesseits? Wenn es mit dem Wechsel von Schlafen und Wachen so geht, warum nicht ebenso mit Lebens- und Todeszeiten, und zwar ebenso selbstverständlich wie ebensogut? Vollständigkeitshalber muss gesagt werden: Oder ebenso schlecht, wenn wir auch diejenigen Menschen bedenken, die im Leben viel Leid erfahren müssen.

Es sei ein persönliches Beispiel aus der Kindheit geschildert: Meine Eltern legten in ihrer Erziehung viel Wert auf das Gute-Nacht-Gebet. Anschliessend wurde ein Abendlied gesungen, dann verbschiedeten sie sich und ich schlief ein. Bei Grossmutter Rosina war das ebenso. Doch Grossmutter Helen war eine treue Protestantin und mochte unser Abendgebet nicht. Da sie zur einen Hälfte Englisch, zur andern Französisch aufgewachsen war, sang sie wohl immer das eine deutsches Lied «Guten Abend, gut Nacht». Es stammt von Johannes Brahms (1833–1897). Nehmen wir den ganzen Text zur Kenntnis:

Guten Abend, gut' Nacht,
Von Rosen bedacht,
Von Näg'lein besteckt,
Schlüpf unter die Deck'.
Morgen früh, wenn Gott will,
Wirst Du wieder geweckt.

Was aber bedeutet dieses Lied? Wer ist mit Rosen bedacht und mit Näg'lein besteckt. Jahrzehnte später ging mir auf, das der Tote hier angesprochen ist, dann nämlich, wenn er im Sarge ruht. Durch den Tod wird der Mensch von Blumen bedeckt. Und hören Sie: «…wenn Gott will». Heisst denn das: wenn er nicht will, dann werde ich nicht mehr geweckt? Dann ginge ich also in die Welt des Schlafes vollständig hinein und käme nicht mehr zurück? Für diese Erweiterung des Horizontes entstand später eine tiefe Dankbarkeit gegenüber Grossmutter Helen.

Das Lied hat eine zweite Strophe, das noch weitere Dimensionen eröffnet:

Guten Abend, gut' Nacht,
Von Englein bewacht,
Die zeigen im Traum
Dir Christkindleins Baum:
Schlaf' nun selig und süss,
Schau im Traum 's Paradies.

Dieser Vers nun eröffnet den Blick hinüber ins Jenseits. Dort werden wir Christus begegnen – ich komme darauf zurück – und alles im Leben Erlebte rückwärts erleben, was hier angedeutet wird durch den Weg vom Weihnachtsbaum der Liebe zurück zum Paradiesesbaum der Erkenntnis, wovon Adam und Eva gegessen haben. Sie wiederum sind unsere Ahnen, und zugleich der Ursprung der heutigen Erdenmenschheit. Dieses Lied beschreibt in kürzester Weise – das Meiste davon liegt zwischen den Zeilen – das ganze Mysterium der Menschheitsgeschichte, verwoben im Diesseits und Jenseits.

Frau Dr. Kübler-Ross erwähnt drei Phasen des Sterbens. Erstens ist es das Heraustreten der Seele aus dem Körper wie ein Schmetterling aus seinem Kokon. Der Verstorbene ist dann nahe seinem Körper und kann alles wahrnehmen, was um ihn geschieht und alles hören was gesprochen wird. Dessen müssen wir uns bewusst sein wenn in Anwesenheit von Sterbenden oder Verstorbenen gehandelt, gesprochen und gedacht wird. Wahrscheinlich können die meisten Verstorbenen die Gedanken lesen, weil diese ihnen sichtbar werden. Sie gehören in den Bereich, den die Anthroposophie Rudolf Steiners [6] die ätherische Welt nennt. Ich kann ihnen von einem konkreten Beispiel berichten, wo mir eine Verstorbene auf dem Totenlager aus ihrer Welt ganz unerwartet begegnet ist. Sie war deutlich anwesend, physisch fühlbar, und zwar war sie wie gegenwärtig auf der rechten Seite des Raumes, links oberhalb ihres Kopfes und kommunizierte mit mir.

In der zweiten Phase wird die vollständige Wiederherstellung der menschlichen Wesenheit erlebt, so dass offenbar ein zum Beispiel amputiertes Bein im Jenseits wieder zum Menschen gehört, natürlich entsprechend den Gesetzen der dortigen Welt. Frau Dr. Kübler-Ross fand dieses Erlebnis bei 51% der befragten Patienten mit Nahetoderlebnissen [4]. In der gleichen Phase wird bewusst, dass wir nicht allein sind, nämlich dass immer auch unser Schutzengel bei uns ist. Er ist eine geistige Wesenheit, die uns immer begleitet, wie wir es hörten im Lied von Brahms.

Zu diesem Wesen, das den ganzen Lebensweg zusammen mit dem Menschen geht, können zwei Erlebnisse geschildert werden. Es betrifft wieder den Schlaf: Wenn ich morgens nicht so lange schlafen kann, bis ich spontan erwache, muss ich eine Methode finden, um mich wecken zu lassen. Die meisten unserer Zeitgenossen bedienen sich deshalb eines Weckers. Andere lassen sich von einem Menschen wecken, der schon wach ist, oder vom Telefon und so weiter. Allerdings geht es auch anders: Wenn ich nachts vor dem Einschlafen ganz fest den Gedanken fasse, um eine bestimmte Zeit aufstehen zu wollen, und diese

Zeit ist nicht gerade zwei bis drei Stunden nach dem Einschlafen, weil ich da nämlich im Tiefschlaf bin, dann gelingt es, zur gewünschten Zeit aufzustehen. Warum gelingt das?

Zunächst dachte ich, weil ja im Jenseits die Zeit nicht stehen bleibt. Auch wenn ich nichts davon weiss, geht eine, nämlich meine innere Kontinuität weiter bis zum Morgen. Ich kann also damit rechnen, dass mein Unterbewusstsein, damit meine ich das Unbewusste in mir, hört, was ich mir wünsche und das dann auch tut. Allerdings kam mir später eine weitere wesentliche Einsicht: es handelt sich ausserdem und im Wesentlichen um die Begleitung des Engels. Er ist es, der hört, was ich gedacht habe, und er ist es, der hilft dabei. Das ist übrigens auch so, wenn ich den Tag vorausschaue. Es gibt ein wunderbares Buch zu diesem Thema, das der Wirschaftsfachmann Jean-Louis Servan-Schreiber für die ausserordentlich beschäftigten Manager schrieb. Es trägt den Titel «Die 90-Minuten-Stunde», das Original auf Französisch aber heisst «l'Art du Temps». Und ohne ihn zu erwähnen, handelt das Buch eigentlich vom Schutzengel, den jeder Mensch hat, der ihm immer hilft und der ihn immer begleitet [7].

Dort wo wir beginnen, das Leben nach dem Tode zu erleben, müssen wir Bewusstseinsschwellen ernst nehmen und ebenso jene Phänomene, die an diesen Schwellen auftreten, sie unserer Betrachtung nicht entgehen lassen, besonders dann, wenn sie nebensächlich erscheinen.

Das andere Erlebnis des Schutzengels stammt aus einer anthroposophischen Untersuchungsmethode für Ärztinnen und Ärzte. Das muss ich etwas ausführen können. Es handelt sich um die *anthroposophisch erweiterte Herzauskultation*. Es gehört zur körperlichen Untersuchung, auch das Herz abzuhören, was wir mit den Stethoskopen tun. Normalerweise dient die Auskultation der Erfassung von Herzkrankheiten, die sich äussern durch bestimmte Klangphänomene. Sie entstehen durch die Begegnung zwischen dem fliessenden Blut und dem schlagenden Herzen. So entsteht der normale Herzschlag, den sie kennen, weil Sie ihn auf der Brust eines Menschen gehört haben.

Zu diagnostischen Zwecken machen wir Blutanalysen, weil sich im Blut gelöste Substanzen befinden, welche Auskunft geben über das Wohlergehen oder das Kranksein von Organen. Das Blut zirkuliert durch den ganzen Körper hindurch.

Sie wissen, dass es das Herz verlässt und zu allen Organen geht. Dann kommt es als venöses Blut zum Herzen zurück. Aus den Venen entnehmen wir in der Regel das zu untersuchende Blut. Dieses ist also der Träger einer umfassenden Information, es weiss im Grunde genommen alles, was im Körper geschieht, weil es eben überall hindurchfliesst.

Nun besteht die Tatsache, dass je nach dem, was im Körper geschieht, und je nach Zusammensetzung des Blutes, sich auch der Herzschlag verändert. Dieser ist abhängig von der Beschaffenheit des Blutes, so dass sich aus der subtilen Analyse des Herzschlages, aus dem differenzierten Hinhören in der Auskultation eine Fülle diagnostischer Hinweise ergibt, wenn auf jene Klangelemente geachtet wird, die feiner sind als die relativ groben der Herzkrankheiten.

Mein Freund Peter Appenzeller hat mir dazu ein lustiges Bild zum Neujahr geschickt. Ich muss dazu sagen, dass sein Vater, der Arzt Kaspar Appenzeller (1927–1999) diese Untersuchungsmethode entdeckt und entwickelt hat und Peter eine Art von Insider ist. Ausser dem Humor zeigt das Bild auch, um was es sich handelt *(Abb. 2)*.

Peter hat selber schon die Therapie hineingeschrieben – als Chordirigent weiss er etwas von dem, was heilsam für die Menschen ist! Aber gehen wir zurück zur Diagnostik: Mit dem Stethoskop hört der Arzt genau, wie man sieht, was in jener Nacht des 31. Dezember geschehen ist! Mindestens zu zweit wurde feuchtfröhlich angestossen, nachdem der Korken der Champagnerflasche so richtig geknallt hat, und die guten Wünsche für 2005 sind mit Musik und Heiterkeit von Mund zu Mund gegangen. Die amüsante Darstellung ist ein gutes Bild für das, was der Arzt oder die Ärztin mit etwas mehr Ernst und grösseren Konsequenzen am Herzen hören kann.

Auf diese Weise besteht nun eine weitere Möglichkeit, einerseits über den Engel, andrerseits über das Leben nach dem Tod etwas zu erfahren.

Die anthroposophisch erweiterte Herzauskultation vermittelt einerseits Tonphänomene, dann bestimmte rhythmische Eindrücke, die detailliert wahrgenommen werden müssen. Auf diesem Weg der Wahrnehmung stellen sich ab einem gewissen Zeitpunkt Wahrnehmungsbilder ein. Rudolf Steiners hat mit der Darstellung der Anthroposophie die wissenschaftlichen Grundlagen gelegt, welche diese in der Auskultation auftretenden Bilder näher bezeichnen können. Es handelt sich um eine bestimmte Form des Wahrnehmens, das sich ähnlich vollziehen dürfte wie die Wahrnehmungen der Verstorbenen in den Nahetoderlebnissen. Auch Blinde und gehörlose Menschen können eine Form der Wahrnehmung entwickeln, welche wahrscheinlich auf dieser Ebene liegt. Ein ausgezeichnetes Beispiel schildert der erblindete Autor Jacques Lusseyran in seinem Buch *Das wiedergefundene Licht* [8]. Es handelt sich um Wahrnehmungen im Ätherischen, d.h. Wahrnehmungen von Zeiterscheinungen und Prozessen in Form von Bildern. Rudolf Steiner verwendet dafür den Terminus technicus «Imagination», wobei er damit nicht meint, was wir mit Phantasie gleichsetzen könnten, sondern die eben beschriebene Form von Wahrnehmung. Diese ist eine wissenschaft-

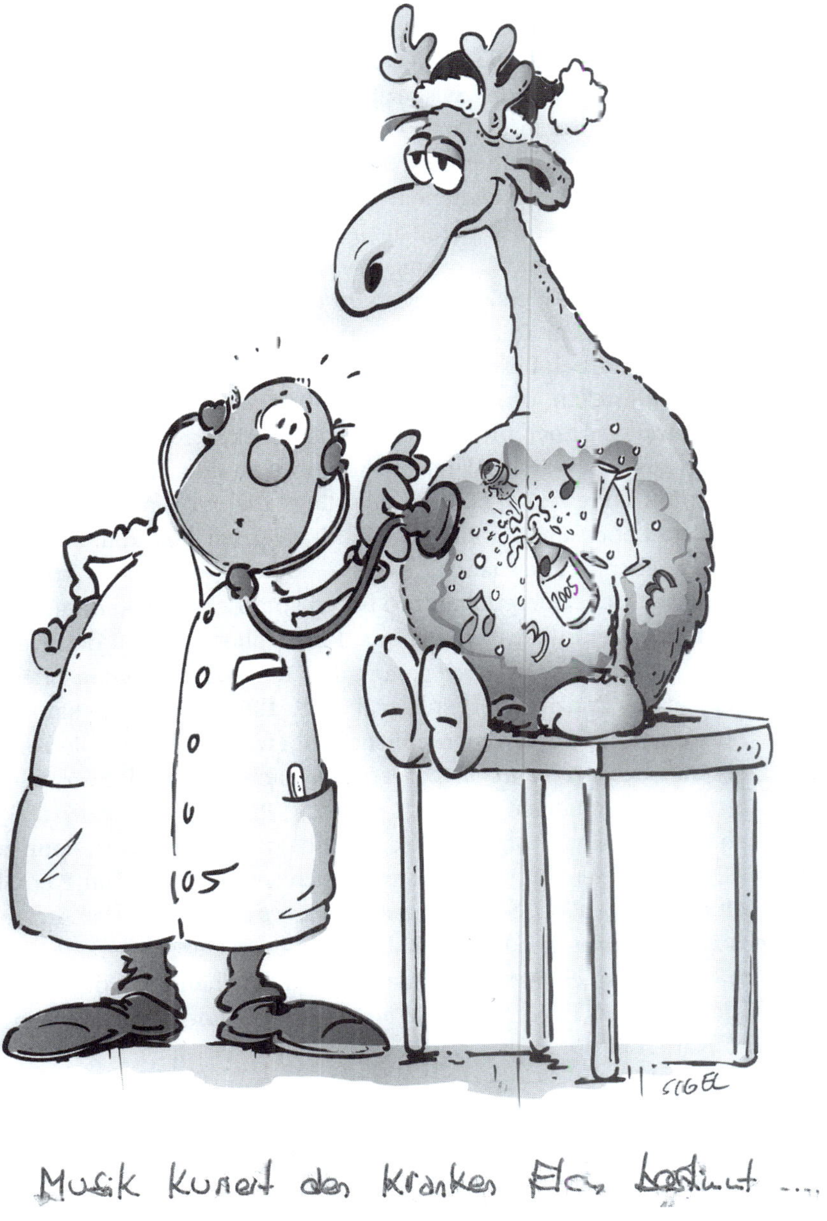

Abb. 2: Neujahrskarte

liche, denn die beobachteten Phänomene reproduzieren sich, d.h. sie treten erneut in Erscheinung bei erneuter Beobachtung, und sie sind von Drittpersonen nachvollziehbar. Dabei soll darauf verwiesen sein, dass längst nicht alle Fragen geklärt sind, dass der Stand der diesbezüglichen Forschung im Fluss ist und sich ständig ergänzt, wie dies in anderen Forschungsgebieten nicht anders ist. Und auch, dass die Drittperson über gewisse Voraussetzungen verfügen muss, wie auch dies in der Forschung allgemein der Fall ist. Wir können ja nicht ohne weiteres erwarten, dass ein Konditor die astrophysikalischen Berechnungen für einen Mondflug nachvollzieht, sowenig wie wir vom Astronauten erwarten, den auf der Zunge schmelzenden Zuckerguss zu fabrizieren.

Kehren wir zurück zur Auskultation. Betrachten wir eines der sich darstellenden Bilder. Da kann sich besonders bei sogenannten geistig behinderten Menschen das Bild einstellen, dass sie auf ganz besondere Weise vom Schutzengel behütet sind, und dies noch mehr, wenn sie sich in einer Krise befinden. Es gibt aber auch ein auskultatorischer Untersuchungsort, an dem sich Einblicke in das Leben nach dem Tode zeigen können, allerdings aber nicht nach dem zu erwartenden Tod am Lebensende, sondern nach dem letzten Tod, d.h. im Anschluss an eine vorhergehende Inkarnation.

Vielleicht ist es schockierend, nun zu hören vom Leben nach dem Tod nach einer vorhergehenden Inkarnation, d.h. auf ein früheres Leben des Menschen zu schliessen. Es wurde aber schon gesagt, dass in Analogie zu den Erlebnissen mit dem Schlaf das Prinzip der Reinkarnation Realitätswert haben kann. In diesem Fall bedeutet das für das menschliche Unbewusste, dass es die Erfahrung des Todes und des *Lebens danach,* bereits gemacht hat, und zwar zuletzt im Zeitraum *vor* der diesmaligen Geburt.

Dessen ist sich aber sowohl das Herz als auch das Blut bewusst, denn zumindest das fliessende Element im Körper, das sich zeitlebens im Blute erhält, besteht ja seit der Konzeption. So dass verständlich wird, dass sich der Arzt mit der anthroposophisch erweiterten Herzauskultation an diese Gebiete herantasten kann. Ein lesenswertes Beispiel des sich Herantastens an ein Phänomen der Reinkarnation schildert auch das Buch *Und die Wölfe heulten* von der schwedischen Autorin Barbro Karlen [9].

Frau Dr. Kübler-Ross verneint die Reinkarnation. Im Dokumentarfilm zu ihrem 80. Geburtstag sagt sie dies klar. Allerdings erwähnt sie in ihren Büchern zur dritten Phase nach dem Tod: «Sie wissen in diesem Moment, in welchem Sie Ihr ganzes Leben nochmals anschauen, über alle Konsequenzen Bescheid, die sich aus jedem Ihrer Gedanken, jedem Ihrer Worte und jeder Ihrer Taten ergeben haben.» Sie verneint auch die Schrecklichkeit des Jüngsten Gerichtes und sagt: «Was wir von Freunden hören, die hinübergegangen sind, was wir von Leuten erfahren, die wieder zurückgekehrt sind, ist die Versicherung, dass jeder Mensch nach seinem Hinübergehen – wobei er das Gefühl des Friedens, der Ausgeglichenheit und der Ganzheitsfülle erleben durfte und wo ihm eine geliebte Person begegnete, die ihm bei diesem Übergang behilflich war (wovon sie sagt, dass es auch als wärmendes grosses Licht oder als Begegnung mit dem Christus erlebt werden kann) – dass also jeder von uns etwas betrachten muss, das einer Fernsehmattscheibe sehr ähnlich sieht, auf der sich jede unserer irdischen Taten, Worte und Gedanken widerspiegelt. Hiermit wird uns Gelegenheit gegeben, selber über uns anstelle eines gestrenge Gottes zu Gericht zu sitzen. Sie erschaffen sich schon durch Ihre diesseitige Lebensführung Ihre jenseitige Hölle oder Ihren jenseitigen Himmel» [4].

Rudolf Steiner spricht davon, wie nach dem Tod der Mensch auf das eigene «kosmische Urbild» hinschaut. Dieses «in den Äther gezeichnete», «leuchtende Bild seiner eigenen Gestalt ... strahlt ein geistiges Licht aus», und «was da von uns leuchtet, das ist ein unerbittlicher Richter, der mit klarem Licht auf das leuchtet, was unser Tun wert war. Das Gewissen wird selber ein kosmischer Impuls, der nach dem Tode ausser uns wirkt.»

Steiner geht nun in seinen Schilderungen wesentlich weiter als andere Autoren. Er beschreibt im Detail, wie nach dem Ablegen des Körpers der verstorbene Mensch, für den ich im weiteren auch den Begriff «Mensch» verwenden werde, sich in seiner lebendigen, seelischen und geistigen Konstitution verändert. Er schaut sein Leben in einem riesigen Lebenstableau, das nach drei Tagen verblasst. Dann geht er durch die Seelenwelt hindurch, sich geistig ausweitend, durch die Monden und Planetensphären bis zur Sonnensphäre, dort tritt er über in den Geistbereich. Seine Ausdehnung wird immens, erreicht den Fixsternkosmos, der geistig gesehen der Wirkensort hoher Wesenheiten ist. Dort oder noch weiter weg, wobei gesagt werden muss, dass zeitliche und räumliche Dimensionen im irdischen Sinn im Jenseits keine Gültigkeit haben und folglich nur vergleichsweise verwendet werden können, kommt der Mensch zu seiner geistigen Mitternachtsstunde, von wo an er in sich Impulse beleben kann, die ihn wieder stufenweise zur Erde zurückwenden lassen, um dort eine neue Inkarnation vorzubereiten und als Mensch geboren zu werden. Er hat auch im Jenseits Möglichkeiten, die Vorgänge auf der Erde mitzubeeinflussen, so dass die Bedingungen vorhanden sind, die er braucht bei seiner erneuten Inkarnation. Dazu kann auch gehören, dass bis in die Gefühle und Empfindungen der Eltern hinein Wirkungen gehen, sodass deren Begegnung eine Voraussetzung wird für die Konzeption und das eigene neue Erdendasein. Hier finden wir die Brücke zum obengenannten Erinnern des Blutes an diese Ereignisse, die dann der anthroposophisch erweiterten Herzauskultation zugänglich werden können. Die mittelalterliche Darstellung *(Abb. 3)* zeigt in anschaulicher Weise, was in Wirklichkeit so kompliziert ist: Nach dem Sterben die Flammen der Entbehrungen, des Spiegelns der Konsequenzen; dann die Monden und die Planetensphären bis zur Sonne, Mars, Jupiter und Saturn. (Uranus, Neptun und Pluto spielen in diesen Zusammenhängen eine untergeordnete Rolle). Darüber der Fixsternhimmel, er ist die Heimat der Götter: auch dies ist auf dem Bild ersichtlich. Und wir müssen uns nun den Weg des Menschen denken hinauf und wieder hinunter auf dieser Himmelsleiter [10].

Führe ich diesen Reinkarnationsgedanken weiter, dann können wir uns mit unserem Alltagsdenken vorstellen, wie die Konsequenzen aus dem Leben, die von Kübler-Ross und Steiner geschilderten, in einer weiteren Inkarnation ihren Ausdruck finden. Es sei wieder auf die Analogie zu Schlaf und Wachen verwiesen, wo die Ereignisse und Taten von gestern heute ihre Auswirkungen haben. Diese Umstände kann man ganz sachlich betrachten. Mit der viel gefürchteten Thematik von Schuld und Sühne, mit Strafe und Vergeltung hat das vielleicht moralisch, aber wissenschaftlich gesehen nichts zu tun.

Für Forscher und Wissenschafter unter uns gibt Rudolf Steiner ganz genaue Anleitungen, wie die Reinkarnationsforschung zuverlässig aufgegriffen werden kann. Dies charakterisiert ihn als Wissenschafter, dem es selbstverständlich ist, die Methode der Forschung nicht nur darzustellen, sondern auch als Lernstoff zu vermitteln, damit seine Aussagen geprüft werden können. Steiners Schilderungen sind derart komplex, dass hier auf weiterführende Literatur verwiesen werden soll oder auf das geschilderte Büchlein von Burckhardt [3].

Wir haben nun schon einiges zur ersten und dritten These gehört. Inzwischen kann man schon ermessen, welche Unterschiede sich ergeben zwischen einer materialistischen und einer geisteswissenschaftlichen Lebensphilosophie, Unterschiede, die sich in den Begegnungen mit Patienten gewaltig bemerkbar machen. Das spielt natürlich eine wesentliche Rolle für die Begleitung der Patienten am Lebensende. Grundlegende Einstellungen zu Leben und Tod sind von entscheidender Bedeutung und beeinflussen den medizin-ethischen Kontext. Wir kommen damit zum Thema der medizin-ethischen Konsequenzen des ärztlichen Handelns am Sterbebett, wie sie in These zwei, vier und fünf skizziert sind. Wenden wir uns nun einem Beispiel zur zweiten These zu.

Sie haben letzte Woche vom Prozess gehört, wo in Emmenbrücke im Kanton Luzern ein Krankenpfleger vom Staatsanwalt angeklagt wurde wegen willkürlicher Tötung von mindestens 24 Pflegeheimbewohnern [12]. Das Urteil vom

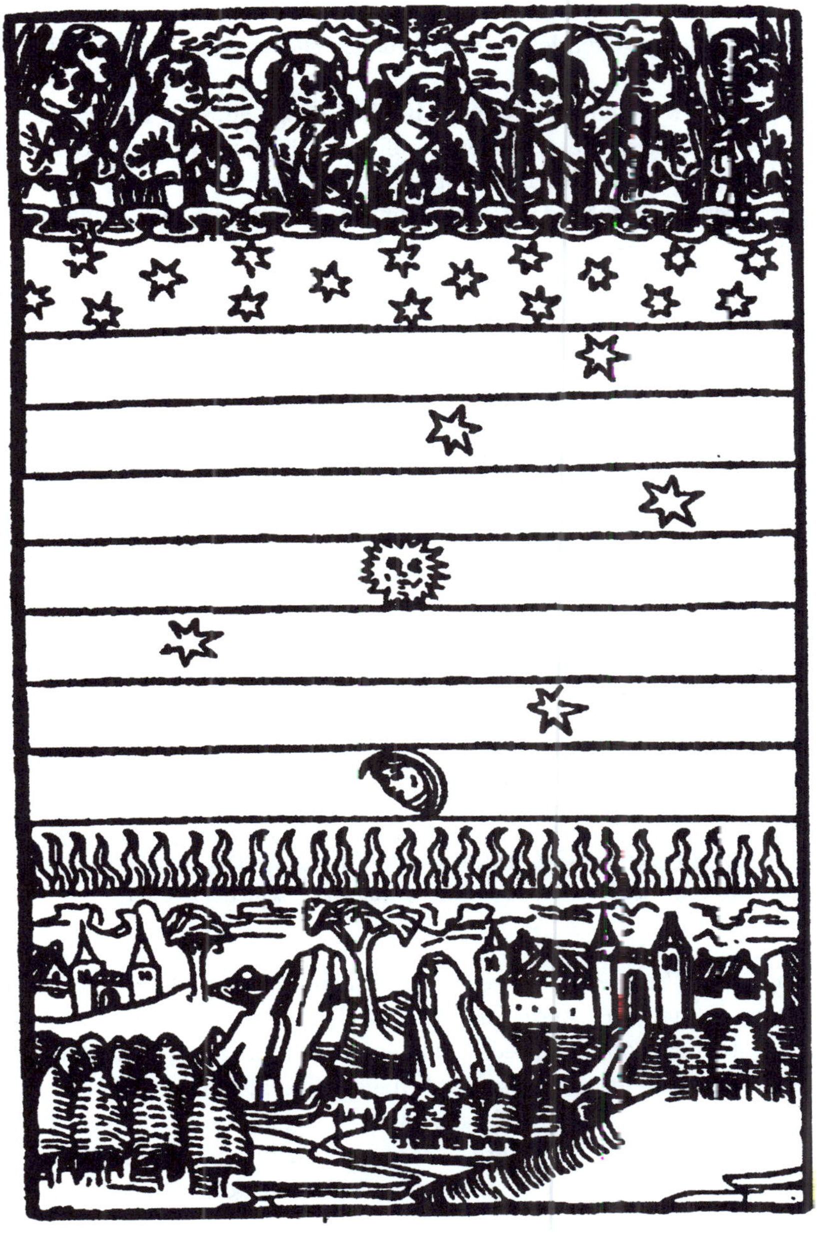

Abb. 3: Buch der Natur, 1350 (Mittelalterliche Enzyklopädie)

28. Januar 2005 lautet auf Mord in 22 Fällen, auf dreimalige Tötungsversuche und zweimalige unvollendete Mordversuche. Die Konsequenz: Zuchthaus lebenslänglich [13].

Wir werden versuchen, an diesem Beispiel einige ethische Fragen darzustellen. Als erstes: was, verehrter Leser, empfinden Sie dabei? Erleben Sie hier die Evidenz eines medizin-ethischen Problems?

Es ist nachvollziehbar, dass eine bestimmte Einstellung diesen Pfleger dazu bewogen hat, entsprechend zu handeln. Noch Bevor wir die Motive kennen, können wir ein Prinzip wahrnehmen, wonach nämlich Lebensphilosophie direkte Konsequenzen, direkte Auswirkungen hat auf das Handeln.

Hören wir einige Gesichtspunkte aus der Zeitschrift «Zeit-Fragen» vom 10. Juli 2001:

> Andermatt ist eine schillernde Persönlichkeit: in seiner Freizeit tritt der einstige Tanzlehrer als DJ auf, zum Beispiel im Pravda, einem Techno- und House-Music-Dancing und Mitveranstalter der Zürcher Streetparade. Zudem tritt er in der PenthouseBar in Luzern und im Downtown in Sachseln auf. Andermatt, selbst Verfasser einer Fallstudie über 'Sterbehilfe', nennt seinen Serienmord 'aktive Sterbehilfe' und gibt gegenüber der Polizei 'Mitleid' und 'Nächstenliebe' als Motive an. Bei Diskussionen im Pflegeteam habe er nach Auskunft einer ehemaligen Kollegin als der extremste Verfechter der 'aktiven Sterbehilfe' im Team gegolten. Der tötende Pfleger Andermatt – 1969 geboren – ist genau jenes typische Produkt der Leasure-pleasure-Spielgesellschaft, die eine neue 'Euthanasie' sozialpsychologisch vorbereiten soll: ihr Ideal ist der knackige, gesunde, junge, sexuell genuss- und lustfähige Typ, der in Extase und Entgrenzung den Lebensgenuss sucht. Er kennt innere Werte nicht mehr und ist auf Äusserlichkeiten ausgerichtet. Menschen interessieren ihn nur als Objekt des eigenen Genusses. Störungen und Leiden, wie sie zum Leben gehören, darf es in seiner Welt nicht geben. Der Genussmensch der Spassgesellschaft, der den Lebensgenuss im Kick sucht, leidet, wenn er nicht mehr geniessen kann. Es ist dies der Geist eines 'inneren Faschismus' einer egoistischen Gesellschaft. Wer diese innere Haltung hat, wird Kranke, Schwache, Behinderte, Leidende, vermeintlich 'Nichtgenusssfähige' tendenziell verachten, weil sie seine Genuss-Sucht stören.

Der Angeklagte beteuerte, zahlreiche Gespräche mit den alten Menschen gehabt zu haben und dass diese ihm zu verstehen gaben, keine Lust am Leben mehr zu haben. Er habe entsprechend aus eigener Initiative entschieden. In den meisten Fällen habe er anschliessend Zuhause ein schlechtes Gewissen gehabt.

Der Staatsanwalt stellte fest, dass die Motive nicht Mitleid, sondern eher Mitleid mit sich selbst waren, weil er selbst nicht ertragen hat, das Leiden anderer anzusehen [12]. Er habe egoistisch und zum Teil mit roher Gewalt Menschen getötet, die leben wollten und sich wehrten. Er sei geltungssüchtig, überfordert und beruflich ein Versager [13].

Fazit? Nur auf das äussere Leben fixierte Materialisten riskieren den Verlust jeglicher Menschlichkeit. Wer den Menschen als einen atomaren Haufen von Stoff betrachtet, kann ihn wie verbrauchte Ware entsorgen. Das ändert sich schlagartig mit der Erkenntnis der menschlichen Doppelnatur: er ist Bürger zweier Welten. Ich lasse es verdeutlichen von Angelus Silesius, der schreibt [1]:

Die Welt ist meine See,
Der Schiffmann Gottes Geist,
Das Schiff mein Leib; die Seel'
Ist's die nach Hause reist.

Vor dem Eingehen auf die Thesen vier bis sieben, was natürlich hier nicht umfassend geschehen kann, noch als Letztes ein Beispiel aus der eigenen Praxis. Eine Patientin, Reiseleiterin, wurde notfallmässig von der Direktion in Südfrankreich abgeholt, weil Reiseteilnehmer sie auf einer Wanderung als verrückt bezeichnet hatten. Auf ihren Widerspruch wurde geantwortet, man merke das eben nicht immer selbst. Bei mir in der Praxis angekommen, war sie total schockiert. Ich stellte bei der sonst quicklebendigen, weitgereisten und sehr gebildeten Patientin eine starke Verlangsamung fest. Das Computertomogram ergab einen bösartigen Hirntumor und etwa sechs Monate später war sie tot. Die letzte Lebensphase verbrachte sie in der neuenburgischen Institution für Palliativmedizin, wo ich sie einige Male besuchte. Sie sprach damals schon nicht mehr und die Kommunikation vollzog sich nur über ihre ausdrucksvollen und sprechenden Augen.

Vier Tage vor ihrem Tod war ich nochmals bei ihr und wir sprachen über Fragen des Lebensendes. Ich fragte sie, ob ihr der Gedanke von wiederholten Erdenleben geläufig sei. Sie nickte voller Verständnis. Im weiteren Gespräch wurde klar, dass ein gemeinsames Schicksal wenn auch nicht jetzt, so doch in einer fernen Zukunft weitergehen und irgend etwas Verbindendes dann wieder aufgegriffen werden könnte. In dieser Zuversicht gingen wir auseinander.

Dies sind Elemente einer geistgemässen Menschenbegleitung, wenn es um das Betrachten des ganzen Lebensweges geht, vom Jenseits ins Diesseits, ins Jenseits, und so fort. Dies bedeutet, ernst zu machen mit dem Schutzengelwesen, ernst zu nehmen das Vertrauen in seine Hilfe, das Mut verleiht in schwachen Augenblicken und Ängste und Zweifel bannen kann, ernst zu nehmen die Kräfte der Zuversicht, die Sicherheit ausstrahlen und Geborgenheit.

Vergleichen wir das nun zuletzt Gesagte mit den in den Thesen geforderten ethischen Konsequenzen der Tatsache eines Lebens nach dem Tod. Wenig diplomatisch und direkt seien drei Handlungs-Maximen genannt:

1. Keine aktive Sterbehilfe (aktive Euthanasie)
2. Keine Beihilfe zum Suizid, weil
3. Suizid selbst ein Ding der Unmöglichkeit ist.

Die Zeit reicht hier nicht aus, all die Begriffe zu definieren. Sie können an entsprechender Stelle nachgelesen werden [10]. Dagegen soll kurz erwähnt sein, was soeben im Europarat dazu besprochen und veröffentlicht wurde.

Immer wieder macht der Schweizer Liberale Dick Marty im Europarat Vorstösse zur (europaweiten) Legalisierung der aktiven Sterbehilfe, wie sie in den Niederlanden und in Belgien offiziell praktiziert wird. Dies entspräche dem freien Willen und den Rechten des Patienten.

Die ständige Vertretung der europäischen Ärzte (CPME) betrachtet das Bestreben als nicht akzeptabel und unethisch. Zu Recht, wie wir aus den obengenannten Schilderungen und Thesen ersehen können. Der deutsche Ärztepräsident Jörg-Dietrich Hoppe sagt es (immer wieder) mit treffenden Worten: «Jeder Mensch hat das Recht auf Leben und auf ein Sterben in Würde – nicht aber ein Recht, getötet zu werden» [14].

Nach der Euthanasietragik des zweiten Weltkrieges lebt heute in Deutschland eine der klarsten ethischen Analysen der Lebensende-Thematik. Leider wird sowohl in Europa als auch in der Schweiz mit Fleiss der Begriff «Euthanasie» vermieden, «weil zu stark vorbelastet» [14].

Die «neuen medizinisch-ethischen Richtlinien der Schweizerischen Akademie der Medizinischen Wissenschaften SAMW zur Betreuung von Patienten und Patientinnen am Lebensende» liegen nach einem ersten, unakzeptablen Vorschlag und nach einer öffentlichen Vernehmlassung nun in einer Form vor, mit der wohl die meisten in der Schweiz leben können. Es werden darin die passive Sterbehilfe angesprochen und auf die Notwendigkeit der palliativen Möglichkeiten hingewiesen. Die aktive Sterbehilfe wird klar verneint (weil auch mit dem Gesetz nicht vereinbar, StGB Art. 114), sie ist mit Mord gleichzustellen. Das brisante Thema der in der Schweiz erlaubten Beihilfe zum Suizid wird differenziert behandelt, indem eine solche Handlung weiterhin klar als nicht zur ärztlichen Tätigkeit gehörend bezeichnet wird. Dagegen wird, im Sinne einer Ausnahme, dem im Gewissenskonflikt zwischen Ärztepflicht und Patientenwunsch stehende und sich zugunsten des Patienten entscheidende Arzt Verständnis entgegengebracht [15].

In Anbetracht des Lebens nach dem Tod muss allerdings darauf verwiesen werden, dass wie oben besprochen alles Denken, Fühlen und Handeln im Nachtodlichen von Konsequenzen gefolgt ist. Dazu kommt, dass im Falle des Suizids eine gravierende Respektlosigkeit vorherrscht vor der leiblichen Hülle, deren

Komplexität als Existenzgrundlage auf dem irdischen Plan die höchste Achtung fordert. Suizid wird eine weitere Inkarnation erheblich erschweren. Im Gegensatz zur gehegten Hoffnung, damit den vielen Problemen zu entrinnen, werden noch weitere Schwierigkeiten dazugefügt.

Diese Überlegungen führen und zu den beiden letzten Thesen, welche weder die Voraussetzungen (These 1 und 3) noch die Konsequenzen (Thesen 2, 4, 5) betreffen, sondern auf eine paradigmatisch-ethische Dimension verweisen.

Es ist versucht worden, an einigen Beispielen zu zeigen, wie ausserordentlich bedeutungsvoll die Lebensphilosopie ist, die wir mit den Mitmenschen teilen. Das Leben nach dem Tod hat entscheidende Konsequenzen für das Leben selbst. Das gilt nicht nur für Menschen, die mit der Reinkarnation vertraut sind, sondern auch für solche wie Frau Dr. Kübler-Ross. Häufig geht es um die Angst vor dem Tod, oder um Gefühle des Versagens, wenn jemand stirbt. Wenn wir den Tod als den grossen Schlaf betrachten, dann kann es zur Gewissheit werden, zu Wissen werden, dass er nicht ein Ende, sondern ein Übergang ist zu neuen Dimensionen. Angelus Silesius sagt es weise und zusammenfassend [1]:

> Mensch, stirbest du nicht gern,
> so willst du nicht dein Leben,
> Das Leben wird dir nicht
> als durch den Tod gegeben.

Literatur

[1] In: Greiff C.: *Zitate, eine Sammlung*. Moderne Verlagsgesellschaft, Landsberg.

[2] Fichte I. H.: *Psychologie* (Bd. 2, S. 24–25) Veit&Comp., Berlin 1845/1846.

[3] Burckhardt M.: *Die Erlebnisse nach dem Tod*. Verlag die Pforte im Rudolf Steiner Verlag, Dornach 1996.

[4] Kübler-Ross E.: *Über den Tod und das Leben danach*. Die Silberschnur, Neuwied 1994.

[5] Steiner R.: *Menschenschicksale und Völkerschicksale*. GA 157. Rudolf Steiner Verlag, Dornach 1981.

[6] Steiner R.: *Die Geheimwissenschaft im Umriss*. GA 13, Steiner, Dornach 1989.

[7] Servan-Schreiber J. L.: *Die 90-Minuten-Stunde*. Econ, Düsseldorf/Wien 1984.

[8] Lusseyran J.: *Das wiedergefundene Licht*. Siebenstern, Hamburg 1971.

[9] Karlen B.: *Und die Wölfe heulten*. Perseus Verlag, Basel 1998.

[10] Herzog R.: In: Heusser P., Riggenbach B.: *Sterbebegleitung, Sterbehilfe, Euthanasie*. Haupt Verlag, Bern 2003.

[11] Steiner R.: *Esoterische Betrachtungen karmischer Zusammenhänge*. Band 2, GA 236. Rudolf Steiner Verlag, Dornach 1988.

[12] L'Express, *Un réquisitoire implacable*. Neuchâtel 22.1.2005.
[13] Stuttgarter Nachrichten, Stuttgart 29.1.2005.
[14] Deutsches Ärzteblatt, 102 (1–2), 10.1.2005.
[15] Schweizerische Ärztezeitung, 2005; 86: (3), 20.1.2005.

Michaela Glöckler

Krankheit und Schicksal. Zur Aktualität des Karma-Gedankens in der Medizin

Schicksalhafte und «normale» Krankheiten

Es freut mich, im Rahmen dieser Vorlesungsreihe zum Thema Wiederverkörperung und Schicksal mit Bezug auf Gesundheit und Krankheit sprechen zu dürfen. In meiner kinderärztlichen Praxis ist mir oft begegnet, dass Eltern von schwerkranken oder todgeweihten Kindern fragten, wie man denn mit so einem schweren Schicksal umgehen bzw. es sinnstiftend verarbeiten kann. Schaut man sich die biographische Signatur von Krankheiten an, so lassen sie sich unschwer in zwei grundverschiedene Gruppen differenzieren: Es gibt die unvorhergesehenen, die Menschen wie ein Schlag aus heiterem Himmel treffenden Unfälle oder plötzlich auftretenden schweren, oft auch tödlich verlaufenden Krankheiten oder auch schwere angeborene Behinderungen. Dann gibt es die «normalen» Krankheiten, die geradezu typisch jede menschliche Biographie begleiten und in ihren Auswirkungen in der Regel positiv sind:

- In Kindheit und Jugend haben wir es mit sogenannten banalen Infekten zu tun, mit harmlosen «Kinderkrankheiten», Bronchitiden, Hals- und Ohrenentzündungen und ähnlichem. Sie sind dann «normal», wenn sie nicht nur folgenlos ausheilen, sondern positive Effekte zeitigen und der Gesundheit dienen. Längst ist erwiesen, dass nichts mehr das Immunsystem stimuliert und in seiner Entwicklung unterstützt als akute Infektionskrankheiten, die die Immunreaktionen des menschlichen Organismus kräftig provozieren und nachhaltig anregen. Hier ist es leicht, die Sinnfrage zu stellen: der Sinn akuter Infektionskrankheiten in Kindheit und Jugend ist, dem Körper zu einer flexiblen und ihn gesunderhaltenden Immunantwort zu verhelfen. Steiner hat in den Zwanzigerjahren des letzten Jahrhunderts wiederholt darauf hingewiesen, dass dadurch auch die Anpassung der geistigen Individualität des Kindes an seinen ererbten Leib Unterstützung erfährt [1].

- Eine zweite Gruppe von Störungen tritt vorzugsweise zwischen 20 und 40, 45 Jahren auf. Hier handelt es sich zumeist um sogenannte psychosomatische Störungen, vegetative Dystonie, Dysfunktionen unserer Organe der verschiedensten Art. Sie äussern sich in Unwohlsein, Appetitstörungen, Verdauungsbeschwerden, Kopfschmerzen, Schlafstörungen, Herzstichen, Atembeklemmungen und anderem. Erfahrene Ärzte werden hier zunächst mit symptomatisch wirkenden Medikamenten reagieren, dann aber bald eine Lebensberatung empfehlen im Sinne des Erlernens von Selbstmanagement, Selbstcoaching bzw. Selbsterziehung und innerer Schulung. Auch hier tritt der Sinn dieser Erkrankungsformen offen zutage: sie sind ein Appell an den betreffenden Menschen, sich seine noch nicht zureichend ausgebildete seelische Belastbarkeit vor Augen zu führen und daran zu arbeiten, sich «seelisch zu immunisieren». Ist dies bis zu einem gewissen Grad geschehen, lassen die Störungen nach und hören schliesslich ganz auf.
- Im letzten Lebensdrittel treten dann die sogenannten chronischen Krankheiten auf. Wenn sie nur signalisieren, dass die Belastbarkeit des Organismus insgesamt oder einzelner seiner Organsysteme nachlässt, aber sonst die Lebensqualität und Arbeitsfreude nicht wesentlich beeinträchtigt ist, so liegt auch hier ein «normales» Krankheitsgeschehen vor. Es kennzeichnet mehr oder weniger ausgeprägt jede Biographie. Auch hier ist der Sinn evident: durch das Erleben der Endlichkeit des eigenen Körpers werden existentielle Fragen nach Sinn und Ziel eines Erdenlebens und möglicher Perspektiven eines «ewigen», nachtodlichen Lebens wach. Wie anders ist doch der Gedanke in der Jugend: *auch Du wirst einmal sterben*, als das konkrete Erleben im Alter, wenn der Leib *nie mehr so wird wie früher* und man es sozusagen unter der Haut hat, dass dieses Erdenleben begrenzt und in absehbarer Zeit wohl auch beendet sein wird. In der Märchensammlung der Gebrüder Grimm findet sich ein eindrucksvolles Beispiel für diese Existenzerfahrung. Das Märchen ist mit dem Titel überschrieben *Die Boten des Todes*. Es wird geschildert, wie ein Vater für sein letztes Kind einen Gevatter sucht und aufgrund der bitteren Armut, in der er mit seiner grosser Familie lebt, niemanden mehr findet, der bereit ist, dem Kind als Pate zur Seite zu stehen. Schliesslich trifft er auf der Strasse den Tod und der ist bereit, die Aufgabe zu übernehmen. Als Taufgeschenk verspricht er, dass das Kind erst sterben wird, nachdem er seine Boten gesandt hat, um es vorzuwarnen. Das Kind wächst heran, es entwickelt sich gut und lebt immer bis in die reifen Jahre hinein in der schönen Gewissheit: mir kann nichts passieren, ich werde nicht sterben, ich werde ja rechtzeitig gewarnt. Als er dann älter wird, kommt eine Zeit, wo ihn mit

einem Mal heftige Krankheiten heimsuchen. Endlich zeichnet sich Genesung ab. Da kommt der Tod zu ihm, um ihn mitzunehmen. Entrüstet wehrt sicht das Patenkind und fühlt sich betrogen: *warum hast Du mir nicht Deine Boten geschickt und mich gewarnt, so wie Du es versprochen hast?* Darauf der Tod: *Ich habe sie Dir doch gesandt – aber Du hast sie wohl nicht erkannt. Es waren die Krankheiten gewesen…* Nichts bereitet den alternden Menschen besser auf das Sterben vor, als konkrete Erfahrungen des Schadhaft- und Zerbrechlichwerdens des eigenen Körpers und die damit verbundene Zunahme an Dankbarkeit und Freude für jede Stunde echten unbeschwerten Lebens.

Angesichts dieser sogenannten «normalen» Krankheiten, deren Sinnperspektive nicht schwer aufzufinden ist, kann uns zweierlei deutlich werden:

> Krankheiten sind nicht zum Schaden der menschlichen Biographie beigegeben, sondern zu deren weitreichendem Nutzen. Sie dienen der Entwicklung.

Der Sinn der Krankheit ist immer die Erlangung von einer neuen Gesundheitsqualität.

Die Sinnfrage

Mit diesem Schlüssel ausgerüstet wird es möglich, auch den Krankheiten mit Bezug auf die Sinnfrage auf die Spur zu kommen, die sich alles andere als normal, vielmehr unerwartet, oft zerstörerisch und schmerzhaft in den Lebenslauf hereinstellen: z.B. wenn hochakute Erkrankungen tödlich enden, wenn sie zu schweren Behinderungen führen, zum falschen Zeitpunkt am falschen Platz in der Biographie auftreten, indem beispielsweise eine Krebserkrankung im Jugendalter auftritt und nicht den 80jährigen holt, oder wenn die akute Pneumonie in der Lebensmitte auftritt und einen schweren Erschöpfungszustand kennzeichnet. Hier lässt sich die Frage nach dem Sinn oft nicht sinnstiftend aus dem Kontext eines Erdenlebens beantworten. Viel mehr fordern solche Ereignisse einen zeitlich weitergespannten Kontext. Sie fordern den Gedanken der Wiederverkörperung heraus und sind ohne diesen nicht sinnvoll in das Leben integrierbar. Dieser Wiederverkörperungsgedanke wird aber auch herausgefordert durch die Tatsache der Entwicklung selbst. Er liegt sozusagen auf der Hand, sobald man anfängt, über seine eigene Entwicklung und die anderer Menschen nachzudenken. Denn wie sollte eine Entwicklung zur vollen Menschlichkeit möglich sein, wenn man nur einmal lebt? Selbst so hervorragend entwickelte Menschen wie Goethe, Lessing, Friedrich der Grosse, Wilhelm Busch oder Franz Werfel wussten sehr genau, dass sie ihre Fähigkeiten einer längeren Vergangenheit zu verdanken haben, als es Kindheit und Jugend dieses einen Erdenlebens gewesen sind. Und sie konnten auch deutlich beschreiben, was ihnen noch zum vollen Menschsein fehlte und was zu erarbeiten weitere Erdenleben «gar wohl lohnen würde» (Goethe).

Noch viel krasser stellt sich die Frage nach dem Sinn eines Erdenlebens, wenn dieses schon in der Kindheit infolge schwerer Krankheit oder Unfall wieder endet oder von lebenslanger schwerster Behinderung gekennzeichnet ist. Oder aber, wenn ein Lebenslauf in Jugend, Lebensmitte oder Alter in Verzweiflung endet und die eigene Identität ganz und gar in Frage gestellt wird. So wie im Laufe eines Erdenlebens Scheitern und Neubeginn möglich sind, so auch im Verlaufe von mehreren Erdenleben. Es kann durchaus ein Leben im Zeichen des Scheiterns stehen und dadurch – wenn es im nachtodlichen Leben aufgearbeitet ist – ein völlig neuer Ansatzpunkt für das Wiederaufgreifen des Entwicklungsfadens im folgenden Erdenleben gegeben sein. Je kleiner der Ausschnitt ist, den wir aus einem Entwicklungsverlauf beobachten, umso sinnloser mag er dem Betrachter erscheinen. Je grösser die Zusammenhänge sind, in die das Detail eingeordnet erscheint, umso deutlicher treten die Sinnbezüge zutage.

Was ist Schicksal?

An dieser Stelle seien in einer Art tabellarischer Übersicht einige der wesentlichen Forschungsergebnisse Rudolf Steiner zu Schicksalsfragen wiedergegeben, die sich im praktischen Umgang mit Lebensfragen und Krisen als wegweisend erwiesen haben. Rudolf Steiner hat empfohlen, man möge doch seine Forschungsergebnisse an den Erfahrungen des täglichen Lebens überprüfen. Wer dies tut, erlebt das Aufweckende und Erhellende, das von diesen Forschungsergebnissen für die Beleuchtung seiner Lebensfragen ausgeht. Auch wenn er sie zunächst nur als Arbeitshypothesen anwendet, werden dadurch neue Fragen und Einsichten möglich. Gerade im Umgang mit Begabungen und Behinderungen erweist sich dieses als hilfreich und notwendig.

Die von Rudolf Steiner erforschten Gesetzmässigkeiten des Schicksals (im indischen Sanskrit Karma genannt) wurden – so wie sie hier zusammengestellt sind – bewusst nicht in eine bestimmte Ordnung gebracht. Jeder Schicksalszusammenhang möge für sich genommen und bedacht werden. Dabei wird sicher vieles erst einmal Frage sein, Erstaunen hervorrufen. Anderes wird – je nach den bisherigen Lebenserfahrungen des Lesers – auch unmittelbar einleuchtend erscheinen oder ihn als Frage weiterbegleiten. Es kann zum Anlass werden, sich selber aktiv mit den Grundlagen der Karmaforschung Rudolf Steiners auseinander zu setzen. Zum Einstieg hierzu sei das Kapitel «Reinkarnation und Karma» aus der *Theosophie* [2] empfohlen sowie der Vortragsband *Offenbarungen des Karma* [3]. Der Schicksalsbegriff wird in diesen Schriften so gefasst, dass es hier den Zufall ebensowenig gibt, wie den Placeboeffekt in der Medizin [4]. Vielmehr durchschauen wir nicht, wodurch ein Ereignis – oder eine Heilung – eingetreten sind, uns «geschickt» wurden. Alles, was uns betrifft, hat auch mit uns zu tun –. Wir selbst haben die Verursachung mitbewirkt, auch wenn wir es jetzt nicht durchschauen oder wissen [5].

Schicksalsereignis	*Folgen für die gegenwärtige Biographie oder für ein späteres Erdenleben*
Eintreten eines gewaltsamen Todes	Dadurch erfährt das Ich-Bewusstsein im Leben nach dem Tod eine bedeutende Stärkung, und das nachtodliche Leben kann bewusster erlebt werden, als dies ohne den Schmerz des gewaltsamen Todes möglich gewesen wäre.
Früher Tod	Überschuss an Kraft und Lebensmotivation im nächsten Leben
Tod im hohen Alter	Man übergibt der Erde einen physischen Leib, der sehr viel Arbeit des Ich aufgenommen hat. Die so verwandelte Substanz des Leibes hat für den Erdorganismus dieselbe Wirkung wie Hefe im Brotteig.
Neid, auch maskierter Neid, der sich im Hang zu kritisieren darlebt,	zeigt sich im späteren Leben als seelische Schwäche, Unselbständigkeit und die Neigung, sich immer häufiger Rat zu suchen; konstitutionelle Schwäche im nächsten Leben.
Neigung zur Lügenhaftigkeit	bewirkt im späteren Leben, dass man anderen Menschen nicht mehr unmittelbar in die Augen schauen kann. Im nächsten Leben hat

	man es schwerer, zu seiner Umgebung in ein gutes Verhältnis zu kommen. Man leidet darunter, nicht verstanden zu werden. (Beobachtet man an Kindern dieses Phänomen, ist es sehr wichtig, zu ihnen ganz besonders wahrhaftig zu sein und sich um ein ganz unmittelbares, offenes Verhältnis zu bemühen. Dadurch kann dieses mitgebrachte Hemmnis unter Umständen schon in der Kindheit verwandelt werden und muss nicht mit ins weitere Leben genommen werden.) Disposition, dass die Organfunktionen weniger gut aufeinander abgestimmt sind.
Wohlwollen	Man fühlt sich gesund, strahlt Seelenwärme aus, es gelingt alles leichter und besser. Im nächsten Leben Geschicklichkeit.
Zufriedenheit	Wunden heilen besser. Es wird dem Menschen leichter, das Gleichmaß des Lebens zu finden. Er übt eine harmonisierende Wirkung auf seine Umgebung aus.
Wer im Vorschulalter aus freiem Antrieb heraus alle sinnvollen Tätigkeiten nachahmen durfte und nicht unter dem Zwang von Verhaltensmaßregeln stehen musste,	kann sich bis ins späte Alter leichter gesund und frisch halten und wird immer wieder die innere Kraft haben, etwas Neues zu beginnen.
Wird man im Vorschulalter gehindert, seinen inneren Bedürfnissen im Tun und Nachahmen zu folgen,	so verarmt die Seele leichter im Laufe des Lebens, und körperliche Gebrechen des Alters treten eher in den Vordergrund.
Wer im Schulalter vor der Pubertät zu Persönlichkeiten als zu geliebten Autoritäten aufschauen durfte, wer Andacht vor den Wundern der Natur empfunden hat, wer beten lernen durfte in ehrfürchtiger Stimmung,	hat im späteren Leben eine selbstverständliche Autorität und kann durch seine bloße Anwesenheit hilfreich, ja segnend in der Gemeinschaft wirken. Er ist dazu veranlagt, ein persönliches Verhältnis zur Wahrheit zu bekommen.
Schicksalsschläge in der ersten Lebenshälfte	bewirken oft in der zweiten Lebenshälfte, dass man viel tüchtiger, regsamer und bewusster im Leben steht, als es ohne den Schicksalsschlag der Fall wäre.

Handeln aus Liebe	bewirkt, dass im nächsten Leben viel Freude und Wärme auf einen zukommen. Es gibt dem Leben Schwingen. Im übernächsten Leben ist die Folge die Begabung, Mensch und Welt leichter zu verstehen. Man hat einen freien und offenen Sinn für die Welt.
Gelingt es, die im Astralleib aus früheren Leben mitgebrachten karmischen Sympathien und Antipathien zu trennen von dem, was wir in diesem Leben von Mensch zu Mensch wahrnehmen und unmittelbar erleben,	dann wird es leicht, sich mit den Menschen um uns in ein positives Verhältnis zu setzen. Denn oft trüben nur die aus vergangenen Leben mitgebrachten Sympathien und Antipathien als Vorurteile unseren Blick für die Vorzüge und Fähigkeiten der anderen.
Handeln nur aus Pflicht	bewirkt im folgenden Leben eine gewisse Gleichgültigkeit dem Leben gegenüber. Man leidet auch an der Gleichgültigkeit anderer Menschen. Im übernächsten Leben – wenn an dieser Gleichgültigkeit nicht gearbeitet wurde – ist die Folge ein orientierungsloses Leben und der quälende Zustand, nichts Rechtes mit sich anfangen zu können.
Handeln aus Hass oder aus Kritik, die dem Hass entspringt – auch wenn dies oft nicht bemerkt wird, da man die Kritik für berechtigt hält	führt im nächsten Leben zu der Schwierigkeit, vom Leben lernen zu können und zu von außen verursachter Unlust. Man erlebt sich leicht als leidend und neigt dazu, von allem schmerzlich berührt zu werden und das Positive an den Dingen und Vorgängen nicht zu bemerken. Im übernächsten Leben Neigung zu geistiger Stumpfheit gegenüber der Welt, zu törichtem Wesen.
Interesse für die Sinneswelt	veranlagt für das folgende Leben ein reiches Seelenleben, für das übernächste Leben gesunden Körperbau.
Freude an der Malerei	Sympathischer Gesichtsausdruck
Kein Interesse an den Himmelvorgängen, insbesondere an den Sternen	Bindegewebsschwäche, schlaffer Körperbau
Kein Interesse für Musik	Asthma, Neigung zu Lungenkrankheiten

Im Erleben von Krankheit und damit verbundenem Schmerz	erzeugt sich der Antrieb, das in frühe Leben Versäumte nachzuholen, auch wenn dies in diesem Leben nicht mehr möglich ist. Man nimmt es als starken Impuls mit in das nächste Leben. Dort erscheint es dann als Fähigkeit, das Versäumte nachzuholen, das heißt unter Umständen als bedeutende Begabung, dies zu lernen.
Früher Verlust einer Freundschaft	Wille zur Vertiefung dieser Beziehung für das nächste Leben.
Die Art, wie wir in einem Leben denken, fühlen und wollen	bestimmt im folgenden Leben unser äußeres Schicksal, das, was an Gedanken, Beziehungsgefügen und Handlungen auf uns zukommt.
Fähigkeiten, Talente, Behinderungen und Begabungen des einen Erdenlebens	tragen wir im nächsten Leben in unsere physisch-ätherische Organisation herein, und sie bewirken da unser inneres Schicksal bzw. unsere Krankheits- und Gesundheitsdispositionen.
Positive Lebenserfahrungen	fördern unser Weltinteresse und den Impuls, für die Gesellschaft tätig zu sein.
Schlimme Erlebnisse und Erfahrungen in diesem Leben	fördern die Arbeit an uns selbst, werfen uns gleichsam auf uns selbst zurück, konfrontieren uns mit uns selbst.
Wer die Gesetzmäßigkeiten des Schicksals in sein Denken und Fühlen aufnimmt und sich bemüht, danach zu leben,	gewinnt Kraft und Sicherheit für das jetzige Leben.
Wer seine Vergangenheit zu tragen bereit ist,	hat die Hände frei für die Zukunft. Er verliert keine Zeit und Kraft mehr damit, über Sinn und Unsinn des Vergangenen zu grübeln.
Interesse und Verständnis für andere Menschen	Neigung zu gesundem Seelenleben im nächsten Leben
Egoistischer Erwerbssinn	Disposition zu Infektionskrankheiten im nächsten Leben

Gewohnheitsmäßiges egoistisches Handeln	disponiert im nächsten Leben zu frühem Altern.
Liebevolles mitfühlendes Handeln	lässt im nächsten Leben lange jung und frisch bleiben.
Durchleiden körperlicher Krankheiten	führt zu physischer Schönheit im nächsten Leben.
Durchmachen von Infektionskrankheiten	überwiegendes Leben in schöner Umgebung im nächsten Erdenleben

Marie Steiner schreibt 1932 in ihrem Vorwort zu dem Vortragsband *Offenbarungen des Karma* von Steiner:

> Wo fasst sich der Mensch, dass er wieder empfinde und ergreife seinen eigenen Wert, der ihn über die Despotie der Aktienverbände, der technischen Konstruktionen, über die Macht der Maschine hinaushebt? Nur da, wo er verknüpft ist mit den Ewigkeitswerten, wo er sich hineingestellt sieht in die lebendige Kette gesetzmäßig wirkender Zusammenhänge von Ursache und Wirkung und ihres zyklischen, vorwärts und rückwärts flutenden Ablaufs. Und dieses ist das Gesetz des Karma. In ihm kann sich der Mensch finden und ergreifen, bilden und umformen.
>
> Durch das Hinausragen der Entelechie über die Grenzen der zeitgegebenen Erscheinungsform wird Notwendigkeit zur selbstgewollten Prüfung, Schicksalsschwere zur freigewählten Tat, Leid und Schmerz zum Erkenntnisweg, der uns unserer Vollendung entgegenführt. Es sind die Etappen der Erweckung unseres Ich. Sie erst öffnen uns das Tor aus dem Kerker unseres physischen Gehäuses hinaus ins Freie, in die Welt der moralischen Impulse und der Verantwortlichkeitsgesinnung.
>
> Mit ihnen ausgerüstet, werden wir in höherem, geistigem Sinne fruchtbar wirken in der Welt der zusammenbrechenden alten Werte. Denn wir halten dann das Dauernde in der Hand, das uns frei macht und stark, das den wankenden Boden unter unseren Füßen festigt.

Heute sind die Begriffe Reinkarnation und Karma schon wieder weit im Kulturleben auch der westlichen Menschheit verankert. Es gibt eine wachsende Literatur von Erfahrungsberichten und eine Reihe psychotherapeutischer Verfahren, die die Rückführung in frühere Leben einbeziehen [6, 7]. Um so notwendiger scheint es, auf die umfassenden Forschungen Rudolf Steiners zur Wiederverkörperung hinzuweisen, denn sie können helfen, in die immer schwieriger zu überschauende Fülle möglicher Erlebnisse und Einsichten auf diesem Gebiet eine zuverlässige Orientierung hereinzubringen. Sie können aber auch Anlass sein, am Konzept einer Ethik zu arbeiten, die den Gedanken der Wiederverkörperung einbezieht. Auch die Grenzen für das Zusammenwirken von gesellschaftlich-normativer und individuell verantworteter Ethik könnten dann klarer abgesteckt werden.

Warum mein Kind? Warum Ich?

In der kinderärztlichen Sprechstunde begegnet einem immer wieder die Frage: Warum muss mein Kind so leiden, warum hat es mein Kind so getroffen? Doch auch wer im Erwachsenenalter von einer Krankheit getroffen wird fragt sich: Warum musste das mir passieren und warum gerade jetzt? Viel seltener stellen sich Eltern, die ein besonders begabtes Kind haben, entsprechende Fragen; überhaupt werden besondere Fähigkeiten eher als etwas Selbstverständliches hingenommen oder aber sich selbst bzw. den «guten Genen» zugeschrieben.

Die Antwort auf die Frage nach dem Sinn von Krankheit erschließt sich dann, wenn wir das Leben daraufhin anschauen, was wir aufgrund dieser Krankheit lernen konnten oder was als Folge dieser Krankheit bei Menschen in unserem Umkreis aufgetreten ist. Die entscheidende und fruchtbare Frage im Umgang mit solchen Schicksalstatsachen ist: *Was konnte ich oder was kann ich lernen? Wie beeinflusst es meine weitere Entwicklung oder die meiner Umgebung?*

Im Umgang mit Schicksalsschlägen, die auf den ersten Blick sinnlos erscheinen und Bitternis und Verzweiflung wachrufen, ist es entscheidend, ob überhaupt erst einmal gelernt werden kann, in diese Richtung zu fragen und mögliche Antworten zuzulassen. Bei dieser Richtungssuche für brauchbare Fragen und mögliche Antworten kann die Betrachtung der Krankengeschichten in den Evangelien entscheidend weiterhelfen.

Wer die Krankengeschichten im Matthäus-, Markus-, Lukas- und Johannes-Evangelium liest, kann grundsätzlich drei verschiedene Typen von Krankengeschichten erkennen, die auch untereinander kombiniert vorkommen können. Diese Typen von Krankengeschichten beziehen sich auf die Art der Behandlung durch Jesus. Dabei ist deutlich, dass es die Schicksalsumstände sind, unter denen die Krankheit auftritt, die zu der jeweils besonderen Art der Behandlung Anlass geben.

Beim ersten Typus von Krankengeschichten geht es um ganz persönliche Schicksalsumstände. Als Beispiel sei die Begegnung mit dem Blinden von Jericho angeführt:

> Und sie kamen nach Jericho. Und als er aus Jericho herauszog, gefolgt von seinen Jüngern und einer großen Menge, da sass der Sohn des Timäus, Bartimäus, ein blinder Bettler, am Wege. Und als er hörte, dass Jesus von Nazareth vorüberkäme, begann er laut zu rufen: Sohn Davids, Jesus, habe Erbarmen mit mir! Und viele drohten und geboten ihm zu schweigen. Er aber rief nur umso lauter: Sohn Davids, habe Erbarmen mit mir! Da blieb Jesus stehen und sprach: Ruft ihn herbei. Und sie riefen den Blinden herbei und sprachen zu ihm: Mutig, stehe auf, er ruft dich! Da warf er seinen Mantel ab, sprang auf seine Füße und eilte zu Jesus. Und Jesus sprach zu ihm: Was soll ich für dich tun? Der Blinde sprach: Meister, gib, dass ich mein Augenlicht zurückerlange. Und Jesus sprach: Geh hin, dein Glaube hat dich geheilt. Und plötzlich konnte er wieder sehen und folgte ihm auf seinem Wege nach. [8]

In dieser Krankengeschichte wird der Name des Betroffenen genannt, es findet eine individuelle Begegnung, ein «Arzt/Patienten-Gespräch» statt. Es wird auch beschrieben, wie der Kranke sich verhalten soll und wie der Geheilte sich danach verhält: «… und folgte ihm auf seinem Wege nach.» Dieser Typ von Krankengeschichten ähnelt am meisten denjenigen, die wir heutzutage hauptsächlich beachten: Es handelt sich um eine individuelle medizinische Beratung. Und auf dieser individuellen Ebene wird auch der Sinn der Heilung erlebt, die – in den Evangelien immer – von einer inneren Erweckung beziehungsweise Bekehrung begleitet ist. Wenig beachtet werden heute hingegen die Krankengeschichten, wo nicht der Kranke selbst im Mittelpunkt steht, sondern die Menschen im Umkreis es sind, auf die es ankommt und die im Zusammenhang mit der Heilung eine innere Verwandlung durchmachen. Hier sei «der Hauptmann von Kapernaum» als Beispiel genannt:

> Als er diese Rede, die auch das Volk mitanhörte, vollendet hatte, ging er nach Kapernaum. Dort lag der Diener eines Hauptmanns darnieder und war dem Tode nahe; und er war ein Vertrauter des Hauptmanns. Als dieser nun von Jesus hörte, sandte er die Ältesten der Juden zu ihm und ließ ihn bitten, er möchte kommen, um seinem Diener das Leben zu retten. Sie kamen zu Jesus und baten ihn inständig mit den Worten: Er ist deines Beistandes würdig, denn er liebt unser Volk, und die Synagoge hat er uns erbaut. Und Jesus machte sich mit ihnen auf den Weg. Und als sie schon nahe bei dem Hause des Hauptmanns waren, sandte ihm dieser seine Freunde entgegen und ließ ihm sagen: Herr, bemühe dich nicht, ich bin nicht würdig, dass du in mein Haus eintrittst, darum habe ich auch nicht gewagt, selber zu dir zu kommen. Sprich nur ein Wort, so muss mein Knabe gesund werden. Ich bin auch ein Mensch, der höheren Gewalten untersteht, und ich wiederum habe Soldaten unter mir, und wenn ich zu dem einen spreche: Geh, so geht er, und zu dem anderen: Komm, so kommt er; und wenn ich zu meinem Diener sage: Tue dies, so tut er's. Als Jesus das hörte, erstaunte er, wandte sich zu der ihm nachfolgenden Menge und sprach: Ich sage euch, nirgends in Israel habe ich eine solche Kraft des Vertrauens gefunden. Und als die Abgesandten wieder in das Haus kamen, fanden sie den Diener genesen. [9]

In dieser Krankengeschichte tritt das individuelle Schicksal des Betroffenen nicht in Erscheinung. Die entscheidenden Veränderungen, von denen im Zusammenhang mit der Heilung berichtet wird, vollziehen sich vielmehr bei den Menschen im Schicksalsumkreis des Kranken. Durch die plötzliche Krankheit des Knechtes finden die Ältesten der Juden, der Hauptmann selbst und dessen Freunde hin zu Christus. Wer hier die Sinnfrage stellt, muss erkennen, dass sich der «Erfolg», der Sinn der Krankheit, nicht bei dem Betroffenen selbst zeigt, sondern bei den Menschen seines Schicksalsumkreises.

Es mag auf den ersten Blick befremden, dass ein Mensch eine schwere Krankheit durchmacht und der Sinn dieser Krankheit nicht in erster Linie für ihn selber ist, sondern in dem liegt, was die ihn pflegenden und an seinem Leben und seiner Entwicklung Anteil nehmenden Menschen durchleiden. Doch der Blick in die tägliche Praxis des Umgangs mit Kranken zeigt, dass dies tatsächlich oft der Fall ist. Es gibt Kranke, wo ganz eindeutig die Sinnfrage primär beim Betroffenen liegt, während die Menschen des Umkreises bemüht sind, ihm bei diesem Lernprozess zu helfen, selber jedoch an diesem Ereignis keine größeren Änderungen ihrer Lebenseinstellung oder Lebenseinsichten erfahren. Und dann gibt es eben auch genau das Umgekehrte: Der Erkrankte ist wie gottergeben in sein Schicksal, zufrieden, trotz der Schwere seines Zustandes, während die Menschen seines Umkreises durch Verzweiflungen und Abgründe von Sorge, Angst und Unsicherheit gehen. Sie werden durch die Krankheit aufgerüttelt. So wie Kinder ihre Eltern ganz verschieden erleben und umgekehrt und jeder am anderen etwas ganz anderes durchmacht, so ist es auch hier.

Die Schicksalsbeziehungen unter den Menschen sind außerordentlich differenziert. Was jeweils zählt, ist einerseits das ganz Individuelle der Entwicklungssituation des Einzelnen und andererseits seine Beziehung zu den Menschen um ihn herum. Im Hinblick auf die Schicksalsbeziehungen der Menschen untereinander kommen wir in einen Bereich, wo alles unvergleichlich, besonders, einmalig ist. Kein Schicksal ist gleich einem anderen; denn was innerlich durchgemacht und erlebt wird von den Menschen, ist sehr verschieden, so ähnlich auch die Lebensläufe nach außen hin erscheinen mögen. Dies wird sichtbar, wenn es gelingt, das Vertrauen von Menschen zu erlangen und wirklich Einblick zu tun in das, was sie während ihres Lebens tatsächlich erlebt, erlitten und erreicht haben.

Es gibt jedoch neben der persönlichen und sozialen noch eine dritte Ebene der Schicksalsbetroffenheit. Und das ist die menschheitliche. So wie der einzelne Mensch seinen Schicksalsgang hat, so haben ihn auch Menschengruppen, Religionsgemeinschaften, Völker, größere und kleinere soziale Vereinigungen wie

Familien oder Arbeitsgemeinschaften. Darüber hinaus gibt es dann aber auch noch den allumfassenden menschheitlichen Schicksalszusammenhang. Die Menschheit als Ganze hat sich durch die Jahrtausende hindurch entwickelt, hat ihre Vergangenheit, ihre Gegenwart und ihre Zukunft – hat ihr Schicksal im Weltganzen. Und auch hier hat die Krankheit ihre aufrüttelnde Bedeutung, indem sie den Menschen wach machen kann für seine Zugehörigkeit zum Menschheitsganzen. Dann liegt der Sinn einer Erkrankung nicht nur auf der persönlichen oder auf der schicksalsmäßig sozialen Ebene, sondern hauptsächlich in dem Reich, wo der Einzelne sich seines Zusammenhangs mit dem Menschheitsganzen bewusst wird. Als Beispiel für diese Art von Krankengeschichten sei die erste aus dem Lukas-Evangelium angeführt:

> Und er kam hinab nach Kapernaum, in die galiläische Stadt. Und auch dort lehrte er am Sabbat. Und die Menschen gerieten in Ekstase durch seine Lehre, denn sein Wort wirkte mit Geistgewalt. In der Synagoge war auch ein Mensch, der von einem unreinen Dämon besessen war. Dieser schrie mit lauter Stimme: Was ist es, das uns an dich bindet, Jesus von Nazareth? Bist du gekommen, uns zu vernichten? Ich weiß, wer du bist: Du bist der Heilige Gottes! Jesus erhob seinen Arm gegen ihn und sprach: Schweig und verlasse ihn! Da warf der Dämon den Menschen mitten im Raum zu Boden und fuhr von ihm aus, ohne ihm zu schaden. Alle waren voller Staunen und sprachen zueinander: Welche Gewalt des Wortes! Als wäre alle Schöpfermacht und Weitenkraft in ihm, so gebieterisch spricht er zu den unreinen Geistern, und sie müssen ihm weichen. Und die Kunde von ihm verbreitete sich durch das ganze umliegende Land. [10]

Im Vergleich mit den beiden anderen hier angeführten Krankengeschichten fällt auf, wie wenig wir über den betroffenen kranken Menschen in der Synagoge von Kapernaum erfahren. Es findet keinerlei persönliches Gespräch mit ihm statt. Christus spricht vielmehr nur mit dem Geist seiner Krankheit, dem Dämon, und gebietet ihm, den Kranken zu verlassen. Auch die im Umkreis Stehenden werden keines Wortes gewürdigt. Sie sprechen untereinander und wundern sich, wie diese Heilung möglich war.

Es wird hier auf eine rein geistige Ebene des Krankheitsverständnisses hingewiesen. Die Sinnfrage bei diesem Typus von Krankengeschichten weist darauf hin, dass die Menschheit die Auseinandersetzung mit dem Bösen und der Krankheit für ihre Entwicklung braucht. Davon künden alle Schöpfungsmythen, alle archetypischen Erzählungen von Licht und Finsternis – aber auch unsere tägliche Lebenserfahrung als Menschen in der heutigen Zeit. Wo vergeht ein Tag, an dem wir nicht dem Bösen oder zumindest dem Hemmenden *in uns* oder *um uns* begegnen, an dem uns das Böse nicht durch Zeitung und Fernsehen vor Augen geführt wird? Die Frage nach dem Sinn des Bösen gehört zu den wichtigsten, aber auch unerträglichsten, die das Leben stellt. Wie sehr wünschte man sich die Möglichkeit menschlicher Entwicklung ohne die Auseinandersetzung mit diesem Alptraum des Menschlichen, dem schlechthin Bösen und Widernatürlichen, so wie es gerade in unserem Jahrhundert durch Kriege und Völkermord und Brutalität im häuslichen Milieu tausendfältig in Erscheinung tritt! Und dennoch lehrt schon der schlichteste Blick in die tägliche Lebenserfahrung, dass ohne die individuelle Auseinandersetzung mit dem Irrtum und dem Bösen eines innerhalb der menschlichen Entwicklung wegfallen müsste: die Freiheit. Freiheit als zentrale Kraft menschlicher Würde ist mit Notwendigkeit gebunden an die Möglichkeit zu irren. Damit muss auch in der Konstitution einer Welt, in der Freiheit zur Entwicklung kommen soll, das Böse, das Entgegengesetzte sein Wesen haben dürfen.

Für diesen dritten, am schwersten verständlichen Krankheitstyp steht auch die Geschichte von Hiob [11]. Sie hat ein Vorspiel «im Himmel». Dort spricht Gott der Herr mit dem Teufel und lobt seinen Knecht Hiob, an dem kein Fehl und Tadel ist. Der Teufel hört sich das an und weist Gott darauf hin, dass es für Hiob ja nicht schwer sei, ein gottgefälliges Leben zu führen, da es ihm ja so gut gehe. Er habe alles, was ein Mann zum Leben brauche: eine liebe Frau, Kinder, Reichtum, Freunde und – Gesundheit. «Aber», so setzt der Teufel hinzu, «recke deine Hand aus und taste an alles, was er hat: was gilt's, er wird dir ins Angesicht absagen.» Gott der Herr lässt sich auf diese Wette ein und gibt dem Teufel die Macht, Hiob mit allen nur erdenklichen Plagen zu schaden – mit einer Ausnahme: er darf ihn nicht töten. Und so kommt dann Hiob völlig «schuldlos» in Elend und Not, sodass schließlich alle an ihm zweifeln und ihn verdächtigen, insgeheim eine schwere Sünde auf sich geladen zu haben – da Gott ja keine Unschuldigen strafe. Der weitere Verlauf der Dinge widerlegt aber diese irrige Ansicht. Hiob, der sich keiner Schuld bewusst ist, und der Schicksalsumkreis, der in Hiobs Krankheit und Not ebenfalls keinen Sinn erkennen kann, werden vorbereitet, Tieferliegendes zu verstehen: dass man auch dadurch schuldig werden kann, dass man meint, Irrtum und Böses seien nur bei anderen Menschen zu finden, wohingegen man selber schon untadelig und rein sei. Selbst wenn dies für einen einzelnen Menschen, in diesem Fall für Hiob, zutrifft, so muss sich der Einzelne doch fragen: Wo habe ich denn mein untadeliges Wesen erwerben können? Wie konnte ich denn lernen, ein guter Mensch zu werden? Da liegt es sehr nahe, einzusehen, dass man dies den Menschen verdankt, mit denen man gelebt hat – aber auch der Tatsache, dass die Menschheitsentwicklung als Ganze existiert. Denn da, wo man selber im eigenen Schicksalsumkreis mit einem bestimmten Problem nicht konfrontiert wurde, an dem man hätte lernen können, wird einem aus der Menschheitsgeschichte, aus den Erfahrungen anderer, berichtet. So kann auch vieles dadurch gewonnen werden, dass man Erfahrungen anderer Menschen und große geschichtliche Tatsachen verstehen und verarbeiten lernt. Wir verdanken unser Sosein nicht nur dem persönlichen Schicksalsfeld, sondern auch dem großen Entwicklungsprozess der Menschheit selbst. Und als diese Einsicht Hiob dämmert, wird er erwürdigt, Gott zu schauen. Er hat den Sinn der Menschheit erfahren und die Gottesnähe in der Menschheit erlebt.

Schuld und Gnade

Damit erfährt auch der Begriff «Schuld» eine Erweiterung. Es gibt die individuelle Schuld, über die sich der einzelne Mensch am besten selber aufklärt, indem er sie sich eingesteht. Dann gibt es die Verschuldung an anderen Menschen, von der man oft nicht weiß. Man lebt in der Illusion, recht gehandelt zu haben, und ahnt nicht, zu welchen Schmerzen oder gar Zusammenbrüchen das eigene Handeln unter Umständen andere Menschen geführt hat. Diese unbewusst bleibenden Schädigungen anderer Menschen bedürfen in irgendeiner Form des Ausgleichs in einem späteren Erdenleben. Es gibt aber auch die Schuld, die auf der menschheitlichen Ebene liegt und etwas ist, was uns mit Gott selbst verbindet. Indem von Anbeginn der Schöpfung an das Böse als Bestandteil unserer Entwicklung zugelassen wurde, trägt auch Gott für diesen Ratschluss, diesen Urentscheid «Schuld». Daher begegnen wir im Alten und Neuen Testament der unmittelbaren Zwiesprache zwischen Gott und Teufel, zwischen Christus und dem Geist der Krankheit.

Damit wird aber auch deutlich, was diese dritte Art, krank zu werden, für den einzelnen Menschen und für die den Vorgang Miterlebenden bedeuten kann. Indem diese Art des Krankseins wirklich die letzten Fragen aufwirft, rührt sie an den Kern unserer Persönlichkeit, an das in uns wirksame geistige Wesen, das wir mit dem Wort «Ich» benennen. Dieses Ich ist, wie schon mehrfach angedeutet, in dreifacher Weise mit dem Schicksalsgeschehen verbunden. Zum einen ist es Ursache unseres persönlichen Schicksals und damit Quelle unserer persönlichen Entwicklung. Denn Schicksal und Entwicklung gestalten sich gemäß den Taten dieses Ich während der Erdenleben. Das Ich ist aber auch Teil des gemeinsamen Schicksalsgeschehens. Blickt man auf sein Leben zurück, so wird man bemerken, dass man alles, was man bis heute gelernt hat, ausschließlich den Menschen verdankt, mit denen man zusammen war. Man ist in seinem Werden also auch

Ergebnis all der Menschenbegegnungen, die man hatte. Und es treten immer wieder neue Menschen in den Lebensumkreis, die dabei helfen, die noch bestehenden Defizite bewusst zu machen und wenigstens teilweise auszugleichen. So gesehen ist man den Menschen verschuldet, durch die man sich all die Fähigkeiten erwerben konnte, die man bis jetzt sein Eigen nennt. In einer dritten Dimension jedoch ist der Mensch mit seinem Schicksal Teil des ganzen Zeitschicksals, Teil der großen Menschheitsentwicklung und schuldet ihr ebenfalls Dank. Erst unter diesem Aspekt wird der Krankheitsbegriff ein christlicher. Denn hier lautet die Frage nicht: Was gewinne ich oder mein Schicksalsumkreis durch die Krankheit? Sondern: *Was kann ich für die Menschheit dadurch tun, dass ich durch meine Krankheit Anteil nehme an ihrem Leiden und an dessen Überwindung?* Für diese Anteilnahme am Menschheitsschicksal steht Christus mit seinem Leiden, das er in Stellvertretung völlig «unschuldig» auf sich nimmt. Besonders unter Krebs- und AIDS-Kranken kann man gerade diese dritte Kategorie des Krankseins häufig antreffen. Es sind Menschen, die deutlich empfinden, dass sie nicht – zumindest nicht nur – um ihrer selbst willen leiden; vielmehr sind sich diese Menschen bewusst, dass sie etwas ausgleichen im Menschheitsganzen dadurch, dass sie Leid wie stellvertretend auf sich nehmen. Und so tragen sie auf ihrem Leidensweg ihre Menschlichkeit durch alles hindurch. Sie tragen als «Unschuldige» das mit, was die Menschheit an Schuld auf sich laden musste dadurch, dass das Böse mit all seinen Verführungen und Herausforderungen in der Menschheitsgeschichte wirksam ist.

Wer nun selber persönlich von einer Krankheit oder Behinderung betroffen ist oder solche im nächsten Umkreis erlebt und um Hilfe gebeten wird, kann einmal versuchen, diese drei bisher skizzierten Fragen zu stellen: Was könnte der Gewinn, das zu Lernende für den Direktbetroffenen sein? Was können die Menschen in seinem Umkreis durch das Erleben dieses Krankheitsschicksals gewinnen? Was deutet schließlich darauf hin, dass der Betroffene der Menschheit als Ganzer angehört und sich durch sein Leid der Menschheit und dem, was sie in der gegenwärtigen Entwicklungsetappe zu ihrem Heil braucht, verbunden weiß? – Wenn Fragen dieser Art ganz offen und ehrlich gestellt werden, führen sie zu Antworten, die hilfreich sind und weiterführen. Diese Antworten können in Form guter Einfälle kommen, durch die Gewissensstimme vermittelt sein, sie können durch eine Beobachtung geschehen, die man mit einem Male macht, sie können aber auch dadurch kommen, dass man Worte, die man schon oft gelesen oder gehört hat, neu versteht. Ob man mit der Antwort richtig liegt, kann man daran messen, wie weit diese Antwort zur Heilung beiträgt und den Seelenfrieden fördert. Ich habe immer wieder die Erfahrung gemacht, dass Kranke tief im Innern genau wissen, dass diese Krankheit oder Behinderung etwas mit ihnen selbst und ihrem Schicksal zu tun hat. Diese tiefgründige, zumeist unbewusste Gewissheit kann sich durch Fragen solcher Art und die sich dann einstellenden Antworten ins volle Bewusstsein heben und dem Kranken, aber auch den Menschen um ihn herum wirklichen Trost spenden.

Die Frage «Warum ich?» kann letztlich nur von jedem Menschen selbst beantwortet werden. Denn im Ich liegen Ursache und Folge des Schicksals begründet. Hier schließen sich Vergangenheit, Gegenwart und Zukunft zusammen. Woher weiß ich, ob nicht gerade das, was ich heute völlig unerwartet und scheinbar grundlos erleiden muss, notwendig ist, damit ich in einem späteren Leben in einer Situation, wo alles darauf ankommt, bestehen kann? Krankheit und Behinderung sind ja nicht nur Ausgleich für in früheren Leben Versäumtes oder in seiner Bedeutung nicht Erkanntes. Sie können auch ihren Sinn einzig und allein im Hinblick auf eine nähere oder fernere Zukunft haben. Zu den bewegendsten Forschungsergebnissen Rudolf Steiners auf diesem Feld gehört die Aussage, dass es kaum einen großen Wohltäter der Menschheit gibt, der nicht in einem seiner früheren Erdenleben eine Inkarnation als körperlich und/oder seelisch Behinderter durchgemacht hat. Lernt man bezüglich dieser ganzen Thematik zukunftsorientiert zu denken und zu empfinden, so kann man auch den kleinen Schwächen und Behinderungen des Alltags mit Humor gegenübertreten. Dieser Humor findet darin seine Nahrung, dass man weiß: Jede Schwäche ist – wenn sie einmal überwunden sein wird – eine Stärke. Jedes heute noch ungelöste Problem wird einmal, wenn es gelöst ist, zur Fähigkeit geworden sein, erlösende, helfende Worte zu sprechen. Wer sich in diesem Sinne Bilder davon macht, wie ein anderer Mensch in Zukunft sein wird, kann im Vertrauen darauf ganz andere Kräfte freisetzen, um die Gegenwartsprobleme zu bewältigen. Anstatt so manches persönlich zu nehmen und sich über die Maßen darüber zu ärgern, gelingt es, die Dinge objektiver anzuschauen, und fällt es leichter, mit bestehenden Hindernissen und Schwierigkeiten zurecht zu kommen.

So erfährt auch die Frage nach der «Schuld» eine wohltuende Metamorphose. Denn es geht nicht mehr darum, wer letztlich hier etwas verschuldet hat, sondern es geht einzig und allein darum, worauf einen diese sogenannte Schuld hinweisen und aufmerksam machen will – was man an ihr und durch sie lernen kann und welche positiven Entwicklungsmöglichkeiten gerade sie eröffnet. Eine solche Auffassung von Schuld hilft auch, auf die vielfältigen Verschuldungen gegenüber Mensch und Natur, die das moderne Leben mit sich bringt, gelassener hinzublicken. Auch was sich an sogenannter Kollektivschuld in Deutschland und anderen Ländern angehäuft hat, wirft ja für den Einzelnen existentielle Fragen auf. Da ist es hilfreich, sich zu fragen: Was will diese Verschuldung – woher auch immer sie kommt – uns, mich heute lehren? Wie kann ich Schuld in tätige Mitverantwortung auflösen?

Oft wird von kirchlicher Seite eingewendet, dass Gedanken wie die hier vorgebrachten nicht vereinbar seien mit dem Erlösungsgedanken der christlichen Kirche und vor allem nicht mit dem Wesen der christlichen Gnade. Diesem Einwand gegenüber sei die Frage erlaubt: Ist es nicht gerade der stärkste Hinweis auf die Realität der Gnade, dass wir immer und immer wieder neu die Möglichkeit bekommen, aus Ohnmacht und Versagenszuständen aufzustehen und unsere Entwicklung erneut in die Hand zu nehmen? Und ist es nicht die denkbar menschenwürdigste Form, sich das «göttliche Gericht» so zu denken, dass wir nach dem Tode in der geistigen Welt eine Beurteilung unseres Lebens in allen Einzelheiten erfahren und damit auch ein Zurechtrücken bzw. «Richten» alles dessen, was wir von unserem subjektiven Erdenstandpunkt aus *nicht richtig* gesehen oder getan haben? Ist es nicht Gnade, wenn wir die Lehren aus diesem Gericht, aus dieser Lebensbeurteilung als starke Impulse zum Weiterlernen in einem nächsten Erdenleben mitnehmen dürfen und auf Erden noch einmal *selber* wiederfinden und in freien, liebegetragenen Handlungen umsetzen lernen? Wenn wahr ist, was im Johannesevangelium steht: «Ihr werdet die Wahrheit erkennen und die Wahrheit wird euch frei machen» –, so muss diese Prophetie der menschlichen Entwicklung für jeden Menschen gelten, nicht nur für ein paar Hochbegabte oder Angehörige des Priesterberufs. Wenn diese Prophetie jedoch für alle gilt, brauchen wir dafür Zeit. Dass sie uns gegeben ist – Lessing sagt: Ist nicht die ganze Ewigkeit mein? [12] –, kann als Inbegriff von Gottes Gnade erlebt werden; Glaube, Vertrauen und Hoffnung richten sich auf die gnädig gewährte und von Gott begleitete Entwicklungschance.

In diesem Zusammenhang sei an die an die schöne Legende – wohl irischen Ursprungs – erinnert, die davon berichtet, wie ein verstorbener Mensch voller Engagement Gott entgegenstrebt, um ihm zu sagen, wie unzumutbar doch das Leben auf der Erde ist. Gott hört sich die Klagen und Begründungen ruhig an und fragt dann: «Sollen wir uns einmal dein Leben zusammen anschauen?» Und schon sehen sie das Leben vor sich. Gott zeigt dem erstaunten Menschen, dass neben seinen eigenen Fußspuren auf der Erde immer auch die seinen – Gottes Spuren – gewesen sind. Plötzlich aber ruft der Verstorbene vorwurfsvoll aus: «Siehst du, da, als es mir am allerschlechtesten ging und ich verzweifelt nach dir rief und du mir nicht geholfen hast, da ist nur eine Fußspur.» Gütig sagt Gott daraufhin: «Ja, du hast Recht, da ist nur eine Fußspur – da musste ich dich tragen.»

Wie oft sind wir – unbewusst – getragen und geschützt, ohne dass wir dafür danken? Wir haben uns z.B. innerlich aufgegeben, aber das Leben, der Alltag halten uns weiterhin aufrecht. Eines Tages kommt eine Wende. Wir fassen wieder Tritt und sind froh, dass wir die Chance zur Weiterentwicklung noch haben und noch nicht alles «aus» ist. Letztlich wollen wir ja doch nur Hilfe zur Selbsthilfe und möchten eigentlich nicht, dass uns die Gnade Gottes die Arbeit der Entwicklung abnimmt. Was sollte das für einen Sinn haben? Dazu ist das Leben auch teilweise zu grauenhaft, als dass Gott das wollen könnte. Er geht mit, aber das Böse, das wir uns als Menschen gegenseitig zumuten, ist unser Werk, nicht seines – da leidet er mit uns.

Es wird sicher noch eine Zeit dauern, bis das Paradigma von Reinkarnation und Karma (Wiederverkörperung und Schicksal) auch in den akademischen Diskurs Eingang findet. Im medizinischen Alltag, insbesondere im Bereich der Pädiatrie und Heilpädagogik, ist dieses jedoch längst hilfreichste Lebenspraxis geworden. Denn nur mit seiner Hilfe kann alles sinnstiftend verarbeitet werden, was an Leid und Behinderung im psychosozialen und individuellen Kontext auftritt [12].

Krankheit und Schicksal im Kontext der Selbsterziehung am Beispiel der Krebserkrankung [14]

Jede Krankheit ist ein Prozess, der vom Organismus selber – entweder als Reaktion auf äußere Einflüsse oder aber aufgrund innerer, endogener Krankheitsdisposition – aktiv hervorgebracht wird. Dabei ist es für die Krebskrankheit charakteristisch, dass ihr Beginn so schleichend ist, dass er in der Regel nicht festgestellt werden kann. Wenn die ersten Symptome auftreten und der Arzt die Diagnose stellt, kann nicht im nachhinein gesagt werden, zu welchem Zeitpunkt die Krankheit ihren Anfang genommen hat. Wir stehen also vor der erstaunlichen Tatsache, dass der Körper hier oft über Jahre etwas ausbildet, was sich nun als Krankheit geltend macht. Diese Krankheit stellt aber für sich genommen etwas dar, zu dem der Organismus sich selbst befähigt hat, das heißt, was er selbst zu tun «gelernt» hat. So wie es auf dem Wege der Selbsterziehung oft Jahre, manchmal auch Jahrzehnte dauert, bis durch viele kleine innere Überwindungen eine menschliche Fähigkeit wie die des Verzeihens oder ehrlicher Anteilnahme oder ein gewisses Durchhaltevermögen errungen sind, so braucht oft der Körper auch Jahre, um einer Krankheit voll zum Durchbruch zu verhelfen. Diesen Zusammenhang zwischen dem inneren Entwicklungs- oder Schulungsweg und der Möglichkeit der Krankheitsentstehung haben Rudolf Steiner und Ita Wegman gemeinsam zu Beginn der zwanziger Jahre erforscht [15]. Sie erkannten, dass die seelische und geistige Tätigkeit des Menschen erst möglich wird dadurch, dass sich im Laufe von Wachstum und Entwicklung die primär bei der Leibbildung tätigen Kräfte der Wesensglieder metamorphosieren und dann für die seelisch-geistige Tätigkeit zur Verfügung stehen. Und so war es ihnen auch möglich zu erforschen, was geschieht, wenn die seelisch-geistigen Fähigkeiten im weiteren Verlauf des Lebens nicht genügend angespannt und benützt werden, damit unbewusst bleiben und folglich als überschüssige Gestaltungs- und Bildekräfte im Organismus latent zur Verfügung stehen. Sie können dort in Form von Krankheitsdispositionen ein ruhendes Dasein führen oder aber bei entsprechenden Bedingungen ein ihnen gemässes Krankheitsbild «ausbrüten». Wichtig für unsere Betrachtung ist dabei, dass es *dieselben* Kräfte sind, die einerseits in der Erkenntnis- und Fähigkeitsbildung weiterführen und andererseits auch Krankheiten hervorbringen können. Höhere Erkenntnis (Schritte auf dem Wege zur Initiation) und Krankheit unterliegen derselben Betätigung seitens der zur Verfügung stehenden Wachstumskräfte. Nur findet diese Betätigung das eine Mal auf der seelisch-geistigen Ebene statt und das andere Mal im Durchleben der Krankheit auf körperlicher Ebene. So gesehen hat der Mensch zwei Möglichkeiten zu lernen: bewusst, durch Einsicht und Erkenntnis, und unbewusst beziehungsweise auf körperlicher Ebene durch das Erleiden von Krankheiten. Welche zu erlernende Fähigkeit ist es nun aber, die der Krebsbildung entspricht? Die Krebserkrankung scheint wie keine andere Krankheit in ihrem Verlauf den Tatbestand der menschlichen Freiheit abzubilden. Man kann dies daran deutlich erkennen, dass sich nahezu alle Lebensfunktionen im menschlichen Organismus aus ihrer normalen Bindung im Gesamtzusammenhang des Körpers lösen und eine Eigentendenz geltend machen. Je weiter der Krebs fortschreitet, um so deutlicher zeigt er, dass er eine Allgemeinerkrankung darstellt, wie dies Jürgen Schürholz in seinem Beitrag ausgeführt hat. Alle wesentlichen Rhythmen wie Schlaf und Wachen, Nahrung und Ausscheidung, Appetit, Atmung und anderes werden verändert. Nicht nur, dass die Wachstumskräfte «vagabundieren» und es zu Organbildungen und Absiedlungen in allen Bereichen des menschlichen Organismus kommen kann, ungeordnet, gleichsam völlig «frei», sondern es kommt auch zu differenzierten Störungen aller wesentlichen Funktionsabläufe im Organismus. Die Freiheit beziehungsweise die Freiheitsfähigkeit kann im gewöhnlichen Leben nach zwei Richtungen hin erlebt und entwickelt werden: als Sichbefreien von alten Bindungen und als freiwilliges Zugehen auf neue Verbindlichkeiten und Verpflichtungen, das heisst als Freiheit, nicht nur von etwas frei zu sein, sondern für etwas frei zu werden. Eine Betrachtung wie diese erschliesst ein rein geistiges Verständnis der Krankheit: Eine Wesenseigenschaft, im Falle der Krebserkrankung die Befähigung zur Freiheit, projiziert sich in den Leib, ins Unbewusste, und schafft dort das Krankheitsbild Krebs. Vom geistigen Gesichtspunkt aus betrachtet ist jede Krankheit eine körperliche Projektion von Entwicklungsvorgängen, die sich auch durch bewusste Selbsterziehung und Schulung vollziehen könnten. Aus diesem Grunde wird es auch immer den Krankheitsverlauf in positiver Weise unterstützen, wenn der Betroffene daran arbeitet, sich der mit dieser Erkrankung zusammenhängenden seelischen beziehungsweise geistigen Fähigkeit bewusst zu werden. Im Falle der Krebserkrankung wäre dies zum Beispiel das Bewusstsein der inneren Freiheit. Wie viele Krebskranke bemerken erst nach Eintritt ihrer Erkrankung, in welchen Abhängigkeiten und Zwängen sie gelebt haben und wie ihnen jetzt die Krankheit die Chance gibt, sich noch einmal ganz neu im Leben zu orientieren. Je bewusster dies erkannt und ergriffen wird und je mehr die Krankheit auch als Aufgabe für das Seelen- und Geistesleben empfunden wird, um so besser kann die Prognose sein.

Das Erkennen solcher Zusammenhänge fordert einerseits dazu auf, in der Erziehung vom Kindesalter an Gesundheitsvorsorge konsequent zu praktizieren. Andererseits kann es Ansporn sein, durch Selbsterziehung an der eigenen Gesundung mitzuarbeiten – so weit dies aufgrund der individuellen und sozialen Schicksalsgegebenheiten möglich ist.

Es wird dadurch aber auch ein Beitrag geleistet zum geistigen Verständnis der Krankheit, das über die psychologische Deutung und die körperlichen Untersuchungsmöglichkeiten hinausweist und der Würde des Menschen gerecht wird. Auf dieser Ebene ist es dann auch möglich, die Krankheit selbst als etwas Heilsames anzunehmen, ja lieben zu lernen. Denn sie lässt den Menschen auf körperlicher Ebene etwas erleben, was er lernend und bewusst zu erleben nicht oder nicht genügend in der Lage war, und fördert damit seine Entwicklung. Die Früchte eines solch unbewussten, durch die Krankheit herbeigeführten und mit dem Tode endenden Lernprozesses können sich zwar oft in diesem zu Ende gehenden Erdenleben nicht mehr zeigen. Sie werden aber – so wie alle Erdenerfahrungen – in das nachtodliche Leben mitgenommen und beeinflussen die Art und Weise, wie das Leben zwischen dem Tod und einer neuen Geburt in der geistigen Welt durchgemacht wird. Im nächsten Leben können sie dann als «mitgebrachte», das heisst bereits in einem früheren Leben erworbene Fähigkeiten auftreten und unter Umständen einer ganzen Biographie das Gepräge geben.

Eine spirituelle Krankheitsvorbeugung kann sich nur am gesunden Menschen und seiner Bestimmung orientieren. Sie beruht auf dem freiwilligen Zuvorkommen von Krankheiten dadurch, dass durch Einsicht in Entwicklungsmöglichkeiten und Notwendigkeiten des Menschen und entsprechende persönliche Anstrengung die Fähigkeiten gelernt werden, auf die es individuell, sozial und menschheitlich in einer bestimmten Zeitepoche ankommt. Dann braucht es – selbst bei vorhandener Krankheitsdisposition – nicht dazu zu kommen, dass sich diese zu erarbeitenden Eigenschaften und Fähigkeiten auf körperlicher Ebene unbewusst in Form des Krankwerdens abbilden. Wer im Denken nach Wahrheit strebt, im Fühlen nach Liebe und im Wollen nach Freiheit, wird lebenslang ringen müssen mit den Möglichkeiten der Oberflächlichkeit und Lüge, in deren Gefolge die vielen Lieblosigkeiten bis hin zu Hass und Spott auftreten. Auch die Neigung, andere Menschen oder Vorgänge zu manipulieren und zu zwingen und sich selbst in den Mittelpunkt zu stellen, bedarf zu ihrer Überwindung ständiger Arbeit und der Liebe zur Freiheit auch der anderen Menschen. Durch das freiwillige Erleben von Schmerzen, wie sie mit ehrlicher Selbsterkenntnis und Selbsterziehung immer verbunden sind, kann so eine wirksame Krankheitsvorbeugung geleistet werden. Denn dadurch wird die Notwendigkeit aufgehoben, dass der Körper selber auf den Wegen der Erkrankung Schmerzen erzeugt. Ist es doch dem Menschen auch möglich, sich selber Prüfungen aufzuerlegen, um einem anderen Menschen zu helfen oder stellvertretend einen bewussten Beitrag zum Wohl der Menschheit als Ganzes zu leisten. Auch dieses kann sowohl durch bewusste geistige Schulung geschehen als auch durch das Durchleiden einer schweren Erkrankung.

Zum Abschluss sei an ein Wort von Michael Bauer erinnert, dem Freund des Dichters Christian Morgenstern: *Der Wiederverkörperungsgedanke ist ein Postulat der Liebe. Wer wirklich helfen möchte, wird nicht schon in einem Erdenleben müde.*

Literatur

[1] Steiner R.: *Anthroposophische Menschenerkenntnis und Medizin.* GA 319, Steiner, Dornach 1994.

[2] Steiner R.: *Theosophie. Einführung in übersinnliche Welterkenntnis und Menschenbestimmung.* GA 9, Steiner, Dornach 2002^{32}.

[3] Steiner R.: *Die Offenbarungen des Karma.* GA 120, Steiner, Dornach 1992.

[4] Kienle G. S.: *Der sogenannte Placeboeffekt – Illusion, Fakten, Realität.* Schattauer, Stuttgart/New York 1995.

[5] Glöckler M.: *Begabung und Behinderung. Praktische Hinweise für Erziehungs- und Schicksalsfragen.* Praxis Anthroposophie 46, Freies Geistesleben, Stuttgart 2004[4]
[6] Gershom Y.: *Beyond the Ashes – Cases of Reincarnation from the Holocaust.* A.R.E. Press, Virginia USA 1992.
[7] Weiss B.L.: *Heilung durch Reinkarnationstherapie. Ganzwerdung über die Erfahrung früherer Leben.* Knaur, München 1995.
[8] Markusevangelium 10, 46–52. Zititert nach der Übersetzung von Emil Bock.
[9] Lukasevangelium 7, 1–10. Zitiert nach der Übersetzung von Emil Bock.
[10] Lukasevangelium 4, 31–37. Zitiert nach der Übersetzung von Emil Bock.
[11] Aus dem Buch Hiob des Alten Testaments. Goethe hat diese ‹Krankengeschichte› in seinem Faust, dem modernen Hiob-Buch, dramatisiert. Damit bekommt gerade dieser Krankheitstypus für die heutige Menschheit besonderes Gewicht. Denn die Faustgestalt steht für die Entwicklungsdramatik des modernen Menschen, der sich seines Paktes mit dem Teufel, das heisst seiner Beziehung zum Bösen, bewusst werden muss.
[12] Lessing G.E.: *Die Erziehung des Menschengeschlechts und andere Schriften.* Reclam Univ.-Bibl. Nr. 8968.
[13] Glöckler M.: *Begabung und Behinderung vom Gesichtspunkt der Reinkarnationsidee. Zum Reinkarnationsbegriff der Anthroposophie.* In: Heinrich R.: Almanach Heilpädagogik, Heinrich, Berlin 2005.
[14] Glöckler M., Schürholz J. (Hrsg.): Krebsbehandlung in der anthroposophischen Medizin. Freies Geistesleben, Stuttgart 1996.
[15] Rudolf Steiner: Meditative Betrachtungen und Anleitungen zur Vertiefung der Heilkunst. GA 316, Rudolf Steiner Verlag, Dornach 2003[4].

Die Autorinnen und Autoren

PD Dr. med. Jakob Bösch
Facharzt für Psychiatrie und Physiotherapie, Chefarzt im Ruhestand
Institut für SPirituell Orientierte Therapie (SPOT),
Rosenweg 9, CH-4103 Bottmingen

Anouk Claes
Medium und Heilerin
Institut für SPirituell Orientierte Therapie (SPOT),
Rosenweg 9, CH-4103 Bottmingen

Dr. med. Michaela Glöckler
Leiterin der Medizinischen Sektion am Goetheanum
Rüttiweg, CH-4143 Dornach

Dr. med. Peter Heusser (Hrsg.)
Dozent für Anthroposophische Medizin
Kollegiale Instanz für Komplementärmedizin KIKOM, Universität Bern
Imhoof-Pavillon, Inselspital, CH-3010 Bern

Pfarrer Joachim Müller
Katholische Arbeitsstelle «Neue religiöse Bewegungen in der Schweiz»
der Schweizer Bischofskonferenz
Wiesenstr. 2 – Postfach 143, CH-9436 Balgach

Ursa Neuhaus, lic. phil.
Berufsschullehrerin, Pflegefachfrau, WE'G Weiterbildungszentrum für Gesundheitsberufe
Mühlemattstrasse 42, Postfach, CH-5001 Aarau

Dr. med. Klaus-Dieter Platsch
Dozent der Deutschen Ärztegesellschaft für Akupunktur,
Arzt für Innere Medizin, Akupunktur und Psychotherapie
Windschnur 8, D-83132 Pittenhart

Dr. phil. und lic. theol. Monika Renz
Musik- und Psychotherapeutin, Psychoonkologie,
Kantonsspital St. Gallen, Rorschacherstr. 95, CH-9007 St. Gallen

Prof. Dr. med. Kaspar Rhyner
Chefarzt Medizin
Kantonsspital Glarus, Burgstr. 99, CH-8750 Glarus

Dr. med. Björn Riggenbach
Facharzt für Allgemeinmedizin FMH
Faubourg de la Gare 29, CH-2000 Neuchâtel

Dr. med. Wolfgang Rissmann
Leitender Arzt, Friedrich-Husemann-Klinik
Wiesneck E.V., D-79256 Buchenbach bei Freiburg i. Br.

Dr. med. Peter Selg
Leiter des Ita Wegman Archivs für Anthroposophisch-medizinische Grundlagenforschung, leitender Arzt an der Ita Wegman Klinik
Pfeffinger Weg 1, CH-4144 Arlesheim

Claudia Stockmann
Die Christengemeinschaft Zürich, Untere Zäune 19, CH-8002 Zürich

Dr. med. André Thurneysen
Dozent für Klassische Homöopathie
Kollegiale Instanz für Komplementärmedizin KIKOM, Universität Bern
Imhoof-Pavillon, Inselspital, CH-3010 Bern

Prof. Dr. phil. Harald Walach
University of Northampton, Boughton Green Rd, Northampton NNZ 7AL, UK

Komplementäre Medizin im interdisziplinären Diskurs

herausgegeben von

Dr. med. Brigitte Ausfeld-Hafter
Dr. med. Lorenz Fischer
Dr. med. Peter Heusser
Dr. med. André Thurneysen

(Kollegiale Instanz für Komplementärmedizin
der Universität Bern, KIKOM)

In dieser Reihe kommen einerseits die erstmals an der Universität vertretenen komplementärmedizinischen Richtungen zur Sprache, andererseits soll durch eine interdisziplinäre Behandlung fundamentaler Fragen eine weitergehende Diskussion über Themen angeregt werden, welche für die gesamte Medizin und die mit ihr verbundenen Wissenschaften von Bedeutung ist. Damit möchte diese Reihe einen Beitrag zur Entwicklung einer neuen medizinischen Gesamtkultur leisten, die von vielen für das angebrochene einundzwanzigste Jahrhundert erwartet wird und die in gleichwertiger Weise materielle und geistige Aspekte des Menschseins umfasst.
Die Reihe wird herausgegeben von der Kollegialen Instanz für Komplementärmedizin (KIKOM), die 1995 an der Universität Bern durch die Veranlassung einer Volksinitiative als Lehrstuhl-Äquivalent mit je einer Dozentur für Anthroposophische Medizin, Traditionelle Chinesische Medizin/Akupunktur, Homöopathie und Neuraltherapie eingerichtet worden ist.

Verzeichnis der bisher erschienenen Bände:

Band 1 Peter Heusser (Hrsg.): *'Energetische' Medizin.* Gibt es nur physikalische Wirkprinzipien? 219 Seiten. 1998.

Band 2 Brigitte Ausfeld-Hafter (Hrsg.): *Intuition in der Medizin.* Grundfragen zur Erkenntnisgewinnung. 204 Seiten. 1999.

Band 3 Peter Heusser (Hrsg.): *Akademische Forschung in der Anthroposophischen Medizin.* Natur- und geisteswissenschaftliche Zugänge zur Selbstheilungskraft des Menschen. 375 Seiten. 1999.

Band 4 André Thurneysen (Hrsg.): *Der Leib – seine Bedeutung für die heutige Medizin.* 185 Seiten. 2000.

Band 5 Andreas Beck (Hrsg.): *Einwirkung der Umwelt auf den Menschen – Auswirkungen auf die Medizin des 21. Jahrhunderts.* 208 Seiten. 2001.

Band 6 Peter Heusser (Hrsg.): *Gesundheitsförderung – Eine neue Zeitforderung.* Interdisziplinäre Grundlagen und Beitrag der Komplementärmedizin. 173 Seiten. 2002.

Band 7 Brigitte Ausfeld-Hafter (Hrsg.): *Der hippokratische Eid und die heutige Medizin.* 156 Seiten. 2003.

Band 8 André Thurneysen (Hrsg.): *Genuss und Gesundheit.* 195 Seiten. 2004.

Band 9 Lorenz Fischer (Hrsg.): *Der chronische Schmerz – eine interdisziplinäre Herausforderung.* 150 Seiten. 2006.

Band 10 Peter Heusser (Hrsg.): *Spiritualität in der modernen Medizin.* 266 Seiten. 2006.